Pediatria

Instituto da Criança
Hospital das Clínicas

Editores da coleção
Benita G. Soares Schvartsman
Paulo Taufi Maluf Jr.

Otorrinolaringologia na Infância

Renata Cantisani Di Francesco
Ricardo Ferreira Bento

EDITORES DA COLEÇÃO

Benita G. Soares Schvartsman

Doutora em Pediatria pela FMUSP. Médica Assistente da Unidade de Nefrologia do Instituto da Criança do HC-FMUSP.

Paulo Taufi Maluf Jr.

Professor Livre-Docente em Pediatria pela FMUSP. Médico Assistente da Unidade de Onco-Hematologia do Instituto da Criança do HC-FMUSP. Responsável pelo Serviço de Pediatria do Hospital Nove de Julho, São Paulo, SP.

Otorrinolaringologia na Infância

COORDENADORES

Renata Cantisani Di Francesco

Professora Colaboradora da Disciplina de Otorrinolaringologia da FMUSP. Médica Assistente da Divisão de Otorrinolaringologia do HC-FMUSP. Responsável pela Otorrinolaringologia Pediátrica do HC-FMUSP.

Ricardo Ferreira Bento

Professor Titular da Disciplina de Otorrinolaringologia do Departamento de Oftalmologia e Otorrinolaringologia da FMUSP. Chefe do Departamento de Oftalmologia e Otorrinolaringologia do HC-FMUSP.

Manole

Capa: Hélio de Almeida
Projeto gráfico: Departamento Editorial da Editora Manole
Editoração eletrônica: Departamento Editorial da Editora Manole
Ilustrações: Mary Yamazaki Yorado

Dados Internacionais de Catalogação na Publicação (CIP)
(Câmara Brasileira do Livro, SP, Brasil)

Otorrinolaringologia na infância / coordenadores Renata Cantisani Di Francesco, Ricardo Ferreira Bento. – Barueri, SP : Manole, 2009. – (Coleção Pediatria. Instituto da Criança HC-FMUSP / editores Benita G. Soares Schvartsman, Paulo Taufi Maluf Jr.)

ISBN 978-85-204-2862-7

1. Otorrinolaringologia pediátrica I. Di Francesco, Renata Cantisani. II. Bento, Ricardo Ferreira. III. Schvarstman, Benita G. Soares. IV. Maluf Junior, Paulo Taufi. V. Série.

CDD-618.9251
09-02558 NLM-WV 200

Índices para catálogo sistemático:
1. Otorrinolaringologia pediátrica : Medicina : 618.9251

1ª edição – 2009
Reimpressão – 2010

Direitos adquiridos pela:
Editora Manole Ltda.
Avenida Ceci, 672 – Tamboré
06460-120 – Barueri – SP – Brasil
Tel.: (11) 4196-6000 – Fax: (11) 4196-6021
www.manole.com.br
info@manole.com.br

Impresso no Brasil
Printed in Brazil

Autores

Adriana Hachiya
Doutoranda em Otorrinolaringologia pela FMUSP. Médica Assistente do Hospital do Servidor do Estado de São Paulo.

Alexandre Minoru Enoki
Médico Otorrinolaringologista. *Fellow* do Grupo de Faringolaringologia do HC-FMUSP.

Carlos Diógenes Pinheiro Neto
Estagiário de Cirurgia Crânio-Maxilo-Facial e Base de Crânio do HC-FMUSP. Pós-Graduando de Doutorado em Otorrinolaringologia pela FMUSP.

Claudia Regina Furquim de Andrade
Professora Titular de Fonoaudiologia da FMUSP.

Cristina Lemos Barbosa Fúria
Doutora em Ciências – Oncologia pela FMUSP. Mestre em Ciências – Fisiopatologia Experimental pela FMUSP. Fonoaudióloga Responsável pelo Serviço de Disfagia da Divisão Clínica Otorrinolaringológica do HC-FMUSP.

Daniela Curti Thomé
Doutora em Otorrinolaringologia pela FMUSP. Médica Assistente do Departamento de Otorrinolaringologia do HC-FMUSP.

Danilo Sanches
Membro Fundador do Departamento de Otorrinolaringologia Pediátrica da Associação Brasileira de Otorrinolaringologia e Cirurgia Cérvico-Facial. Membro dos Departamentos de Otorrinolaringologia e Pediatria da Sociedade Paulista de Pediatria.

Débora Maria Befi-Lopes
Professora Associada do Curso de Fonoaudiologia da FMUSP. Livre-Docente em Fonoaudiologia pela FMUSP.

Domingos Hiroshi Tsuji
Professor Livre-Docente e Associado da Disciplina de Otorrinolaringologia da FMUSP.

Eloisa Maria M. Santiago Gebrim
Diretora do Serviço de Tomografia Computadorizada do Instituto de Radiologia do HC-FMUSP.

Elza Maria Lemos
Responsável pelo Serviço de Disfagia Infantil da Divisão da Clínica Otorrinolaringológica do HC-FMUSP. Pós-Graduanda da Divisão da Clínica Otorrinolaringológica do HC-FMUSP.

Fabio de Rezende Pinna
Doutor em Ciências pela FMUSP. Médico do Grupo de Rinologia do HC-FMUSP.

Francini Grecco de Melo Pádua
Médica Otorrinolaringologista do HC-FMUSP. Doutora em Ciências pela FMUSP. Professora Colaboradora da FMUSP.

Graziela de Souza Queiroz Martins
Médica Otorrinolaringologista. Estágio de Complementação em Otologia e Base Lateral de Crânio no HC-FMUSP.

Ítalo Roberto Torres de Medeiros
Médico Assistente Doutor do Ambulatório de Otoneurologia do HC-FMUSP. Diretor do Ambulatório de Otorrinolaringologia do HC-FMUSP.

Ivan Dieb Miziara
Professor Livre-Docente pela FMUSP. Médico Responsável pelo Grupo de Estomatologia da Divisão de Clínica Otorrinolaringológica do HC-FMUSP.

João Ferreira de Mello Jr.

Professor Livre-Docente da Disciplina da Otorrinolaringologia da FMUSP. Chefe do Grupo de Alergia em Otorrinolaringologia da FMUSP.

Luciana Miwa Nita Watanabe

Doutora em Otorrinolaringologia pela FMUSP. *Fellow* em Laringologia e Voz pelo *Tokyo Voice Center* – Japão. Médica Assistente do Hospital Universitário da Universidade de Brasília – HUB.

Luiz Ubirajara Sennes

Professor Livre-Docente e Associado da Disciplina de Otorrinolaringologia da FMUSP.

Márcio Ricardo Taveira Garcia

Médico Radiologista do Instituto de Radiologia do HC-FMUSP.

Mariana Hausen Pinna

Médica Otorrinolaringologista do Grupo de Otologia do HC-FMUSP.

Nivaldo Alonso

Professor Livre-Docente da FMUSP. Diretor do Serviço de Crânio-Maxilo-Facial do HC-FMUSP.

Olavo Mion

Professor Colaborador da Disciplina de Otorrinolaringologia da FMUSP. Assistente Doutor do Grupo de Alergia em Otorrinolaringologia da FMUSP.

Patrícia Paula Santoro

Doutora em Ciências pela FMUSP. Médica Assistente da Divisão da Clínica Otorrinolaringológica do HC-FMUSP. Responsável pelo Serviço de Disfagia da Divisão da Clínica Otorrinolaringológica do HC-FMUSP.

Renata Cantisani Di Francesco

Professora Colaboradora da Disciplina de Otorrinolaringologia da FMUSP. Médica Assistente da Divisão de Otorrinolaringologia do HC-FMUSP. Responsável pela Otorrinolaringologia Pediátrica do HC-FMUSP.

Ricardo Ferreira Bento

Professor Titular da Disciplina de Otorrinolaringologia do Departamento de Oftalmologia e Otorrinolaringologia da FMUSP. Chefe do Departamento de Oftalmologia e Otorrinolaringologia do HC-FMUSP .

Richard Louis Voegels
Professor Associado da FMUSP. Diretor de Rinologia do HC-FMUSP. Coordenador de Otorrinolaringologia do HU-USP.

Robinson Koji Tsuji
Médico Otorrinolaringologista do HC-FMUSP. Doutor em Ciências Médicas pela FMUSP. Coordenador do Grupo de Implante Coclear do HC-FMUSP.

Ronaldo Frizzarini
Doutor em Otorrinolaringologia pela FMUSP. Professor Colaborador da Disciplina de Otorrinolaringologia da FMUSP. Diretor da Divisão da Clínica Otorrinolaringológica do Pronto-Socorro do HC-FMUSP.

Roseli Saraiva Moreira Bittar
Professora Colaboradora da FMUSP. Médica Assistente do Setor de Otorrinolaringologia do Departamento de Otorrinolaringologia do HC-FMUSP.

Rubens Vuono de Brito Neto
Professor Livre-Docente da Disciplina de Otorrinolaringologia da FMUSP.

Rui Imamura
Diretor do Serviço de Bucofaringolaringologia da Clínica Otorrinolaringológica do HC-FMUSP. Professor Colaborador da Disciplina de Otorrinolaringologia da FMUSP. Médico Assistente Doutor da Clínica Otorrinolaringológica do HC-FMUSP.

Silvia Bona do Nascimento
Médica Otorrinolaringologista. Mestrado em Farmacologia pela Universidade Federal do Ceará.

Silvio Antonio Monteiro Marone
Professor Doutor de Otorrinolaringologia da FMUSP. Professor Titular de Otorrinolaringologia da Faculdade de Medicina da PUC-Campinas.

Tania Maria Sih
Professora da FMUSP. Laboratório de Investigações Clínicas (LIM-40). Secretaria Geral da *Interamerican Association of Pediatric Otorhinolaryngology* (IAPO). Autora de 19 Livros de Otorrinopediatria.

Waldir Carreirão Neto
Médico Preceptor da Residência de Otorrinolaringologia do HC-FMUSP.

Sumário

Seção III – Distúrbios do equilíbrio

Seção IV – Obstrução das vias aéreas

Seção V – Rinite e rinossinusites

Seção VIII – Considerações gerais

Prefácio

As afecções do campo da otorrinolaringologia fazem parte do cotidiano da clínica pediátrica e exigem do pediatra uma constante atualização para a melhor condução dos casos, bem como o conhecimento de seus limites e do momento correto da procura pela assessoria do especialista da área.

O convite para prefaciar o livro *Otorrinolaringologia na Infância*, coordenado e escrito por otorrinolaringologistas e pediatras, representou para mim uma grande honra pelo fato de esse livro constituir-se em uma parceria entre especialistas preocupados em responder às necessidades dos nossos pequenos clientes.

O resultado final é uma publicação que reflete a experiência vivida no Hospital das Clínicas da FMUSP e, particularmente, no Instituto da Criança. Seus ingredientes principais são os fatos da realidade diária, o rigor metodológico da observação, a análise criteriosa dos dados e a interpretação dos resultados, conciliados à literatura existente. O valor desse livro deriva da quantidade e, sobretudo, da qualidade das experiências vividas nessa instituição de ensino.

Espero que o leitor possa encontrar nesta obra respostas às muitas circunstâncias a que estamos expostos no dia-a-dia da clínica e se inspire nesses conhecimentos para intervir em favor da melhoria das condições de saúde da criança e do adolescente.

Sandra Grisi
Professora Titular do Departamento de Pediatria da FMUSP

Introdução

Muito nos honrou o convite para a realização de um volume sobre as afecções otorrinolaringológicas na infância, dentro da Coleção Pediatria. Este é para nós um momento muito especial. Inicialmente, porque este livro vem consolidar a criação de um núcleo de Otorrinolaringologia Pediátrica dentro da Disciplina de Otorrinolaringologia da FMUSP, pelo acordo de cooperação interdisciplinar firmado entre as duas disciplinas: a Otorrinolaringologia e a Pediatria.

Estruturar este livro foi a oportunidade de estreitar ainda mais o contato entre pediatras e otorrinolaringologistas, compartilhando os conhecimentos de nossas áreas, e, com isso, engrandecer as discussões dos casos, beneficiando nossos pequenos pacientes.

As doenças dos ouvidos, do nariz e da garganta são muito freqüentes nas crianças e, portanto, parte do dia-a-dia do pediatra geral no atendimento primário de seus pacientes, principalmente as infecções de repetição, a surdez, a obstrução das vias aéreas, entre outras.

Enfatizamos, neste livro, os processos fisiopatológicos, o diagnóstico e a prevenção das doenças otorrinolaringológicas mais comuns nas crianças, contribuindo para melhorar a atenção do pediatra aos seus pacientes.

O conteúdo deste livro baseou-se no conhecimento atualizado e na experiência clínica e didática de nossos colegas da Divisão de Clínica Otorrinolaringológica do HC-FMUSP; com a idéia de levar aos pediatras uma leitura agradável de enfoque prático e objetivo que possa auxiliá-los em suas condutas e seus encaminhamentos.

A realização deste livro só foi possível graças à pronta disposição dos colegas em participar deste projeto, assim como à dedicação e ao cuidado na elaboração dos capítulos. O incentivo das Professoras Sandra Grisi e Magda Carneiro-Sampaio foi fundamental não apenas para esta obra, mas para todo o apoio na aproximação de nossas especialidades.

Nossos agradecimentos a todos aqueles que participaram da concretização deste livro, o qual esperamos que venha a ser de grande auxílio aos colegas no cuidado com as crianças e os adolescentes.

Prof. Dr. Ricardo Ferreira Bento
Dra. Renata Cantisani Di Francesco

Seção I

Distúrbios da audição e da linguagem

Diagnóstico precoce de perda auditiva

1

Rubens Vuono de Brito Neto
Graziela de Souza Queiroz Martins

Após ler este capítulo, você estará apto a:

1. Avaliar a importância do diagnóstico precoce de perda auditiva.
2. Compreender as conseqüências acarretadas durante toda a vida de uma criança que não teve o diagnóstico de perda auditiva realizado precocemente.
3. Identificar os métodos de triagem auditiva.
4. Discutir como programas de triagem auditiva neonatal devem ser elaborados e quais crianças apresentam indicadores de risco.

INTRODUÇÃO

A surdez profunda é uma deficiência que afeta a personalidade, o relacionamento e todo o estilo de vida do indivíduo. Apresenta etiologias diversas, congênitas e adquiridas, ocasionando, algumas vezes, perda sensorial, que incapacita o indivíduo de se comunicar normalmente ou de ouvir sons ambientes simples, como barulho de trânsito, sirenes e alarmes que representam alertas da vida diária. Esses indivíduos são incapazes de escutar sua própria voz e, portanto, não modulam a tonalidade da fala, tornando-a esteticamente ruim[1].

Antes mesmo do nascimento, o ser humano interage com o meio pela audição. Movimentos reflexos do feto, induzidos por sons de alta intensidade, aplicados sobre o abdome materno, são observados a partir da 19ª semana de gravidez[2].

Ainda com o mesmo enfoque, são descritas mudanças na freqüência cardíaca fetal em resposta a estímulos sonoros a partir da 26ª semana[3]. Elliot e Elliot[4] confirmaram que no período pré-natal, a partir da 20ª semana de gestação, a cóclea do feto tem as mesmas funções da cóclea de um adulto.

Entretanto, as vias auditivas não estão completamente formadas no nascimento. O cérebro é um órgão dinâmico, capaz de se organizar conforme os aportes motores e sensoriais. Esse fenômeno é conhecido com neuroplasticidade.

O som é o estímulo ambiental mais importante para uma neuroplasticidade auditiva adequada. Na ausência de estimulação sonora, o período de máxima plasticidade do sistema auditivo permanece até 3,5 anos. Em algumas crianças, essa plasticidade permanece por até 7 anos[5]; portanto, esse período é considerado crítico para a restauração da audição. Uma criança que passa por toda essa fase sem estímulo sonoro apresentará um prejuízo irreversível no desenvolvimento do aparelho auditivo.

Dessa forma, percebe-se que a grande importância atribuída ao diagnóstico precoce das deficiências auditivas (DA) tem como principal objetivo evitar a privação sonora no período de maior neuroplasticidade do sistema auditivo. O diagnóstico realizado durante os primeiros 6 meses de vida possibilita a intervenção médica e fonoaudiológica, ainda nessa fase crítica, permitindo que o sistema auditivo seja estimulado e se desenvolva adequadamente[5].

EPIDEMIOLOGIA

Alguns números ilustram o impacto da perda auditiva no sistema de saúde mundial. Segundo a Organização Mundial da Saúde (OMS)[6], atualmente, 278 milhões de pessoas em todo o mundo apresentam DA bilateral moderada ou profunda.

Nos Estados Unidos, existem cerca de 31 milhões de pessoas com algum tipo de perda auditiva, ou seja, cerca de 10% de sua população[7]. Neste país, a cada ano, aproximadamente 5 mil crianças nascem com perda auditiva bilateral moderada a profunda.

No Brasil, por não ser de notificação compulsória aos órgãos públicos, a estimativa de sua incidência é difícil. O último censo de 2005 apontou 5.735.099 portadores de DA, o que corresponde a uma taxa de prevalência de 3,5% na população[8]. Apesar de não ser uma pesquisa específica para a identificação da quantidade e da tipologia das perdas auditivas, tais dados são relevantes para evidenciar o contingente de portadores de DA pelo ponto de vista do governo federal.

Raymann et al.[9] realizaram uma pesquisa na cidade de Canoas (RS, Brasil), município com aproximadamente 200 mil habitantes, entre novembro de 2002 e julho de 2003, identificando os tipos de perdas auditivas naquela cidade. Segundo eles, 6,8% da população possui perda auditiva incapacitante, ou seja, são indivíduos com perdas auditivas permanentes situadas acima do nível de 41 dB. Quando categorizadas, ficaram distribuídas da seguinte forma: 5,4% com perdas moderadas; 1,2% com perdas severas e 0,2% com perdas profundas.

A incidência de perda auditiva bilateral significante em neonatos saudáveis é estimada entre 1 e 3 neonatos em cada 1.000 nascidos vivos e em cerca de 2 a 4% nos provenientes de Unidades de Terapia Intensiva (UTI)[10]. Em um estudo realizado com 41.796 recém-nascidos (RN), entre 1992 e 1996, no Colorado (EUA), observou-se que a incidência de perda auditiva é alarmantemente alta[11]. Segundo esse estudo, a perda auditiva é a deficiência congênita mais freqüente e mais prevalente entre as doenças passíveis de serem triadas ao nascimento. O estudo cita as seguintes incidências: galactosemia, 2:100.000 nascidos vivos; fenilcetonúria, 10:10.0000 nascidos vivos; hipotireoidismo, 25:100.000 nascidos vivos; perda auditiva neurossensorial bilateral, 200:100.000 (Figura 1.1).

Apesar de já ser reconhecida a importância da detecção precoce das DA, em geral, o diagnóstico ainda é realizado tardiamente, acarretando, dessa forma, danos irreparáveis para a criança e onerando custos para a sociedade. No Brasil, a idade média do diagnóstico de DA está em torno de 3 a 4 anos[12], podendo levar até 2 anos para ser finalizado. Em um trabalho realizado por Nóbrega[13], em 1994, foi concluído que a confirmação diagnóstica de DA até os 2 anos ocorreu apenas em 13% dos pacientes estudados, embora 56% tenham sido suspeitados nessa fase. Em um estudo realizado no período de março a novembro de 2003, no Berçário Anexo à Maternidade do Hospital das Clínicas da Faculdade de Medicina da Universidade de São Paulo (HC-FMUSP), de todos os pacientes encaminhados para o reteste, apenas 38% compareceram[11].

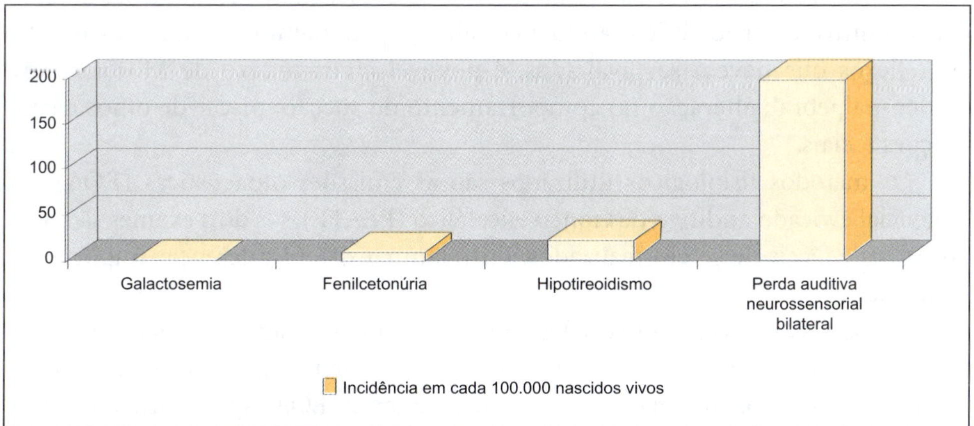

Figura 1.1 Incidência de doenças passíveis de triagem[11].

Mesmo em países desenvolvidos, a situação ainda está longe de ser considerada ideal. Nos Estados Unidos, apesar de 95% dos neonatos serem submetidos a triagem auditiva, apenas pouco mais da metade daqueles que não passam no exame tem acompanhamento apropriado para confirmar o diagnóstico de perda auditiva e iniciar tratamento adequado precocemente[15].

Atualmente, reconhecendo a gravidade da situação, grandes esforços são direcionados na tentativa de melhorar a saúde auditiva da população mundial. Em 18 de outubro de 2006, a OMS[6] uniu esforços com a *World Wide Hearing* (WWHearing) para encorajar e capacitar ações, a fim de melhorar os cuidados com a audição da população mundial, principalmente nos países em desenvolvimento. Recomendou ainda que os governantes promovam iniciativas para eliminar as causas evitáveis de DA.

TRIAGEM AUDITIVA NEONATAL UNIVERSAL

Em primeiro lugar, é importante ressaltar a diferença entre triagem auditiva e diagnóstico audiológico. Triagem auditiva é a realização de testes ou exames simples e rápidos, em grande número de pessoas assintomáticas e sem diagnóstico. Tem como objetivo identificar pessoas com suspeita de distúrbio, que devem ser submetidas à avaliação diagnóstica mais elaborada. Na fase de diagnóstico audiológico, o objetivo é determinar o nível de audição da criança, o tipo e a provável etiologia da perda auditiva, o prognóstico e o tratamento adequado[16].

Os métodos utilizados na triagem auditiva neonatal universal (TANU) são os exames fisiológicos e a avaliação dos reflexos. Os pacientes devem ser submetidos a um exame físico otológico. Apesar de parecer claro, muitas vezes, a realização da otoscopia apresenta dificuldades em RN. Os principais obstáculos são as pequenas dimensões anatômicas da orelha externa e a presença de descamações no conduto auditivo externo, dificultando a visualização da membrana timpânica. Entre os reflexos que devem ser avaliados, é possível citar: reflexo de Moro; reflexo cócleo-palpebral; alteração no comportamento da sucção; piscar de olhos e contrações faciais.

Os métodos fisiológicos utilizados são as emissões otoacústicas (EOA) e o potencial evocado auditivo de tronco encefálico (PEATE). Os dois exames são não-invasivos e fáceis de serem realizados. Entretanto, existem diferenças importantes entre eles.

As EOA são sons inaudíveis gerados pelas células ciliadas externas da cóclea. Esses sons podem ser mensurados por meio de um microfone colocado no conduto auditivo externo. Podem ocorrer espontaneamente (EOA espontâneas) ou como resposta a estímulos sonoros (EOA evocadas). Após o conhecimento das EOA, um novo horizonte sobre o funcionamento coclear foi desvendado. Descobriu-se que a cóclea é capaz não apenas de receber sons, mas também de produzir energia sonora[17]. Por meio das EOA, as suas funções mecânicas podem ser avaliadas, independentemente da integridade neural e cerebral. Alterações na orelha externa e média, posicionamento inadequado da sonda no conduto auditivo externo, ruído ambiental exagerado e sons originados do próprio bebê podem influenciar a medida da EOA. A grande importância clínica das EOA advém do fato de a maioria das patologias causadoras de surdez neurossensorial, principalmente as associadas à surdez infantil, apresentar, como lesão primária ou secundária, disfunção das células ciliadas externas[18]. De acordo com o estímulo utilizado, as EOA evocadas são classificadas em: transitórias; produto de distorção e freqüência dependente. Atualmente, a mais empregada na triagem auditiva neonatal são as emissões otoacústicas evocadas transitórias (EOAET). Elas estão presentes em 98% dos indivíduos com audição normal[17]. As outras características que tornam as EOAET um bom método para triagem de um grande número de RN são: finalizar o registro em pouco tempo (aproximadamente 1 minuto); não ser invasivo; abranger uma ampla faixa de freqüências e poder ser aplicado em locais sem tratamento acústico.

O PEATE obtém as respostas da cóclea, do nervo auditivo e do cérebro através de eletrodos de superfície, quando expostos a estímulos auditivos gerados por fones de ouvidos introduzidos no conduto auditivo externo. Assim, o PEATE é capaz de avaliar o funcionamento da cóclea, do oitavo par craniano e do sistema auditivo central. Da mesma forma que as EOA, o PEATE também pode sofrer influência de alterações na orelha externa e média. O PEATE tem grande importância na detecção de neuropatias auditivas, sem disfunção sensorial. Crianças com esse tipo de acometimento auditivo podem ter EOA presentes e apresentar DA[19].

Em 1969, foi criado o Comitê Americano sobre Perdas Auditivas na Infância (*Joint Committee on Infant Hearing* – JCIH), formado por pediatras, otorrinolaringologistas, audiologistas e enfermeiros, que tem como objetivo determinar recomendações para a triagem auditiva em RN e lactentes, além de criar princípios e parâmetros para a identificação precoce de crianças com perda auditiva ou com risco de perda auditiva, e a implementação de programas de triagem auditiva neonatal. O Comitê influencia programas de triagem auditiva neonatal em todo o mundo[19].

INDICADORES DE RISCO PARA PERDA AUDITIVA

Há alguns anos, existiam duas listas de indicadores de risco. Uma para crianças com risco de perda auditiva congênita, e a outra para as com risco de perda auditiva tardia ou adquirida. Entretanto, como essas listas apresentavam muitos itens em comum, optou-se por adotar apenas uma lista de indicadores de risco (Quadro 1.1). Os itens assinalados indicam os fatores mais envolvidos com perdas auditivas tardias[19].

Quadro 1.1 – Indicadores de risco para perda auditiva na infância

- História familiar de DA infantil permanente
- Preocupação dos cuidadores da criança com o atraso no desenvolvimento da linguagem, da fala e da audição
- Permanência maior do que 5 dias em UTI neonatal
- Infecção intrauterina: sífilis, toxoplasmose, rubéola, citomegalovírus e herpes
- Anomalias crânio-faciais, incluindo as alterações morfológicas de pavilhão auricular, conduto auditivo externo e osso temporal
- Hiperbilirrubinemia em nível exsangüíneo transfusão
- Medicação ototóxica, incluindo os aminoglicosídeos (mas não se limitando a eles), utilizada ou não em associação aos diuréticos de alça
- Quimioterapia
- Oxigenação por membrana extracorpórea
- Ventilação mecânica
- Achados no exame físico associados a síndromes que cursam com DA condutiva ou neurossensorial
- Doenças neurodegenerativas ou neuropatias sensório-motoras, como síndrome de Hunter, ataxia de Friedreich e síndrome de Charcot-Marie-Tooth
- Diagnóstico de síndromes associadas à perda auditiva congênita, progressiva ou tardia, como neurofibromatose, Usher, osteopetrose, Waardenburg, Alport, Pendred e Jervell
- Cultura positiva para infecções pós-natal associadas à perda auditiva neurossensorial como meningite
- Trauma crânio-encefálico com necessidade de internação, especialmente se houver fratura de base de crânio ou osso temporal

Fonte: adaptado de *Joint Committe on Infant Hearing*[19].DA: deficiência auditiva; UTI: unidade de terapia intensiva.

Estudos mostram que apenas 50% das crianças com perda auditiva congênita apresentavam algum dos indicadores de risco[19]. Por isso, se somente as crianças que apresentam indicadores de risco forem testadas, metade das crianças com DA não será diagnosticada.

PROTOCOLOS DE TRIAGEM AUDITIVA NEONATAL

A audição de todas as crianças deve ser testada no 1º mês de vida. Aquelas que não passarem na triagem inicial e no reteste subseqüente devem ser submetidas a uma avaliação médica para confirmar o diagnóstico de perda auditiva antes dos 3 meses de idade[19]. Existem diferentes protocolos de reteste que podem ser utilizados nas crianças que foram reprovadas na triagem inicial. O exame pode ser o mesmo ou diferente do utilizado inicialmente. O objetivo do reteste é diminuir o número de falso-positivos que devem ter seguimento médico e audiológico especializado. Crianças com perda auditiva confirmada devem receber intervenção adequada o mais cedo possível, sempre antes dos 6 meses de idade. Crianças que nasceram fora de hospital, ou naqueles que não tenham programas de triagem auditiva neonatal, devem ser submetidas a exames de triagem antes de 1 mês de idade[9].

Neonatos que ficaram internados em UTI por mais de 5 dias ou que apresentam outros indicadores de risco sempre devem ser submetidos a PEATE para identificação de possíveis perdas auditivas neurais, mesmo quando tiverem EOA presentes. Entre essas crianças, aquelas que não apresentarem respostas adequadas no PEATE devem ser diretamente encaminhadas para uma avaliação audiológica completa. O grupo das crianças com indicadores de risco que passaram na triagem inicial deve ter acompanhamento individualizado, conforme a probabilidade de perdas auditivas tardias ou progressivas. Acompanhamento mais precoce e freqüente está indicado para crianças com infecção por citomegalovírus (CMV), síndromes associadas com perda auditiva progressiva, doenças neurodegenerativas, trauma, infecções associadas à perda auditiva e para crianças que foram submetidas à oxigenação por membrana extracorpórea ou à quimioterapia. Todas as crianças desse grupo, porém, devem ser submetidas a pelo menos uma nova avaliação audiológica completa entre 24 e 30 meses de idade. As crianças que forem reinternadas no 1º mês de vida e apresentarem condições associadas à perda auditiva (p.ex., sepse) devem ser retestadas antes da alta hospitalar[19].

Independente dos resultados dos testes audiológicos, e da presença ou ausência de indicadores de risco, todas as crianças devem ter o desenvolvimento das suas habilidades de comunicação e do seu comportamento auditivo monitorizado por profissionais especializados. Esse acompanhamento é importante para a detecção de perdas auditivas que se desenvolvem em fases mais avançadas da infância, já que estudos recentes demonstram que as de grau leve a moderado podem passar despercebidas na triagem inicial. Além disso, dependendo do método fisiológico utilizado, perdas auditivas de causa neural ou central podem não ser detectadas. No entanto, como esse tipo de perda auditiva ocorre com maior freqüência em crianças que ficaram internadas em UTI, recomenda-se que nesse grupo de pacientes o PEATE seja sempre realizado[19].

Em todos os casos em que o paciente for retestado, o exame deve ser realizado sempre nas duas orelhas, independentemente se apenas uma orelha não passou no teste anterior.

LEGISLAÇÃO NO BRASIL

Nos últimos anos, foram elaboradas leis brasileiras sobre a obrigatoriedade da Triagem Auditiva Neonatal (TAN) na Federação. Desde 1997, está em tramitação o Projeto de Lei n. 03.842, que prevê a realização do exame de EOA sem ônus[20], e deverá tornar a TAN gratuita e obrigatória em todas as maternidades e hospitais públicos e privados do país[10].

No Brasil, existem serviços de TAN em 85 municípios, porém só são regulamentados por lei em treze deles: Americana (SP), Campinas (SP), Itapeva (SP), Jaú (SP) e São Paulo (SP); Brasília (DF); Campo Grande (MS); Florianópolis (SC); Juíz de Fora e Uberlândia (MG); Porto Alegre e Santa Maria (RS); e Rio de Janeiro (RJ). Os estados brasileiros que dispõem de lei direcionados para saúde auditiva são: Paraná, Pernambuco e São Paulo[20].

CONCLUSÕES

A detecção precoce é o passo principal no manuseio do paciente com DA. Para que ela ocorra de forma efetiva e abrangente, é necessária a implantação de programas de TAN. Estes devem ser universais, englobando todos os RN. O sucesso da TAN depende do envolvimento de uma equipe multidisciplinar especializada e de uma comunidade informada sobre a importância da audição no desenvolvimento global infantil.

REFERÊNCIAS BIBLIOGRÁFICAS

1. Bento RF, Brito Neto RV, Castilho AM, Goffi Gomez MVS, SantAnna SBG, Guedes MC. Resultados auditivos com implante coclear multicanal em pacientes submetidos à cirurgia no Hospital das Clínicas da FMUSP. Rev Bras Otorrinolaringol. 2004;70(5):632-4.
2. Hepper PG, Shahidullah BS. Development of fetal hearing. Arch Dis Child. 1994;71:F81-F87.
3. Gagnon R, Hunse C, Carmichael L, Fellows F, Patrick J. Human fetal responses to vibratory acoustic stimulation from twenty-six weeks to term. Am J Obstet Gynecol. 1987;157:1375-81.
4. Elliot, GB, Elliot, KA. Some pathological, radiological and clinical implications of the precocious development of the human ear. Laryngoscope. 1964;74:1160-71.
5. Sharma A, Dorman MF, Spahr AJ. A sensitive period for the development of the central auditory system in children with cochlear implants: Implications for age of implantation. Ear & Hearing. 2002;23(6):532-9.
6. World Health Organization. Available: http://www.who.in (acesso 17 set 2008).
7. Better Hearing Institute. Available from: http://www.betterhearing.org/ (acesso 18 nov 2007).
8. Instituto Brasileiro de Geografia e Estatística (IBGE). Available : http://www.sidra.ibge.gov.br/bda/tabela/listabl.asp?z=t&c=2142 (acesso 18 nov 2007).
9. Raymann BCW, Béria JU, Gigante LP, Figueiredo AL, Jotz GP, Roithmann R, et al. Perda auditiva incapacitante e fatores sócio-econômicos: um estudo de base populacional em Canoas, RS, Brasil. Universidade Luterana do Brasil, Canoas, Capítulo de Conclusão.
10. Grupo de Apoio à Triagem Auditiva Neonatal Universal (Gatanu). Available: http://www.gatanu.org (acesso 19 set 2008).
11. Mehl A, Thomson V. Newborn hearing screening: the great omission. Pediatrics. 1998;101:34.
12. Silveira JAM. Estudo da deficiência auditiva em crianças submetidas a exames de potenciais auditivos: etiologia, grau de deficiência e precocidade diagnóstica. [Tese] São Paulo: Faculdade de Medicina da Universidade de São Paulo; 1992.

13. Nóbrega M. Aspectos diagnósticos e etiológicos da deficiência auditiva em crianças e adolescentes.[Tese]. São Paulo: Universidade Federal de São Paulo/Escola Paulista de Medicina; 1994.
14. Pádua FGM, Marone S, Bento RF, Carvallo RMM, Durante AS, Soares JC, et al. Triagem Auditiva Neonatal: um desafio para sua implantação. Arquivos Internacionais de Otorrinolaringologia. 2005;9(3):328-30.
15. National Center for Hearing Assessment and Management. Available: www.infanthearing.org (acesso 30 set 2008).
16. Gatto CI, Tochetto TM. Deficiência auditiva infantil: implicações e soluções. Rev Cefac. 2007;9(1):110-5.
17. Probst R. Otoacoustic emissions: an overview. Adv Otorhinolaryngol. 1990; 44:1-91.
18. Oliveira P, Castro F, Ribeiro A. Surdez infantil. Rev Bras Otorrinolaringol. 2002; 68(3):417-23.
19. Joint Committee on Infant Hearing Year 2007 Position Statement. Available: www.jcih.org (acesso 10 set 2008).
20. Tochetto T, Vieira EP. Legislação brasileira sobre triagem auditiva neonatal. Barueri: Pro-fono; 2006.

2 Reabilitação da perda auditiva: próteses e implantes cocleares

Mariana Hausen Pinna
Ricardo Ferreira Bento

Após ler este capítulo, você estará apto a:

1. Relatar os diversos tipos de reabilitação para as perdas auditivas e suas indicações.

INTRODUÇÃO

O ser humano já tenta comunicar-se logo após o nascimento; formas verbais e não-verbais de comunicação desenvolvem-se rápida e naturalmente. Qualquer distúrbio auditivo pode provocar efeitos adversos na comunicação e levar a deficiências secundárias, tais como: alterações de fala, de linguagem, intelectuais, emocionais e sociais.

Dessa forma, o diagnóstico precoce da deficiência auditiva é essencial para a melhor reabilitação possível a cada indivíduo. Para isso, é necessário que existam programas de triagem auditiva neonatal (TAN) e que o encaminhamento ao otorrinolaringologista seja feito no momento do diagnóstico.

Muitos pacientes com perda auditiva, incluindo casos de perdas graves, são beneficiados com o uso de prótese convencional. O uso de amplificação sonora associado ao processo de reabilitação auditiva visa diminuir as conseqüências que a perda da audição acarreta ao longo da vida do indivíduo. Por ser um amplificador sonoro, a prótese auditiva necessita de reserva coclear suficiente, para que possa haver boa percepção sonora e discriminação da fala. Nos pacientes com pouca ou nenhuma reserva coclear, o uso da prótese auditiva convencional não permite ganho suficiente para a percepção da fala. Dessa forma, os implantes cocleares são uma opção aos adultos e às crianças com surdez grave e profunda que não se beneficiam do uso da prótese auditiva.

O implante coclear é uma prótese eletrônica, introduzida cirurgicamente na orelha interna, que fornece estimulação diretamente ao nervo coclear, a partir de onde os sinais são transmitidos ao sistema nervoso auditivo central e às regiões corticais do cérebro para serem interpretados.

EPIDEMIOLOGIA

Segundo a *International Federation of Oto-Rhino-Laringologycal Societies* (IFOS)[1], a perda auditiva é a deficiência física mais prevalente no mundo, acometendo aproximadamente 10% da população mundial. O *Better Hearing Institute*[2] afirma que, nos Estados Unidos, existem cerca de 31 milhões de pessoas com algum tipo de perda auditiva, ou seja, cerca de 10% da população norte-americana.

Raymann et al.[3] realizaram uma pesquisa na cidade de Canoas (RS, Brasil) entre novembro de 2002 e julho de 2003, identificando os tipos de perdas auditivas no local. Segundo eles, 6,8% da população sofre de perda auditiva incapacitante, ou seja, são indivíduos com perdas auditivas permanentes situadas acima do nível de 41 dB. Quando categorizadas, ficaram assim distribuídas: 5,4% com perdas moderadas,1,2% com perdas graves e 0,2% com perdas profundas.

Extrapolando esses dados para a população brasileira e considerando-se apenas as perdas moderadas, haveria um contingente de quase 10 milhões de indivíduos candidatos à habilitação ou à reabilitação aural em um contingente de aproximadamente 180 milhões de brasileiros. O Instituto Brasileiro de Geografia e Estatística (IBGE)[4], no censo de 2005, apontou um contingente de 5.735.099 portadores de deficiência auditiva, o que corresponde a uma taxa de prevalência de 3,5% da população. Apesar de não ser uma pesquisa específica para a identificação qualitativa e quantitativa das perdas auditivas, tais dados do IBGE são relevantes para evidenciar o contingente de portadores de deficiência auditiva pelo prisma do governo federal.

CONDUTA DIANTE DE DIAGNÓSTICO POSITIVO DE SURDEZ

A orientação aos pais é extremamente importante. Trata-se de uma notícia que precisa ser dada com cuidado, a família deve ser prontamente orientada de que existem meios de reabilitação para a criança desenvolver linguagem adequada, e deve-se iniciar o tratamento o mais precocemente possível[5]. Caso contrário, a família tenderá à negação do diagnóstico, procurará outros profissionais enquanto a criança perde um tempo que pode ser precioso.

O encaminhamento para o otorrinolaringologista e ao fonoaudiólogo especializado em reabilitação auditiva deve ser feito no momento do diagnóstico. Esses especialistas farão a seleção e a adaptação da melhor prótese auditiva para o caso, e iniciarão a terapia de reabilitação auri-oral. A partir daí, a criança será acompanhada de perto para que se avalie se há ganho auditivo suficiente com o uso das próteses por meio de observação comportamental em crianças bem pequenas, e de teste de percepção de fala nas maiores.

Se for evidenciado que não há ganho funcional suficiente com a prótese auditiva, o paciente passa a ter indicação auditiva para o implante coclear[6,7]. Há casos em que o paciente apresenta bom ganho funcional com a prótese, porém não apresenta percepção de fala compatível com o ganho. Nessas situações, devem-se investigar outras causas para essa dificuldade (terapia inadequada, déficit cognitivo, emocional ou neurológico, surdez central, autismo e outras doenças psiquiátricas) antes de se realizar o implante.

CRITÉRIOS DE SELEÇÃO

Uma vez que o implante coclear é a restauração de uma função (a audição), a princípio, todo paciente com perda neurossensorial grave e profunda é candidato a esse implante[7]. No entanto, por se tratar de um dispositivo implantado cirurgicamente, dispendioso e com resultados heterogêneos em diferentes populações, é necessário avaliar o risco/benefício e estabelecer critérios de seleção daqueles pacientes surdos que, provavelmente, apresentarão melhores resultados.

A maioria dos serviços de implante coclear, incluindo a experiência da Clínica Otorrinolaringológica do Hospital das Clínicas da Faculdade de Medicina da Universidade de São Paulo (HC-FMUSP), os pacientes com melhores resultados são os surdos pós-linguais[7]. Entre os pré-linguais, crianças surdas congênitas implantadas até 2 anos apresentam excelentes resultados[8], desde que estimuladas adequadamente. Crianças mais velhas, e mesmo adolescentes e adultos, poderão ter bons resultados, desde que apresentem boa comunicação, preferencialmente oral (leitura oro-facial), e que tenham sido estimuladas a usar o resíduo auditivo com próteses auditivas[9].

Os possíveis candidatos ao implante coclear passam primeiro por uma avaliação multidisciplinar composta por médicos, fonoaudiólogos, psicólogos e assistentes sociais para definirem quais poderão ser implantados.

Atualmente, são considerados candidatos ao implante coclear os pacientes adultos com surdez sensorioneural, pós-linguais, severa ou profunda bilateral, e que não apresentam bons resultados auditivos com a prótese convencional. É necessário que eles tenham realizado experiência com a melhor prótese possível para o seu caso e apresentem escore igual ou inferior a 40% nos testes de reconhecimento de sentenças em formato aberto sem leitura labial[7].

No caso de pacientes pré-linguais, o implante é indicado para crianças com surdez profunda bilateral a partir de 12 meses, e para crianças com surdez grave a partir de 18 meses (*Food and Drug Administration* – FDA) que apresentem percepção de fala ≤ categoria 3 (Quadro 2.1)[7], desde que tenham realizado experiência efetiva com prótese auditiva – mais de 8 horas diárias com aparelho adequado à perda auditiva concomitante à terapia de reabilitação de linguagem.

Para fazer parte de um programa de implante coclear, é fundamental que todas as crianças tenham reabilitação especializada em sua cidade de origem.

Quadro 2.1 – Categorias de Geers[7]

- 0 – Não é capaz de detectar fala
- 1 – Detecção de fala, porém sem diferenciar os estímulos em seus aspectos supra-segmentais
- 2 – Padrão de percepção (capaz de diferenciar as palavras pelos traços supra-segmentais)
- 3 – Iniciação da identificação de palavras. Diferencia palavras, em conjunto fechado, com base na informação fonética
- 4 – Identificação de palavras por meio do reconhecimento da vogal (em conjunto fechado)
- 5 – Identificação de palavras por meio do reconhecimento da consoante (em conjunto fechado)
- 6 – Reconhecimento de palavras em conjunto aberto

No caso de adolescentes ou adultos com surdez pré-lingual, são indicados ao implante somente aqueles que apresentam linguagem formal e efetiva, que fazem uso de prótese adequada e bem adaptada desde o diagnóstico, submetidos a reabilitação auditiva especializada e que estão conscientes do prognóstico limitado.

Independente da idade, para que o paciente seja candidato ao implante coclear, é necessário que ele e sua família tenham expectativas reais e adequadas.

IDADE

Até recentemente, a idade mínima para o implante era de 2 anos. A partir de então, o limite de idade diminuiu para 18 meses e atualmente é de 12 meses (FDA)[8,9]. Há relatos de pacientes implantados com até 2 meses de idade. O implante coclear em pacientes > 6 meses é seguro, devendo-se levar em conta que:

- O procedimento cirúrgico requer hemostasia, dissecção de tecidos moles e da mastóide meticulosos.

- O posicionamento do implante deve ser feito considerando-se o crescimento posterior da mastóide, podendo levar à extrusão dos eletrodos da cóclea.
- Há diversas peculiaridades na anestesia de crianças muito jovens (resposta ao aumento de PCO_2, menor reserva de O_2, ausência de resposta simpática ao estresse, menor contratilidade cardíaca para manter o débito cardíaco durante hipotensão), sendo necessária a participação de anestesista pediátrico experiente.
- Disponibilidade de enfermagem habilidosa e experiente, além de Unidade de Terapia Intensiva (UTI) pediátrica no pós-operatório são fundamentais. Deve-se desconsiderar o implante em crianças com doenças ou síndromes importantes coexistentes, bem como as que tiveram infecções respiratórias recentes ou que estão em jejum inadequado no momento da cirurgia. Permanece não respondida a pergunta sobre se os resultados auditivos e de linguagem são superiores quando o implante é realizado antes dos 12 meses e, portanto, se justificariam os riscos da cirurgia[8-10]. Os principais fatores limitantes são a certeza de um diagnóstico confiável de surdez neurossensorial nessas crianças, a aceitação dos pais quanto ao diagnóstico e às alternativas de reabilitação.

Ainda não foi determinado o período crítico para a implantação em crianças com surdez congênita: alguns grupos consideram 3 anos, enquanto outros defendem que o período crítico chega aos 7 anos. Há uma janela de desenvolvimento do sistema auditivo antes dos 5 anos que permite integração da informação auditiva produzida pela estimulação coclear e os centros corticais da linguagem. Após esse período crítico, a plasticidade neuronal diminui e a habilidade do cérebro no desenvolvimento da fala e da linguagem fica comprometida permanentemente. A comparação de potenciais de longa latência no sistema nervoso central (SNC) de crianças implantadas com diferentes idades e seus pares normo-ouvintes demonstrou que as implantadas após 7 anos de privação auditiva tiveram latência de respostas corticais anormais, enquanto aquelas implantadas com 3,5 anos ou menos evidenciaram latência de respostas apropriadas para a idade após 6 meses de estimulação elétrica.

Evidências na literatura sugerem que excelentes resultados ocorram em crianças implantadas antes dos 4 anos. Os melhores resultados, em que o aprendizado e o desenvolvimento da linguagem acontecem muito rapidamente e sem a necessidade de treinamento formal intensivo, ocorrem com o implante realizado antes dos 2 anos[8-10].

BENEFÍCIOS ESPERADOS

Apesar dos amplos critérios de indicação, não são todos os pacientes que se beneficiam do implante coclear. Por isso, a avaliação e a orientação correta são fundamentais para a previsão do prognóstico e o direcionamento das expectativas. Muitas vezes, se o resultado for muito limitado, o implante pode não ser indicado, mesmo quando o paciente apresentar surdez profunda.

Os estudos e o acompanhamento a longo prazo mostram que os melhores resultados com o implante coclear ocorrem em pacientes com perdas de audição pós-lingual e em crianças implantadas ainda pequenas (até 2 anos); cerca de 80% dos indivíduos pós-linguais reconhecem sentenças em formato aberto e retomam as atividades profissionais e sociais com melhora significativa na qualidade de vida; 50% usam o telefone sem dificuldades. Nas crianças implantadas ainda bebês, a aprendizagem da língua ocorre de maneira incidental e, em geral, o desenvolvimento é muito próximo ao de uma criança normal[11,12].

Em crianças com mais de 4 anos, os benefícios com o implante coclear são altamente dependentes do seu nível de desenvolvimento de linguagem e cognição. Quanto melhor for o desenvolvimento lingüístico, melhor será a capacidade de a criança processar os estímulos auditivos, associá-los ao significado lingüístico e estabelecer regras lexicais e sintáticas para a compreensão e a expressão da língua. A criança que, apesar da deficiência auditiva, é capaz de compreender por meio de leitura labial ou língua brasileira de sinais (Libras) sem lacunas tem nível adequado de desenvolvimento de linguagem. Essa exigência é diferente em cada faixa etária; portanto, quanto mais velho for o indivíduo, maior domínio da linguagem será necessário para que ele tenha um bom resultado com o implante coclear[11-13].

Em pacientes adolescentes ou adultos com surdez pré-lingual, o resultado depende da expectativa, podendo haver um excelente ganho auditivo, porém sem modificação do padrão lingüístico. O benefício é limitado e a longo prazo, e os indivíduos dificilmente chegam à percepção de fala sem pistas auxiliares (apoio de leitura labial, escrita e sinais).

COMPONENTES DO IMPLANTE COCLEAR E CIRURGIA

O implante coclear é composto por duas unidades: externa, composta pelo microfone, pelo processador de fala e pela antena transmissora; e interna, cirurgicamente implantada e composta pelo receptor/estimulador e pelo feixe de eletrodos inseridos na cóclea.

A cirurgia é realizada sob anestesia geral. São feitas incisão retroauricular e mastoidectomia simples. Por meio de timpanotomia posterior (abertura da parede posterior do conduto auditivo entre o nervo facial e a membrana timpânica), é realizada a cocleostomia para colocação dos eletrodos. O aparelho só é ativado 30 dias após o procedimento.

CONCLUSÕES

A reabilitação auditiva precoce, iniciada imediatamente após o diagnóstico de surdez, é essencial para um desenvolvimento lingüístico e cognitivo adequado para crianças com os mais variados graus de surdez. O implante coclear é uma alternativa para crianças que não apresentam resultados satisfatórios com próteses convencionais ou que são diagnosticadas como surdas profundas. Além dos dispositivos eletrônicos, sejam prótese ou implantes, a terapia fonoaudiológica intensiva é essencial para a obtenção de bons resultados.

Dessa forma, a base do sucesso em um programa de reabilitação auditiva depende de triagem auditiva, do encaminhamento e do tratamento precoce.

REFERÊNCIAS BIBLIOGRÁFICAS

1. IFOS – Hearing for All. A Worldwide Action. Available: http://www.ifosworld.org/.
2. Better Hearing Institute. Available: http://www.betterhearing.org/
3. Raymann BCW, Béria JU, Gigante LP, Figueiredo AL, Jotz GP, Roithmann R, et al. Perda auditiva, incapacitante e fatores sócio-econômicos: um estudo de base populacional em Canoas, RS, Brasil. Universidade Luterana do Brasil, Canoas, Capítulo de Conclusão.
4. Instituto Brasileiro de Geografia e Estatística (IBGE). Available: www.sidra.ibge.gov.br/bda/tabela/listabl.asp?z=t&c=2142,
5 Belvilacqua MC, Moret ALM. Deficiência auditiva: conversando com familiares e profissionais de saúde. São José dos Campos: Pulso; 2005.
6. Cohen NL. Cochlear implant candidacy and surgical considerations. Audiol Neuro-Otol. 2004;9(4):197-202.
7. Guedes MC, Brito Neto RV, Gomez MVSG, Sant'Anna SBG, Peralta CGO, Castilho AM, Bento RF. Neural response telemetry measures in patients implanted with nucleus 24. Rev Bras Otorrinolaringol. 2005;71(5):660-7.
8. Manrique M, Cervera-Paz FJ, Huarte A, Molina M. Advantages of cochlear implantation in prelingual deaf children before 2 years of age when compared with later implantation. Laryngoscope. 2004;114(8):1462-9.
9. Nikolopolous TP, O'Donoghue GM, Archbold S. Age at implantation: its importance in pediatric cochlear implantation. Laryngoscope. 1999;109(4):595-9.
10. James AL, Papsin BC. Cochlear implant surgery at 12 months of age or younger. Laryngoscope. 2004;114(12):2191-5.
11. Miyamoto RT, Osberger MJ, Robbins AM, Myres WA, Kessler K. Prelingually deafened children's performance with nucleus multichannel cochlear implant. Am J Otol. 1993;14(5):437-45.
12. O'Donoghue GM, Nikolopoulos TP. Speech perception in children after cochlear implantation. Am J Otol. 1999;19(6):762-7.
13. Neto RVB. Estudo dos resultados auditivos e da qualidade de vida em pacientes com implante coclear multicanal. [Tese]. São Paulo: Faculdade de Medicina da Universidade de São Paulo; 2002.

Distúrbios da linguagem 3

Claudia Regina Furquim de Andrade
Débora Maria Befi-Lopes

Após ler este capítulo, você estará apto a:

1. Compreender que os distúrbios da fala, da linguagem, das funções neurovegetativas de sucção, mastigação e deglutição, do sistema miofuncional oral e da face são de alta incidência na população infantil.
2. Compreender que, em cerca de 25% dos casos, as crianças podem apresentar recuperação espontânea, mas, em 75%, serão exigidos avaliação e tratamento fonoaudiológico específico.
3. Compreender que esses distúrbios se manifestam e exigem tratamentos diferenciados, de acordo com a origem e o grau de gravidade.

INTRODUÇÃO

O desenvolvimento da fala e da linguagem inicia-se ao nascimento, uma vez que, em condições biológicas preservadas, a capacidade de comunicação é inata à espécie humana. Há padrões de desenvolvimento da comunicação que são considerados universais, conforme o Quadro 3.1[1-3].

Quadro 3.1 – Padrões de desenvolvimento da comunicação[2]

Idade	Desempenho
0 a 6 meses	Resposta a sons e vozes de forma consistente Capacidade de perceber diferenças em tons de vozes humanas Capacidade de repetir monossílabos Balbucio em troca de turno com adulto familiar
6 a 12 meses	Responde ao próprio nome Entende o significado da palavra "não" Responde a pessoas específicas Consegue seguir instruções simples Utiliza sons de fala e não fala em vocalizações Utiliza padrões de entonação com jargão de fala Surgem as primeiras produções espontâneas de palavras com significado
1 a 2 anos	Começa a entender comandos Identifica partes do corpo Adquire algumas noções espaciais Inicia a produção de sentenças combinando duas palavras Ocorre o chamado "boom" do vocabulário expressivo, quando passa a utilizar de 10 a 20 palavras para mais de 200
2 a 3 anos	Ampliação significativa do vocabulário (tanto em compreensão como em produção) Surge a gramática, ou seja, a criança passa a utilizar frases, com inflexões nominais e verbais, pronomes, preposições, etc.
3 a 5 anos	Demonstra avanço no domínio do código lingüístico Passa a dominar e a utilizar, de forma correta, praticamente todos os sons de sua língua nativa Constrói frases com significado correto Compreende tudo o que lhe é dito É capaz de manter conversação com qualquer adulto, mesmo que desconhecido

EPIDEMIOLOGIA

Os distúrbios da comunicação humana atingem 30% da população. Nos extremos etários – crianças e idosos –, esse índice atinge o seu nível máximo. A incidência e a prevalência desses distúrbios são quase invariáveis, ou seja, são universais. Para cada quatro crianças com o distúrbio, apenas uma apresenta recuperação espontânea, sem seqüelas mais ou menos incapacitantes. Há agravantes específicos, dependendo da área, decorrentes das condições socioeconômicas e culturais dos diferentes países[4,5].

OS DISTÚRBIOS DA COMUNICAÇÃO

Os distúrbios fonoaudiológicos caracterizam-se por ocorrências que vão desde a transgressão de regras do sistema lingüístico, por comprometimentos em graus variáveis de sua aquisição e seu desenvolvimento, até a degeneração completa da capacidade comunicativa – habilidades de recepção, processamento e produção da fala e da linguagem[4].

Os distúrbios da comunicação são classificados, por sua origem, em distúrbios de manifestações primárias (idiopáticas) e de manifestações secundárias (decorrentes de uma doença maior, em que o déficit da comunicação é um dos sintomas do quadro geral). Podem incidir sobre as áreas da fala; da linguagem; da audição; das funções neurovegetativas de sucção, mastigação e deglutição; do sistema miofuncional oral e da face. Esses distúrbios podem ocorrer em uma das áreas, isoladamente ou em combinação; seus graus de gravidade vão de leve a profundo, e sua origem pode ser do desenvolvimento ou adquirida[4].

Distúrbios da Fala

Os distúrbios da fala acometem a voz, a articulação e/ou a fluência.

Os distúrbios da voz implicam desvios de timbre, intensidade, qualidade ou outro atributo vocal básico que, certamente, interfere na comunicação. Podem ser de natureza orgânica ou funcional[6].

Os distúrbios da articulação provocam a produção incorreta dos sons, por falhas na localização, na temporalização, na direção, na pressão, na velocidade ou na integração dos movimentos dos lábios, da língua, do palato ou da faringe. A produção incorreta dos sons pode ser de origem estrutural e/ou funcional dos órgãos, dos músculos ou do processamento fonológico[7].

Os distúrbios da fluência implicam alteraçoes da suavidade e do ritmo da fala. As rupturas involuntárias do fluxo da fala e/ou a velocidade lentificada ou acelerada da fala podem ser de origem neuromotora e/ou lingüística[8].

Distúrbios da Linguagem

Os distúrbios da linguagem envolvem qualquer dificuldade com a produção e/ou recepção das unidades lingüísticas, independentemente do ambiente. Tais dificuldades podem variar de ausência total de fala a pequenas variações sintáticas. A linguagem pode ser produzida com significado, mas seu conteúdo é limitado; por exemplo, a criança pode apresentar alterações com os padrões de sons da língua, vocabulário reduzido, formulações verbais restritas e omissões de preposições, conjunções, artigos, enfim, de termos obrigatórios para uma comunicação efetiva[1,9].

É esperado que crianças com patologias graves, congênitas ou adquiridas – manifestações secundárias – apresentem alterações nos processos de aquisição e desenvolvimento da linguagem. Essas alterações envolvem os processos de compreensão e/ou uso da linguagem falada ou escrita. Os distúrbios de linguagem de natureza primária acometem o desenvolvimento da linguagem sem qualquer fator desencadeante aparente. A literatura destaca que esses são os mais comumente encontrados e que, se forem diagnosticados e encaminhados para tratamento precocemente, terão melhor prognóstico[10,11].

Esses distúrbios são chamados de alterações específicas do desenvolvimento da linguagem, que incluem os retardos ou atrasos simples de linguagem e os distúrbios específicos de linguagem (DEL). Seu diagnóstico é realizado por critérios de exclusão, isto é, a criança deve apresentar alteração nos processos de aquisição e desenvolvimento de linguagem, persistentes na ausência de qualquer patologia que possa desencadear o distúrbio[10,12,13].

Ainda dentro dos quadros de alterações da linguagem, estão as desordens da aquisição e do desenvolvimento da escrita, que podem ter inúmeros graus de gravidade, variando de simples dificuldades escolares até dislexias ou distúrbios de aprendizagem, estando estes últimos diretamente relacionados aos distúrbios de linguagem oral[14,15].

Distúrbios das Funções Neurovegetativas de Sucção, Mastigação e Deglutição

Os distúrbios da função da sucção são, primeiramente, aqueles observados após o nascimento, quando o aleitamento natural sofre restrições ou está impedido em decorrência das alterações do movimento ântero-posterior de língua e mandíbula. Posteriormente, são os comprometimentos musculares e/ou de ordem neurológica que limitam ou impossibilitam o ritmo na obtenção de líquido por meio da ação de levantamento, abaixamento e posteriorização do corpo da língua, construindo, com o fechamento dos lábios, a pressão negativa que induz à deglutição[1].

Os distúrbios da mastigação são aqueles decorrentes das alterações da mandíbula, dos dentes, dos lábios ou da língua. Resultam na impossibilidade ou na redução da capacidade de realizar os movimentos que quebram e pulverizam as peças sólidas alimentares, preparando o bolo alimentar para a deglutição[1].

Os distúrbios da deglutição ocorrem quando houver redução ou impedimento da obtenção da nutrição adequada por via oral. O processo da deglutição abrange quatro fases: preparatória; oral ou voluntária; faríngea e esofágica. Na fase preparatória, o alimento é mastigado e manipulado dentro da boca; os comprometimentos nessa fase são principalmente de ordem estrutural da face e dos dentes. Na fase oral ou voluntária, a língua propulsiona o bolo alimentar para a parte posterior da cavidade oral até que o reflexo da deglutição seja gerado. Na fase faríngea, há o transporte do bolo alimentar, em atividade reflexa, pela faringe até a entrada do esôfago. Na fase esofágica, há o transporte do bolo alimentar, em atividade reflexa, pelo esôfago até o estômago. Os distúrbios da deglutição estão relacionados às complexas seqüências motoras que envolvem a coordenação de um grande número de músculos e de ações reflexas na boca, na faringe, na laringe e no esôfago[16].

Distúrbios do Sistema Miofuncional Oral e da Face

Os distúrbios das funções da face são de natureza fisiológica, muscular, neurológica, decorrentes das malformações e dos traumas[17].

Os distúrbios de natureza fisiológica são principalmente aqueles decorrentes dos padrões alterados de respiração por causa das infecções ou dos padrões posturais motores, levando a comprometimentos na capacidade de captação do ar por via nasal e/ou na coordenação pneumo-fono-articulatória[17].

Os distúrbios de natureza muscular são principalmente aqueles decorrentes das alterações de pressão da língua, dos lábios e dos músculos periorais. O desequilíbrio na sinergia muscular implica pressões atípicas nos dentes e comprometimentos nas funções neuro-vegetativas e de fala[1].

Existe uma variedade de doenças neurológicas em que os impedimentos ou as restrições nos processamentos motores cerebrais são observados pela incapacidade de se organizar ou integrar os processos das funções musculares da face, gerando comprometimentos nas funções neuro-vegetativas e de fala[1].

Existem também as perdas ou os impedimentos da função, da força ou da sensibilidade motora em decorrência das lesões nos mecanismos neurais periféricos ou musculares. As paresias ou paralisias mais comuns são as laríngeas ou do nervo facial. Os comprometimentos gerados incluem distorção dos traços da face, da fala, da mobilidade e das funções neuro-vegetativas[1].

As deformações da face, decorrentes de síndromes ou traumas, podem atingir a estrutura dura ou mole. Os comprometimentos gerados incluem distorção dos traços da face, da fala, da mobilidade e das funções neuro-vegetativas[18].

DIAGNÓSTICO

Os diagnósticos das alterações da fala, da linguagem, das funções neurovegetativas de sucção, mastigação e deglutição, do sistema miofuncional oral e da face são realizados por meio de provas específicas – protocolos padronizados de avaliação, baseados nas funções normais – e de exames complementares e multidisciplinares[19].

Quadro 3.2 – Triagem fonoaudiológica para aplicação pelo pediatra

Áreas		Sim	Não
▪ MO e funções	Mastiga bem		
	Engole bem		
	Fica muito tempo de boca aberta		
▪ Vocabulário	Fala o nome das comidas		
	Fala o nome das roupas		
	Fala o nome dos animais		
▪ Fonologia	As pessoas entendem o que ele(a) fala		
	Fala todas as palavras com os sons certos		
	Não tem dificuldade para falar os sons		
	Consegue falar certo quando alguém o/a corrige		
▪ Pragmática	Todas as pessoas entendem o que ele(a) fala		
	Brinca com outras pessoas, crianças ou adultos, usando a comunicação		
	Usa expressões sociais (oi, tchau, obrigado, por favor...)		
▪ Fluência	Não tem gagueira na família		
	Não gagueja para falar mais do que a metade do tempo		
▪ Voz	Não comete abusos vocais como gritar, falar com esforço, chorar com esforço a maior parte do tempo		

Nessa triagem é esperado que a criança a partir dos 3 anos obtenha mais de 80% de respostas afirmativas. Caso haja alguma dúvida ou alguma área que se destaque das demais é indicada a avaliação fonoaudiológica específica.

TRATAMENTO

A primeira orientação que pode ser dada pelo pediatra deve incluir tanto o desenvolvimento da comunicação esperado para cada idade quanto a importância do papel da família nesse desenvolvimento, como ouvir a criança sem interromper, deixando que ela termine o que está falando; privilegiar o diálogo e não ficar perguntando o tempo todo; reduzir a ansiedade e fornecer situações serenas para a conversação; não oferecer "dicas" para que a criança fale melhor – a habilidade de comunicar-se é fisiológica nos seres humanos – se a criança não está conseguindo partir para uma evolução na sua habilidade de comunicação, não adianta forçar, corrigir, imitar. Quando um distúrbio da comunicação se instala é necessário um tratamento fonoaudiológico especializado.

Os tratamentos fonoaudiológicos são planejados e executados na forma de programas terapêuticos de habilitação, reabilitação, aconselhamentos e educação pública[20,21].

CONCLUSÕES

Os distúrbios da linguagem, assim como das funções neurovegetativas, são comuns em crianças, principamente naquelas com patologias graves, congênitas ou adquiridas. O processo de aquisição e desenvolvimento da fala é alterado e o distúrbio da linguagem pode variar desde ausência total da fala até pequenas variações da sintaxe. Há necessidade de investigação diagnóstica, para melhor reabilitação. Em cerca de 25% dos casos, há uma melhora espontânea[1]; para os outros, há necessidade de intervenção fonoaudiológica.

REFERÊNCIAS BIBLIOGRÁFICAS

1. Nicolosi L, Harryman E, Kresheck J. Terminology of communication disorders. 5th ed. Baltimore: Lippincott Williams & Wilkins; 2004.
2. Scheuer CI, Befi-Lopes DM, Wertzner HF. Desenvolvimento da linguagem: uma introdução. In: Lemongi SCO. Fonoaudiologia: informação para formação – linguagem: desenvolvimento normal, alterações e distúrbios. 1ª ed. Rio de Janeiro: Guanabara Koogan; 2003. p.1-18.
3. Bishop DVM. Uncommon understanding – development and disorders of language comprehension in children. From sound to meaning: a framework for analysing comprehension. 5th ed. New York: Psychology Press; 2005. p. 2-18.
4. Andrade CRF de. Fonoaudiologia preventiva – teoria e vocabulário técnico científico. São Paulo: Lovise; 1996.
5. Humes LE. Aging and speech communication. Asha Leader. 2008;13(5):10-3.
6. Servilha EAM. Voz na infância. In: Ferreira LP, Béfi-Lopes DM, Limongi SCO (orgs.). Tratado de fonoaudiologia. São Paulo: Roca; 2004. p.118-26.
7. Wertzner HF. Fonologia: desenvolvimento e alterações. In: Ferreira LP, Béfi-Lopes DM, Limongi SCO (orgs.). Tratado de Fonoaudiologia. São Paulo: Roca; 2004. p.772-86.
8. Andrade CRF de. Abordagem neurolingüística e motora da gagueira. In: Ferreira LP, Béfi-Lopes DM, Limongi SCO (orgs.). Tratado de fonoaudiologia. São Paulo: Roca; 2004. p.1001-16.
9. Reed VA. An introduction to children with language disorders. Toddlers and preschoolers with Specific Language Impairments. 2th ed. New York: Mc Millan; 1994. p. 118-38.
10. Bishop DVM, Hayiou-Thomas ME. Heritability of specific language impairment depends on diagnostic criteria. Genes, brain and behavior. 2007. Online Early Articles, doi: 10.1111/j.1601-183X.2007.00360.x. Available: http//www.blackwell-synergy.com (acesso 5 out 2007).
11. Befi-Lopes DM. Avaliação, diagnóstico e aspectos terapêuticos nos distúrbio específico de linguagem. In: Ferreira LP, Befi-Lopes DM, Limongi SCO (orgs.). Tratado de fonoaudiologia. 1ª ed. São Paulo: Rocca; 2004. p.987-1000.
12. Hage SRV, Guerreiro MM. Distúrbio específico de linguagem: aspectos lingüísticos e neurobiológicos. In: Ferreira LP, Befi-Lopes DM, Limongi SCO (orgs.). Tratado de Fonoaudiologia. 1ª ed. São Paulo: Rocca; 2004. p.977-86.

13. Bishop DVM. Uncommon understanding – development and disorders of language comprehension in children. Specific language impairments. 5th ed. New York: Psychology Press; 2005. p.19-50.
14. Capellini SA. Distúrbios de aprendizagem x dislexia. In: Ferreira LP, Befi-Lopes DM, Limongi SCO (orgs.). Tratado de fonoaudiologia. 1ª ed. São Paulo: Rocca; 2004. p.863-7.
15. Whitehurst G, Fischel JE. Reading and language impairments in conditions of poverty. In: Bishop DVM, Leonard LB. Speech and Language Impairments in Children – causes, characteristics, intervention and outcome. 4th ed. New York: Psychology Press; 2007. p.53-72.
16. Coyle JL, Easterling C, Lefton-Greif M, Mackay L. Evidence-based to reality-based dysphagia practice. Asha Leader. 2007;12(14):10-3.
17. Douglas CR. Tratado de fisiologia aplicada à fonoaudiologia. São Paulo: Robe Editorial; 2002.
18. Grames LM. Advancing in the 21st century: care for individuals with cleft palate or craniofacial differences. The Asha Leader. 2008;13(6):10-2.
19. Pichora-Fuller MK. Audition and cognition: where lab meets clinic. Asha Leader. 2008;13(10):14-7.
20. Gildersleeve-Neumann C. Treatment for childhood apraxia of speech: a description of integral and stimulation and motor learning. The Asha Leader. 2007;12(15):10-3.
21. Weismer SE. Intervention for children with developmental language delay. In: Bishop DVM, Leonard LB. Speech and language impairments in children – causes, characteristics, intervention and outcome. 4th ed. New York: Psychology Press; 2007. p.157-76.

Seção II

Otites

Condutas nas otites médias agudas e de repetição

4

Tania Maria Sih

Após ler este capítulo, você estará apto a:

1. Reconhecer os fatores de risco para OMA e orientar sua prevenção.
2. Diagnosticar corretamente a OMA e evitar erros na terapêutica; em especial com antibióticos desnecessários.
3. Avaliar o papel material genético da criança, bem como da disfunção da tuba auditiva na otite média recorrente (OMR).
4. Discutir o tratamento da OMR por meio da colocação de tubos de ventilação.
5. Orientar a prevenção da OMR por meio das novas vacinas contra pneumococo (mais sorotipos), *Haemophilus influenzae* não-tipável ou contra Influenza.

INTRODUÇÃO

A otite média é uma inflamação da cavidade da orelha média, sem referência quanto à etiologia ou à patogênese. Diagnósticos não acurados desta afecção levam a um exagero na prescrição com antimicrobianos. Credita-se à otite média aproximadamente 42% das prescrições com antibióticos para crianças com menos de 10 anos[1]. Em decorrência do aumento da incidência da resistência antibiótica de patógenos bacterianos associado ao uso extensivo dos agentes antimicrobianos, inúmeras agências governamentais norte-americanas desenvolveram guias de orientação (*guidelines*) dirigidos aos médicos e aos pais, com a finalidade de reduzir o uso de antibióticos para infecções triviais, em geral, virais[2].

EPIDEMIOLOGIA

A otite média é uma das doenças infecciosas mais comuns na infância. Em 1990, por meio de uma enquete de diagnósticos feita em consultórios nos Estados Unidos, os epidemiologistas do *Centers for Disease Control and Prevention* (CDC) identificaram 24,5 milhões de visitas realizadas por otite média[1]. Para crianças com menos de 15 anos, a otite média foi o diagnóstico mais freqüente em consultórios e clínicas, sendo também um dos principais motivos que levaram crianças com menos de 5 anos (em especial nos 2 primeiros anos de vida) ao médico[1]. Um estudo realizado em crianças com até 1 ano de idade, em Rochester, identificou que a otite média foi a segunda doença mais diagnosticada depois dos resfriados comuns[1].

Até os 3 anos de idade, 3 em cada 4 crianças terão apresentado pelo menos um episódio de OMA, e 1 em cada 5 crianças com 2 anos de idade terá OMR[3].

Dentre os fatores de risco associados às otites, destacam-se as infecções respiratórias, que podem ser causadas por diversos agentes virais e bacterianos[4]. Estima-se que, aproximadamente, 50% das otites médias sejam causadas por bactérias e 50% tenham etiologia viral ou desconhecida[4]; entretanto, três fatores estão alterando a epidemiologia da OMA nos Estados Unidos nos próximos anos[1]:

- Primeiro, a introdução da vacina conjugada antipneumocócica 7-valente (PCV7).
- Segundo, a publicação do *guidelines* da Academia Americana de Pediatria (AAP), conjuntamente à Academia Americana de Médicos de Família (AAFP), lançado em 2004, que incluiu a opção dos dois "W" (*wait and watch*), ou seja, "esperar e observar", ao invés da introdução imediata do antibiótico.
- Terceiro, campanhas educacionais direcionadas aos pais e aos médicos a fim de evitar o uso inadequado de antibióticos (em especial nas infecções virais) para não aumentar a resistência.

O elevado impacto socioeconômico associado às otites torna essencial desenvolver estratégias para sua prevenção.

OTITE MÉDIA AGUDA

A OMA é definida como presença de líquido (efusão) purulento, preenchendo a cavidade da orelha média sob pressão, levando a um abaulamento da membrana timpânica (MT), com a instalação rápida de sinais e sintomas locais e sistêmicos, como febre, otalgia e dificuldade na sucção, principalmente de líquidos. As crianças manipulam muito a orelha e podem apresentar otorréia, irritabilidade, anorexia, vômitos e diarréia.

Os critérios de definição da OMA adotados pela AAP[5] e pela AAFP incluem:

- Início abrupto dos sinais e dos sintomas.
- Presença de efusão na orelha média.
- Sinais e sintomas de inflamação da orelha média.

Além disso, outros elementos são importantes, como o abaulamento da MT, com mobilidade limitada ou mesmo ausente da membrana, a otorréia e a presença de nível ar/líquido visualizado através da MT, que pode estar opaca ou com eritema, resultando na interferência da atividade natural do sono[1].

Com a OMA, a MT fica abaulada enquanto a secreção purulenta, sob pressão, preenche a cavidade da orelha média. Com o decorrer da doença, a pressão diminui e a efusão da orelha média muda suas características, tornando-se serosa ou mucóide, conferindo uma coloração âmbar à MT. Esse estágio é mais comumente referido como otite média com efusão (OME). Mais tardiamente, com a progressão para a melhora, o ar entra na cavidade da orelha média e pode-se observar nível líquido por meio da MT. Finalmente, a efusão é reabsorvida ou drenada espontaneamente, podendo-se ver uma MT normal, translúcida. A transição de um desses estágios da otite média para o outro pode ocorrer em qualquer direção; provavelmente, a mais freqüente, de acordo com o que foi mencionado anteriormente, seja a mudança de OMA para OME. Entretanto, algumas vezes, a doença começa apenas como uma OME, em associação com uma infecção de via aérea superior (IVAS) e, a partir daí, progride para um quadro completo de OMA. Os sintomas podem melhorar ou piorar[6].

Dentre os fatores de risco mais importantes, estão as creches e as escolinhas, a suscetibilidade genética e o tabagismo domiciliar. Outros fatores de risco a serem considerados incluem: idade precoce do aparecimento da OMA, sexo masculino, aleitamento materno insuficiente, uso de chupetas, grupos raciais e étnicos selecionados (aborígenes australianos, nativos americanos e esquimós), poluição ambiental, doenças predisponentes do hospedeiro (fissura palatina, disfunção da tuba auditiva, deficiência de imunoglobulinas, doenças granulomatosas crônicas), etc[1].

O diagnóstico preciso e acurado no início do quadro é de fundamental importância. Um bom otoscópio com lâmpadas halógenas, espéculos de tamanho adequado ao diâmetro do conduto auditivo externo, limpeza e remoção de cera e possibilidade de uma otoscopia pneumática fazem parte deste contexto. Uma simples hiperemia da MT quando a criança estiver chorando leva a muitos diagnósticos errados de OMA. Deve-se lembrar que a otalgia é extremamente importante, porém não se pode confundir com a otalgia da otite externa das crianças que estão expostas à água de piscinas, a qual cursa sem febre, sem história pregressa de IVAS e com relação causa/efeito: a orelha da criança esteve em contato com água de praia ou piscinas, situação mais sazonal, ocorrendo, em geral, no verão. Já a OMA incide mais nos meses frios, na vigência ou na seqüência de uma IVAS e com febre[1].

A bacteriologia é familiar para a maioria dos leitores. O *Streptococcus pneumoniae* é o principal responsável pela etiologia das OMA na maior parte do mundo, com média de 30% dos casos. Bem próximo, em segundo lugar, encontra-se o *Haemophilus influenzae* (não-tipável), usualmente, beta-lactamase positivo, em cerca de 25%. A *Moraxella catarrhalis* é responsável por aproximadamente 12% dos casos. O *Streptococcus pyogenes* beta-hemolítico do grupo A (GAS) conta com uma pequena porcentagem apenas, ao redor de 2%. Finalmente, em muitos estudos microbiológicos de crianças com OMA, nenhum crescimento bacteriano foi reportado em cerca de 30% dos casos[7]. Um único estudo brasileiro realizado em crianças do Instituto da Criança do HC-FMUSP avaliou a bacteriologia de crianças com OMA, chegando a resultados similares[7].

Dos diversos fatores associados à maior incidência da OMA, o antecedente de infecção viral desempenha um dos papéis mais relevantes. Vírus respiratórios, como o vírus respiratório sincicial, parainfluenza vírus, Influenza A e B, enterovírus, rinovírus, adenovírus, metapneumovírus humano, são encontrados na OMA[8].

Muitas das IVAS predispõem as crianças a apresentar OMA. A possibilidade de uma etiologia viral das otites médias é favorável a uma história natural de resolução espontânea das mesmas, como será visto a seguir [9].

A história natural da OMA, por meio de estudos com meta-análise, comprovou que a resolução espontânea ocorre em mais de 80% dos casos, com melhora sem antibiótico. Uma publicação (*guideline*) de uma agência de pesquisa em qualidade em saúde (*U.S. Agency for Healthcare Research and Quality*)[2] confirmou que a resolução espontânea ocorre em mais de 80% das crianças, não havendo mais complicações que se seguem, caso houvesse continuidade na observação e no monitoramento de perto. Se não apresentarem melhora rapidamente, deve-se dar início ao tratamento com antibiótico. É a política dos 2 "W" (*wait and watch*), esperar e observar a evolução da otite média. Isso é válido para crianças com mais de 6 meses de idade, pois, antes deste período, crianças com diagnóstico de certeza de OMA deverão ser tratadas com antibiótico. O *guideline* também recomenda o uso dos antibióticos se o diagnóstico for incerto, mas a doença, "grave". Há a opção da observação nos casos "não graves". "Não grave" foi definido como otalgia leve e temperatura menor que 39°C, nas 24 horas precedentes. Quanto às crianças com mais de 2 anos, o *guideline* recomenda tratamento antibacteriano quando o diagnóstico for de certeza e a doença, severa, mas há a opção de observação no caso de a OMA não ser grave. Se o diagnóstico for incerto, mais uma vez, a opção de observação fica a critério médico.

Uma nova variável começa a ser introduzida: a bilateralidade da OMA. É diferente da OMA unilateral? Ou igual? Um estudo de meta-análise da Holanda, conduzido por Rovers, mostra que, em crianças com menos de 2 anos com OMA bilateral, a história natural da otite média também piora[10,11]. Mostrando que há um grande benefício do antibiótico. Nas crianças mais velhas, o quadro bilateral também é pior que os unilaterais[10]. Outro estudo recente de McCormick[12], no Texas, mostra o mesmo: uma diferença entre OMA bilateral e unilateral, com OMA bilateral ocorrendo em crianças mais jovens, quadro mais grave e com cultura bacteriana positiva, já que a OMA é uma doença diferente quando bilateral ou unilateral.

Da mesma forma que os autores anteriores, estudos de Leibovitz[13,14], de Israel, em uma análise secundária de outros estudos publicados anteriormente, mostram o mesmo: com OMA bilateral os sintomas são mais graves e a cultura da efusão da orelha média é mais freqüentemente positiva para patógenos. Portanto, hoje, admite-se que a bilateralidade seja um fator de gravidade na OMA.

Um estudo de McCormick[15], do Texas, compara resultados com antibiótico imediato e postergado, e não encontra muitas diferenças. Porém o mais interessante é que houve uma mudança na flora da nasofaringe das crianças após o antibiótico, além de haver mais pneumococos resistentes a várias drogas, à penicilina e, claro, mais efeitos adversos. Torna-se mais difícil tratar a OMA se forem utilizados antibióticos.

Caso a decisão for de dar antibiótico para tratar uma OMA, as recomendações da Academia de Pediatria dos Estados Unidos[5] são: se o paciente não tiver alergia à penicilina, poderá receber como primeira escolha a amoxicilina na dose habitual (40 a 50 mg/kg). Caso não apresente boa resposta em até 72 horas, a amoxicilina/clavulanato, a cefuroxima, o cefdinir e a cefpodoxima seriam opções. Com fracasso ao tratamento anterior, a cefriaxona intramuscular está indicada, com 1 dose diária, por 3 dias seguidos, ou então a clindamicina. Caso haja alergia à penicilina, um macrolídeo, como a azitromicina e a claritromicina, pode ser utilizado. Em caso de fracasso, a clindamicina deverá então ser considerada.

Não se deve esquecer dos antitérmicos/analgésicos, os quais, independente da alternativa escolhida (tratar ou não com antibiótico), deverão sempre ser administrados.

OTITE MÉDIA RECORRENTE

Por definição, a otite média é recorrente quando a criança apresentar três episódios nos últimos 6 meses ou quatro ou mais episódios nos últimos 12 meses.

Dentre os fatores de risco identificados que possam vir a ser modificados, encontram-se, como boas opções: encorajar a amamentação, evitar a fumaça de cigarro domiciliar, e desencorajar o uso de chupeta, se estiver sendo usada (há estudos holandeses que mostram mais otites médias nas crianças que usam chupetas[16]), evitar berçários e creches, pois, nestes ambientes, há muito mais casos de OMA. Outros fatores de risco que não podem ser modificados incluem a genética, pois ainda é impossível modificar o material genético do indivíduo[17].

Estudos de Casselbrant, em Pittsburgh, evidenciam que quase toda OMA tem a genética envolvida. Com estudos em gêmeos, a autora mostra que aproximadamente 75% das otites médias são causadas por fatores genéticos[17,18]. Portanto, a influência da genética na OMA é realmente muito grande. É maior que todos os outros fatores de risco combinados.

De acordo com Bluestone[1], a otite média é uma doença da tuba auditiva (TA). A TA da criança é curta, flexível e horizontal demais e não funciona bem. Esse é o problema. Se os pais não fumam e se as mães amamentam, ainda assim é possível a criança desenvolver uma otite média se houver uma disfunção da TA, bem como problema com material genético. Um estudo recente[18] compara as crianças com muitos episódios de OMA a controles com menos que dois episódios. Os resultados mostram diferenças nos fatores de necrose tumoral (TNF), nas interleucinas, etc., que são mais comuns nas crianças com OMR. São fatores que estão associados aos elementos genéticos.

Os biofilmes nas otites médias, de acordo com estudos de Hall-Stoodley[19], estavam presentes em orelhas médias sem efusão. Biofilmes são cooperativas complexas de microrganismos que contêm uma pluralidade bacteriana, embebidos dentro de uma matriz extracelular, com uma organização especial para adaptar-se a alterações e nuances ambientais. Algumas bactérias nos biofilmes são refratárias aos mecanismos de defesa do hospedeiro e à antibioticoterapia. Existe até mesmo uma diversidade genotípica e fenotípica que, ocorrendo no biofilme, poderá desafiar qualquer mecanismo de defesa do hospedeiro, bem como impedir a ação de fármacos. A presença de biofilmes mucosos nas OMR e nas OME, em crianças, poderia explicar a persistência da patologia crônica, em alguns casos, nos quais há necessidade de várias colocações de tubos de ventilação ou mesmo de tubos de longa permanência[19].

Na mucosa da orelha média, é provável, portanto, que o biofilme cause OMR. Estudos para a determinação microbiológica das efusões na OME têm demonstrado, por meio da cultura ou do *polymerase chain reaction* (PCR), resultados positivos para bactérias, entre 30 e 50%, e resultados negativos ao redor de 50%[1,6]. Suspeita-se que, nestas efusões com culturas negativas, possa haver outros tipos de microrganismos, como vírus, biofilmes, etc.

É possível evitar OMA com tubo de ventilação (TV)? Sim, mesmo quando não houver efusão na orelha média, quando a mesma estiver seca[6]. Como muitas das otites médias começam com quadros de resfriados comuns, com a pressão negativa na orelha média, toda a flora microbiológica da nasofaringe sobe e penetra na orelha média, através da TA, ocorrendo infecção secundária, bacteriana, e o desenvolvimento da OMA. Porém, com os TV, evita-se esse processo, uma vez que a pressão na orelha média será equilibrada. Com o TV, não há razão para que a flora microbiana da nasofaringe suba, pois não haverá diferença de pressão entre a orelha média e a nasofaringe. Os TV baixam a freqüência de OMR em cerca de 50%, segundo muitos estudos publicados[1,6].

Uma vantagem do TV é que ele pode ser um veículo para entregar medicamento na orelha média através de gotas óticas ou auriculares[6]. O tubo não serve apenas para ventilar, mas também para tratar com medicamento, pois a concentração de fármacos nas gotas óticas é aproximadamente mil vezes mais alta que a sistêmica, no caso, o antibiótico sistêmico[6]; por isso, é possível que as gotas penetrem nos biofilmes. Seria possível até eliminar as bactérias presentes no biofilme[6]. Outra vantagem é a quase ausência de risco de resistência; com o antibiótico tópico na orelha média, não há problema de resistência das bactérias e, como a absorção sistêmica é mínima e a concentração do fármaco alta, no local da infecção, esta limita a emergência de cepas bacterianas resistentes[6].

Há um outro grupo de crianças que necessitam da colocação dos TV[20] e se beneficiam com eles: são crianças que têm efusão persistente ou intermitente unilateral (poucas têm efusão crônica bilateral). Possuem alterações e retardo do desenvolvimento, com alterações da morfologia facial, perda auditiva de base, alteração visual, variações do espectro do autismo e paralisia cerebral[21]. Este grupo de crianças será melhor discutido no capítulo que se refere a crianças portadoras de OME.

Com o advento da introdução da vacina 7-valente pneumocócica conjugada (PCV7), que contém sete sorotipos do pneumococo (4, 6B, 9V, 14, 18C, 19F, 23F), conjugados com um mutante da toxina diftérica – a proteína CRM197–, houve uma redução em mais de 95% na incidência de doenças pneumocócicas invasivas (DPI) em crianças com menos de 5 anos. As DPI (meningite, sepse e pneumonia bacterêmica) apresentam altas taxas de letalidade e seqüelas; por esse motivo, a Sociedade Brasileira de Pediatria recomenda a vacina PCV7 para todas as crianças com idade entre 2 e 60 meses[22].

O principal papel da vacina PCV7 é a prevenção das DPI, não havendo dúvidas sobre a eficácia na sua diminuição de incidência[23], porém ocorreu, na nasofaringe (NF) dessas crianças vacinadas, o fenômeno da substituição por outros sorotipos de pneumococo não-vacinais e a presença de um maior número de *Haemophilus influenzae* não-tipável como causadores da OMA[23-29]. Em abril de 2007, foi relatado no *Journal of the American Medical Association* (JAMA) que o pneumococo sorotipo 19A (que não se encontra na PCV7), resistente a todos os antibióticos aprovados para as crianças, foi isolado de pacientes com OMA, que haviam recebido a PCV7[30]. O aumento da prevalência de cepas de pneumococos resistentes à penicilina resultou, inclusive, na necessidade de aumentar a concentração inibitória mínima (CIM) para este organismo. A vacinação e o uso de antibióticos abusivos contribuíram para a substituição dos sorotipos por sorotipos não-vacinais.

Estão sendo avaliadas novas vacinas com cobertura maior de sorotipos do pneumococo, bem como a do *Haemophilus influenzae* não-tipável, a fim de proporcionar proteção adicional para as doenças pneumocócicas tanto suscetíveis aos antibióticos quanto resistentes a eles. Dentro de pouco tempo, será introduzida uma nova vacina, composta por dez sorotipos de pneumococo conjugados à proteína D derivada do *Haemophilus influenzae* não-tipável (PC10-D). Em estudo realizado com esta nova vacina, seu maior benefício foi a redução em 35,3% (IC95%: 1,8 a 57,4) na taxa de otite causada por *H. influenzae* não-tipáveis[31].

Vale a pena lembrar que o *Haemophilus influenzae* não-tipável é uma causa freqüente de otite média complicada em crianças pequenas, em termos de episódios recorrentes e falhas terapêuticas[12,13,32,33].

Outra vacina importante é a vacina contra influenza, capaz de reduzir em 30 a 50% a incidência de OMA e proteger contra pneumonia e outras complicações acarretadas pelo vírus, sendo indicada para todas as crianças com mais de 6 meses de idade, de preferência, no outono, antes do início da temporada de influenza[9].

Em estudo recentemente publicado[34], em que foram incluídas 579 crianças com idade entre 18 e 72 meses com história de infecções respiratórias recorrentes, duas doses da vacina de influenza reduziram a taxa de incidência de infecção respiratória em 13 a 24%, a taxa de influenza confirmada por PCR em 50% e os episódios de OMA em 57 a 71%, benefícios esses observados na época de maior circulação deste vírus.

Assim, as vacinas têm sido e continuam sendo uma abordagem para a diminuição do impacto dos microrganismos antibiótico-resistentes em face do desenvolvimento reduzido de novos antibióticos. Se ambas as vacinas (PC10-D e da influenza) forem incluídas no calendário básico de imunização, os benefícios para a comunidade serão muito maiores, devido à imunidade coletiva e ao impacto na redução do uso de antimicrobianos. Portanto, a vacinação contra as causas bacterianas agudas da otite média, associada à vacina da influenza e ao uso adequado de antibióticos, oferece uma opção de abordagem para reduzir sensivelmente o impacto humano, médico e econômico além da otite média e de suas potenciais complicações.

CONCLUSÕES

Otite Média Aguda

Para se ter certeza do diagnóstico, uma boa otoscopia é imprescindível para o exame da MT.

Crianças com menos de 6 meses apresentando OMA e com menos de 2 anos com OMA bilateral deverão ser tratadas com antibiótico; as crianças entre 6 e 24 meses, com OMA unilateral e as maiores de 2 anos podem ser monitoradas por meio dos dois "W" (*wait and watch*), com o seguimento assegurado, para então ser tomada a decisão de dar ou não antibiótico, conforme sua evolução.

Sobre o uso de antibiótico, a primeira escolha continua sendo a amoxicilina na dose habitual (40 a 50 mg/kg), e, depois, a amoxicilina/clavulanato, a cefuroxima, a ceftriaxona e a clindamicina (esta última em caso de fracasso total terapêutico com os antimicrobianos anteriores). Para alérgicos à penicilina, deve-se considerar um macrolídeo.

Otite Média Recorrente

O material genético e a disfunção da tuba auditiva são os fatores mais importantes nas OMR. Isto deverá ser explicado aos pais "ansiosos" que "cobram" dos especialistas o porquê da recorrência dessas infecções.

A colocação dos tubos de ventilação oferece uma alternativa interessante para não se administrar tantos antibióticos para o tratamento de inúmeros e recalcitrantes episódios desta infecção.

A possibilidade da introdução de novas vacinas que contemplam não somente uma maior variedade de cepas de pneumococo, mas também conjugada ao *Haemophilus influenzae* não-tipável e à vacina contra influenza, fará parte integrante da prevenção das OMR na infância.

REFERÊNCIAS BIBLIOGRÁFICAS

1. Bluestone CD, Klein JO. Otitis media in infants and children. 4th ed. Hamilton (ON): BC Decker Inc.; 2007. p.73-94.
2. Marcy M, Takata G, Chan LS, Shekelle P, Mason W, Wachsman L, Ernst R, et al. Management of acute otitis media. Evid Rep Technol Assess (Summ). 2000;15:1-4.
3. Cripps AW, Otczyka DC, Kydb JM. Bacterial otitis media: a vaccine preventable disease? Vaccine. 2005;23(17-18):2304-10.

4. Bricks LF, Berezin E. Impact of pneumococcal conjugate vaccine on the prevention of invasive pneumococcal diseases. J Pediatr. 2006;82(3 Suppl):S67-74.
5. American Academy of Pediatrics. Diagnosis and management of acute otitis media. Pediatrics. 2004;113(5):1451-65.
6. Rosenfeld R. Otite média: considerações gerais. In. Sih T. VII Manual da IAPO de Otorrinopediatria. São Paulo: Vida e Consciência; 2008. p.195-204.
7. Sih T. Acute otitis media in Brazilian children: analysis of microbiology and antimicrobial susceptibility. Ann Otol Rhinol Laryngol. 2001;110(7Pt1):662-6.
8. Williams JV, Tollefson SJ, Nair S, Chonmaitree T. Association of human metapneumovirus with acute otitis media. Int J Pediatr Otorhinolaringol. 2006;70(7):1189-93.
9. Bricks L. Vacinas na prevenção das otites. In: Sih T. VII Manual da IAPO de Otorrinopediatria. São Paulo: Vida e Consciência; 2008. p.108-10.
10. Rovers MM, Glasziou P, Appelman CL, Burke P, McCormeck DP, Damoisenaux RA, et al. Predictors of pain and/or fever at 3 to 7 days for children with acute otitis media not treated initially with antibiotics: a meta-analysis of individual patient data. Pediatrics. 2007;119(3):579-85.
11. Rovers MM. The burden of otitis media. In: Sih T. VII th IAPO Manual of Pediatric Otorhinolaryngology. São Paulo: Vida e Consciência; 2008. p.190-4.
12. McCormick DP, Chandler SM, Chonmaitree T. Laterality of acute otitis media: different clinical and microbiologic characteristics. Pediatr Infect Dis J. 2007;26(7):583-8.
13. Leibovitz E, Asher E, Piglansky L, Givon-Lavi N, Satron R, Raiz S, Slovik Y, et al. Is bilateral acute otitis media clinically different than unilateral acute otitis media? Pediatr Infect Dis J. 2007;26(7):589-92.
14. Leibovitz E. Difficult-to-treat (complicated, recalcitrant) acute otitis media: Microbiologic implications and prevention by vaccination. In: Sih T. VII th IAPO Manual of Pediatric Otorhinolaryngology. São Paulo: Vida e Consciência; 2008. p.186-9.
15. McCormick DP, Chonmaitree T, Pittman C, et al. Nonsevere acute otitis media: a clinical trial comparing outcomes of watchful waiting versus immediate antibiotic treatment. Pediatrics. 2005;115:1455-65.
16. Niemelä M, Pihakari O, Pokka T, Uhari M. Pacifier as a risk factor for acute otitis media: a randomized, controlled trial of parental counseling. Pediatrics. 2000;106:483-8.
17. Casselbrant ML, Mandel EM, Rockette HE, Hendley JO, Doyle WJ, et al. The genetic component of middle ear disease in the first 5 years of life. Arch Otolaryngol Head Neck Surg. 2004;130:273-8.
18. Casselbrant ML, Mandel EM. Genetic Susceptibility to Otitis Media. In: Sih T. VII th IAPO Manual of Pediatric Otorhinolaryngology. São Paulo: Vida e Consciência; 2008. p.170-3.
19. Hall-Stoodley L, Hu FZ, Gieseke A, Nistico L, Ngygen D, Hayes J, et al. Direct detection of bacterial biofilms on the middle-ear mucosa of children with chronic otitis media. JAMA. 2006;296(11):202-11.
20. Rosenfeld RM, Culpepper L, Doyle KJ, Grundfast KM, Hoberman A, Kenna MA, et al. Clinical practice guideline: otitis media with effusion. Otolaryngol Head Neck Surg. 2004;130(5 Suppl):S95-S118.
21. Rosenfeld RM, Jang D, Tarashansky K. Tympanostomy tube outcomes in children at-risk and not-at-risk for developmental delays. St. Pete Beach, Flórida: 9th International Symposium on Recent Advances in Otitis Media; 2007.
22. Bricks LF, Berezin E. Impact of pneumococcal conjugate vaccine on the prevention of invasive pneumococcal diseases. J Pediatr. 2006;82(3 Suppl):S67-74.
23. Black S, Shinefield H. Safety and efficacy of the seven-valent pneumococcal conjugate vaccine: evidence from Northern California. Eur J Pediatr. 2002;161(Suppl 2):S127-31.

24. Kilpi T, Ahman H, Jokinen J, Lankinen KS, Palmu A, Savolainen H, et al. Protective efficacy of a second pneumococcal conjugate vaccine against pneumococcal acute otitis media in infants and children: randomized, controlled trial of a 7-valent pneumococcal polysaccharide-meningococcal outer membrane protein complex conjugate vaccine in 1666 children. Clin Infect Dis. 2003;37(9): 1155-64.
25. Straetemans M, Palmu A, Auranen K, Zielhuis GA, Kilpi T. The effect of a pneumococcal conjugate vaccine on the risk of otitis media with effusion at 7 and 24 months of age. Int J Pediatr Otorhinolaryngol. 2003;67(11):1235-42.
26. Fireman B, Black SB, Shinefield HR, Lee J, Lewis E, Ray P. Impact of the pneumococcal conjugate vaccine on otitis media. Pediatr Infect Dis J. 2003;22(1):10-6.
27. Palmu AA, Verho J, Jokinen J, Karma P, Kilpi TM. The seven-valent pneumococcal conjugate vaccine reduces tympanostomy tube placement in children. Pediatr Infect Dis J. 2004;23(8):732-8.
28. van Heerbeek N, Straetemans M, Wiertsema SP, Ingels KJ, Rijkers GT, Schilder AG, et al. Effect of combined pneumococcal conjugate and polysaccharide vaccination on recurrent otitis media with effusion. Pediatrics. 2006;117(3):603-8.
29. Veenhoven R, Bogaert D, Uiterwaal C, Brouwer C, Kiezebrink H, Bruin J, et al. Effect of conjugate pneumococcal vaccine followed by polysaccharide pneumococcal vaccine on recurrent acute otitis media: a randomised study. Lancet. 2003;361(9376):2189-95.
30. Singleton RJ, Hennessy TW, Bulkow LR, Hammit LL, Zulz T, Hurburt DA, et al. Invasive pneumococcal disease caused by nonvaccine serotypes among Alaska native children with high levels of 7-valent pneumococcal conjugate vaccine coverage. JAMA. 2007;297(16):1784-92.
31. Prymula R, Peeters P, Chrobok V, Kriz P, Novakova E, Kaliskova E, et al. Pneumococcal capsular polysaccharides conjugated to protein D for prevention of acute otitis media caused by both *Streptococcus pneumoniae* and non-typable *Haemophilus influenzae*: a randomised double-blind efficacy study. Lancet. 2006;367(9512):740-8.
32. Leibovitz E, Jacobs MR, Dagan R. *Haemophilus influenzae* a significant pathogen in acute otitis media. Pediatr Infect Dis J. 2004;23(12):1142-55.
33. Murphy TF. Respiratory Infections caused by non-typeable *Haemophilus influenzae*. Curr Opin Infect Dis. 2003;16(2):129-34.
34. Jansen AG, Sanders EA, Hoes AW, van Loon AM, Hak E. Effects of Influenza plus pneumococcal conjugate vaccination versus Influenza vaccination alone in preventing respiratory tract infections in children: a randomized, double-blind, placebo-controlled trial. J Pediatr. 2008; 153(6): 764-70.

5 Otite média secretora

Silvio Antonio Monteiro Marone

Após ler este capítulo, você estará apto a:

1. Identificar a otite média secretora e suas conseqüências.
2. Tratar adequadamente os casos de otite média secretora.

INTRODUÇÃO

A otite média secretora (OMS) caracteriza-se pela presença, na orelha média, de secreção do tipo seroso ou mucoso, sem perfuração da membrana timpânica ou sinais de infecção aguda por um período de 3 meses[4,5]. Essa afecção geralmente determina hipoacusia condutiva e, ocasionalmente, disacusia – mista ou neurossensorial[11] e comprometimento orgânico – retrações da membrana timpânica, atelectasias da membrana timpânica e perfurações ou formação de pré-colesteatoma[5].

A OMS é uma doença freqüente na infância, na idade pré-escolar e escolar; idades de capital importância na aquisição da linguagem falada, escrita e no processamento auditivo. O principal sintoma da OMS é a diminuição da audição que, quando ocorre nesses períodos da vida da criança, compromete a aquisição e o desenvolvimento da linguagem, acarretando conseqüente mau aproveitamento escolar e repercussão social negativa[5,8].

EPIDEMIOLOGIA

Os quadros infecciosos da orelha média e OMS são as queixas mais comuns em consultas nos Estados Unidos, com maior incidência por volta dos 2 aos 4 anos. No entanto, a sua real incidência é de difícil determinação por ser, na maioria das vezes, assintomática, e apresentar, inclusive, resolução espontânea[7].

Os fatores de risco que determinam as otites médias são similares, e o seu reconhecimento pode auxiliar na determinação da intervenção que visa à redução de sua incidência[3-5]. São eles:

- Idade: crianças que apresentam o primeiro episódio de otite média aguda (OMA) antes dos 6 meses constituem fator preditivo para a recorrência da OMA. Crianças que desenvolvem o primeiro episódio de OMS antes dos 2 meses apresentam maior risco de OMS.
- Gênero: o sexo masculino é um fator de risco independente.
- Creches: a exposição e o contato com outras crianças aumenta o risco de OMA e, conseqüentemente, de OMS.
- Aleitamento artificial: o aleitamento materno até o 6º mês diminui a incidência de OMA por imunidade passiva; já o aleitamento artificial não confere imunidade à criança e ainda favorece a ocorrência de refluxo da nasofaringe para a orelha média, por causa da posição de amamentação.
- Anormalidades crânio-faciais: fenda palatina, síndrome de Down, Treacher Collins e Pierre Robin apresentam anormalidades anatômicas e fisiológicas da tuba auditiva e, conseqüentemente, maior incidência de OMA recorrente e OMS[3,9].
- Sazonalidade: nas estações frias, ocorre maior incidência de infecções da vias aéreas superiores e, conseqüentemente, OMA e OMS.
- Fumo passivo, etnia e uso de chupetas apresentam resultados conflitantes na literatura.

ETIOPATOGENIA

A etiogênese da OMS é multifatorial: disfunções tubárias que causam hipoventilação e distúrbio de drenagem de secreções da orelha média, bem como inflamação pós-infecciosa da mucosa da orelha média.

Tanto a hipertrofia adenoideana quanto sua infecção são causas mecânicas de bloqueio e contaminação da tuba na infância, sendo, nos adultos, a patologia expansiva de rinofaringe. Dessa maneira, cria-se pressão negativa intratimpânica, com conseqüente retração da membrana timpânica, ocasionando a formação de transudato a partir dos capilares sangüíneos. A viscosidade das secreções depende da reabsorção de água. O processo inflamatório de rinofaringe leva a edema dos óstios tubáreos, com potencial para causar quadros de otites de repetição e otite média com efusão[3,4,12,13]. Bases fisiopatológicas que suportam a relação causal entre refluxo laringo faríngeo (RFL) e desordens tubo-timpânicas não estão totalmente esclarecidas, e é possível que o principal mecanismo envolvido seja a inflamação nasofaríngea, obstruindo a tuba auditiva. A pesquisa de pepsinogênio e pepsina esteve presente em 77% das 36 crianças com OMS, entretanto, sem manifestações clínicas de RLF. Outro trabalho, realizado em 2008[1], em um grupo de estudo de 509 pacientes infantis com OMS ou OMR que foram submetidos à colocação de tubo de ventilação (TV) refere a presença de pepsinogênio em 20 % das efusões de otite secretora. Crianças < 1 ano têm alta incidência de efusões purulentas e efusões com presença de pepsina. O nível de pepsinogênio na efusão diminuiu após tratamento com inibidores da bomba de prótons. Outro trabalho[6] refere que o número de seqüelas em orelha média e o comprometimento auditivo em crianças com OMS é significativamente maior no grupo de crianças com RFL. Entretanto, apesar da relação entre RLF e otite média ser estudada há décadas, os resultados ainda são conflitantes. Neste mesmo trabalho, nesta casuística, os autores não evidenciaram relações com alergia e asma[1,6,9,13,16].

A presença de bactérias nos fluidos das OMS é bastante variável, sendo da ordem de 20 a 40% quando pesquisados pelos métodos de cultura e antibiograma, constituído principalmente por *Haemophylus influenzae, Streptococcus pneumoniae* e *Maraxela catarrhalis.* Utilizando-se a metodologia de pesquisa pelo PCR, essa cifra de positividade bacteriana ascende 75% nessas efusões[15]. A presença do *Alloicococcus otiditis,* bactéria gram-positiva e aeróbica, é constatada em cerca de 52% das efusões, inclusive nas culturas negativas pelo método de cultura. Esse fato é explicado pela maior sensibilidade do método e pelo tempo que a bactéria permanece agregada à mucosa da orelha média (biofilme), diferentemente das bactérias que flutuam livremente na efusão. Esse fato pode justificar a dificuldade no tratamento com antibiótico[2-4,15].

O derrame na orelha média da OMS é composto de células epiteliais necrosadas, leucócitos, bactérias vivas e mortas, proteínas e muco. As má-formações craniofaciais, sobretudo a fenda palatina, deixam em contato direto a cavidade nasal e a orofaríngea com o orifício tubário. A disfunção tubária inerente nesses doentes os faz constituírem uma população de risco para o desenvolvimento de OMS. Outro fator importante na etiologia é a hipotonia da musculatura da boca, da língua e da faringe. Crianças com deglutição atípica devem ser cuidadosamente consideradas como população de risco para a aquisição de OMS[3,9].

QUADRO CLÍNICO

As crianças são muito pequenas para relatar a perda de audição, de tal forma que esse sintoma é percebido, na maioria das vezes, pelos pais (desatenção, perguntar várias vezes, ouvir TV em volume alto) e pelos professores (desatenção, desinteresse, mau aproveitamento escolar). A OMS, então, pode permanecer latente e não diagnosticada por vários meses. Por outro lado, adolescentes e adultos acometidos de OMS referem ouvido bloqueado, plenitude auricular, desconforto otológico, sensação de líquido no ouvido e audição que se altera com a mudança da posição da cabeça (flutuante).

A OMS apresenta-se, na maioria das vezes, bilateralmente nas crianças e unilateralmente nos adultos. Via de regra, não produz dor ou febre, a não ser nos casos agudos como o barotrauma. Geralmente, por obstrução das vias aéreas superiores (hipertrofia das adenóides ou amígdalas), a família refere que a criança é roncadora e respiradora oral[3,9,10].

DIAGNÓSTICO

Exame Clínico

À inspeção da face, nota-se geralmente crianças com fácies adenoideana (boca entreaberta, respiração oral, protusão da língua para fora da cavidade oral, sialorréia e desatenção[3-5]).

Orofaringoscopia

Pode-se notar palato ogival, protusão da arcada dentária superior e, não raramente, hipertrofia das amígdalas. À rinoscopia anterior, pode-se notar conchas nasais (cornetos) edemaciados. À vídeo-fibronasofaringolaringoscopia (VFNFL), nota-se hipertrofia das adenóides, geralmente obstruindo a luz dos torus tubários situados nas paredes laterais da nasofaringe. O raio X de cavum pode ser solicitado quando não for possível a realização da VFNFL. Estudos demonstram maior sensibilidade desse exame em relação ao raio X do cavum, principalmente em relação à obstrução dos torus tubário pelas adenóides hipertrofiadas[3-5].

Otoscopia

Na maioria das vezes, a membrana timpânica perde sua translucidez, apresentando-se mais opaca, sem brilho, dando a impressão de plenitude do ouvido médio. A trama vascular está aumentada muitas vezes, excedendo sobre a porção adjacente ao conduto externo. O acúmulo de secreções no ouvido médio pode ser notado pelo nível líquido visto pela translucidez da membrana timpânica. Muitas vezes, as secreções misturam-se com ar, tornando visíveis bolhas no interior da caixa. Dependendo da viscosidade do fluido, pode-se verificar que o nível líquido permanece na linha horizontal, mesmo com a mudança de posição da cabeça, à semelhança de uma régua de nível dos construtores. Abaulamentos da membrana timpânica podem ser notados nos casos de aquisição recente da OMS. Por outro lado, retração, atrofia e diminuição de espessura da membrana timpânica podem ser observadas nos casos em que a OMS persiste por longo tempo ou que tenha apresentado algumas recidivas. A retração, no seu maior grau de intensidade, constitui a atelectasia da membrana timpânica. É considerada como conseqüência de disfunção tubária prolongada[3].

Avaliação audiológica

A audiometria tonal limiar revelará uma hipoacusia de condução em média de 25 a 40 dB. A OMS pode agravar ou piorar uma disacusia de percepção preexistente ou ainda determinar disacusia mista ou perceptiva. Nesses casos, quando não for possível a avaliação da audição pelos métodos subjetivos, é indicada a avaliação pelos métodos objetivos (Potenciais Elétricos Auditivos Evocados do Tronco Encefálico – PEATE). Em todos os casos, deve-se completar o exame audiométrico por meio da imitanciometria. As curvas do tipo B são características da presença de efusão na orelha média. O reflexo estapediano deve estar abolido quando houver efusão[3,5,8,10].

EVOLUÇÃO DA OMS

As crianças são as mais atingidas, mas, felizmente, com a evolução da idade, a maturidade imunológica completa-se, e essas crianças não são mais vulneráveis a infecções das vias aéreas superiores nem à OMA e/ou OMS. A disfunção tubária, importante fator etiológico das OMS, também tende a se normalizar com a idade. Entretanto, algumas crianças que apresentam OMS podem manter o mesmo quadro em idades maiores. Essas crianças, que apresentam OMS mais prolongada, podem evoluir para atelectasia do ouvido médio e bolsas de retração do quadrante póstero-superior da membrana timpânica com formação de tecido de granulação – que fazem suspeitar de uma possível complicação. A maioria dos casos de OMS apresenta tendência à cura, que dura semanas a meses. É necessário o controle clínico, audiométrico e/ou imitanciométrico para se acompanhar a evolução favorável ou não da OMS[3,4].

TRATAMENTO

Tratamento Clínico

As secreções da OMS são resultantes do processo inflamatório pós-infeccioso. Em trabalhos recentes[14], foi relatada a presença de bactérias patogênicas em 25% das secreções do ouvido médio com OMS. As bactérias encontradas foram: *H. influenzae* (15 a 43%), *B. catarrhalis* (9 a 24%), *S. pneumoniae* (17 a 75%), *S. aureus* (7 a 35%), *S. piogenes* (3%), culturas mistas (7%) e raras bactérias anaeróbias. Vírus respiratórios também foram encontrados. A amoxacilina, amoxacilina com ácido clavulâmico, as cefalosporinas e os macrolídeos são agentes antimicrobianos indicados. As doses devem ser terapêuticas, seguidas após 1 mês de nova avaliação clínica e audiológica.

O corticosteróide em associação com antibióticos parece ser benéfico no sentido da resolução da secreção da OMS. Seu uso por um período de 7 a 10 dias, na maioria das vezes, não necessita de dose decrescente[3-5].

Tratamento Cirúrgico

Quando o tratamento clínico não surte efeito satisfatório na resolução da efusão e no conseqüente restabelecimento da audição, de enorme importância nesta faixa etária, deve-se atentar para alguns dos fatores determinantes para a indicação de tratamento cirúrgico da OMS:

- Presença de efusão em ambas as orelhas.
- Idade menor que 2 anos.
- Hipoacusia persistente e bilateral.
- Linguagem alterada.
- Alterações estruturais da membrana timpânica, (retrações, da membrana tim pânica).
- Má-tolerância à antibióticos.
- Presença de malformação crânio-facial (fenda palatina).

A miringotomia com aspiração da efusão do ouvido médio é o procedimento mais indicado, no sentido de restabelecer a audição de imediato. Porém, a incisão se fecha por um período de algumas horas nas crianças e, em razão da existência da metaplasia da mucosa do ouvido médio, forma-se novamente secreção e a surdez reaparece. A instalação de tubos de ventilação tem por finalidade evitar a cicatrização da miringotomia, promover aeração prolongada das cavidades do ouvido médio, drenar as secreções que porventura possam ser formadas e restabelecer o funcionamento da tuba auditiva. Nos casos de secreção muito viscosa, não é necessária a sua total aspiração. A coleta da secreção para posterior estudo bacteriológico é aconselhável[3-5].

Adenoidectomia e Amigdalectomia

A hipertrofia adenoideana é o fator extrínseco obstrutivo mais freqüente na infância, responsável pela hipoventilação e pela má drenagem das secreções do ouvido médio. A infecção clínica do tecido adenoideano favorece a contaminação da cavidade timpânica. As adenóides e as amídalas fazem parte do anel linfático de Waldeyer. Infecções clínicas das amídalas e hipertrofias amidalianas constituem fator locorregional na etiopatogênese da OMS. É excepcional que somente a adenoidectomia resolva o processo da OMS. Assim, desde que haja indicação de instalação de tubos de ventilação numa criança com OMS e adenóides hipertrofiadas e/ou infectadas, é recomendada a adenoidectomia no mesmo ato cirúrgico da timpanostomia. O conceito é semelhante em relação à amidalectomia. Crianças com OMS e que apresentem amídalas cronicamente infectadas ou hipertrofiadas se beneficiarão da amidalectomia[3-5]. A conduta nos casos de OMS está apresentada na Figura 5.1[5].

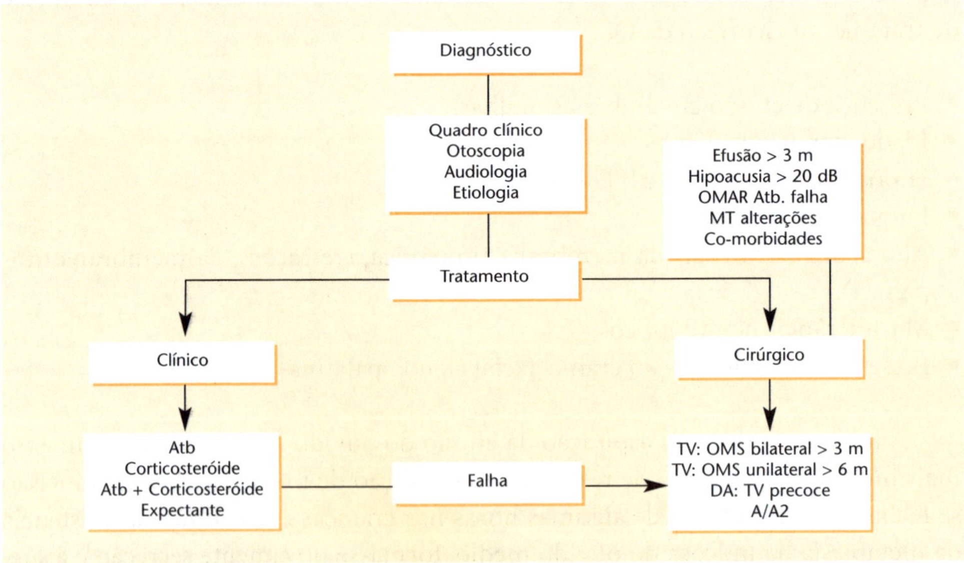

Figura 5.1 Algoritmo de conduta em casos de otite média secretora. TV: tubo de ventilação; DA: deficiência auditiva; A: adenoidectomia; A2: amidgalectomia com adenoidectomia; OMAR: otite média aguda recorrente; OMS: otite média secretora; Atb: antibiótico.

CONCLUSÕES

A OMS é bastante prevalente em crianças na faixa etária dos 2 aos 4 anos. É uma doença potencialmente capaz de determinar alterações estruturais da orelha média, como retração, atelectasia e/ou perfuração da membrana timpânica, formação de pré-colesteatoma e colesteatoma, como também alterações funcionais, como hipoacusia condutiva e disacusia neuro-sensorial. As perdas auditivas que ocorrem nessa faixa etária são extremamente prejudiciais à criança, pela importância da aquisição da linguagem, pelo comprometimento social e pelo desenvolvimento intelectual. O correto e precoce diagnóstico e tratamento da OMS, na grande maioria das vezes, reverte essas alterações, evitando, assim, os feitos deletérios nessas crianças.

REFERÊNCIAS BIBLIOGRÁFICAS

1. Abd El-Fattah AM, Abdul Maksoud GA, Raman AS, Abdalla AF, Abdul Aziz MM. Pepsin assay: a marker for reflux in pediatric glue ear. Otolaryngol Head Neck Surg. 2007;136(3):467-70.
2. Harimaya A, Takada R, Hendolin PH, Fuji N, Ylikoshi J, Himi T. High incidence of Alloiococcus otitidis in children with otitis media, despite treatment with antibiotics. J Clin Microbiol. 2006;44(3);946-9.
3. Bento RF, Miniti A, Marone SAM. Patologia inflamatória do osso temporal. Otites média aguda, secretora e crônica. Tratado de Otologia. EDUSP, Fundação Otorrinolaringologia. São Paulo: Fapesp; 1998.
4. Bluestone CD, et al. Recent advances in otitis media. Annals Otol Rhinol Laryngol. 2002; 188:8-18.
5. Consenso sobre Otites média. Rev Bras Otorrionolaringol.1999; 65(1 supl):5-9.
6. Crapko M, et al. Role of extra-esophageal reflux in chronic otitis media with effusion. Laryngoscope. 2007;117(8):1419-23.
7. Dally KA et al. Epidemiology of otitis media onset by six months of age. Pediatrics. 1999;103(6Pt1):1158-66.
8. Ferreira MS, Almeida K, Atherino CCT. Limiares de audibilidade em altas freqüências em crianças com história de otite média secretora bilateral. Rev Bras Otorrinolaringol. 2007;73(4):231-8.
9. Di Francesco R, et al. Cranial facial morphology and otites media with effusion in children. Int Pediatr Otorhinol. 2008;72:1151-8.
10. Fillizzola W. Níveis séricos de imunoglobulinas IgA, IgM, IgG e subclasses de IgG, avaliação alergológica e possíveis fatores de risco em crianças com amigdalite aguda de repetição. [Tese]. São Paulo: Escola Paulista de Medicina – UNIFESP; 1996.
11. Marone SAM, Bento RF, Miniti A. Disacusia neuro sensorial em otite media secretora. Rev Bras Otorrinolaringol. 1993;59:194-6.
12. Marone SAM. Qual a importância da alergia? Rev Arquiv Internac Otorrinolaringol. 1999; 3(2):90-2.
13. Marseglia GL, et al. Increased risk of otitis media with effusion in allergic children presenting with adenoiditis. Otolaringol Head Neck Surg. 2008; 138:572-5.
14. Pereira MBR, Rotta D, Costa Selaimen S. Seqüelas de tubos de ventilação em crianças com otite média com efusão: um seguimento de três anos. Rev Bras Otorrinolaringol. 2005;71(4):415-20.
15. Pereira MBR, et al. Prevalência elevada do Alloiococcus otitidis na otite media com efusão através do PCR simultanea. Rev Bras Otorrinolaringol. 2004;70(2):217-27.
16. Tasker A, et al. Refluxo of gastric juice and glue ear in children. Lancet. 2002;359(9305):493.

6 Otites médias crônicas

Robinson Koji Tsuji

Após ler este capítulo, você estará apto a:

1. Diagnosticar a otite média crônica.
2. Reconhecer as diferenças entre os diversos tipos de otites médias crônicas.
3. Indicar os exames complementares ideais para cada tipo de otite média crônica.

INTRODUÇÃO

A otite média crônica (OMC) pode ser definida como um processo inflamatório da mucosa da orelha média com duração superior a 3 meses, podendo acometer cavidades anexas, como a tuba auditiva e as células da mastóide[1].

Ao contrário da otite média aguda (OMA), na qual o processo inflamatório se desenvolve rapidamente e a resolução ocorre de forma rápida e completa; a OMC geralmente está associada a quadros mais insidiosos, persistentes e destrutivos. Essas características conferem à OMC uma agressividade maior, que se traduz clinicamente por uma série de complicações e seqüelas anatômicas e funcionais[1].

PATOGÊNESE

Em quadros mais agressivos de OMA e não tratados adequadamente, pode haver perfuração da membrana timpânica com drenagem da secreção acumulada na orelha média (supuração). Quando não ocorre fechamento espontâneo da membrana timpânica após 3 meses, caracteriza-se uma evolução para OMC. A presença da perfuração da membrana timpânica (MT) significa uma alteração persistente na fisiologia da orelha média. A incapacidade de o organismo reestabelecer a fisiologia normal da orelha média e o conseqüente fechamento espontâneo da MT decorrem de vários fatores, com destaque para o fator tubário, considerado o principal deles[2-5]. Também pode ocorrer secundariamente uma perfuração traumática da MT.

Fisiologia da Tuba Auditiva

O fator tubário é um dos mais importantes na manutenção do quadro de OMC[5].

A ventilação e o *clearance* do ouvido médio são as duas funções mais importantes da tuba. A ventilação processa-se quando, ao deglutir, mastigar e engolir, ocorre abertura da luz tubária, provocando uma equalização das pressões atmosférica e intratimpânica. Em relação à drenagem, dois mecanismos estão envolvidos: o trabalho ciliar e o muscular[5].

As contrações repetidas do músculo tensor do véu palatino produzem uma ação semelhante ao bombeamento, drenando os fluidos no ouvido médio, especialmente os de baixa viscosidade. Quando a viscosidade se eleva, o papel ciliar aumenta de importância, havendo, portanto, necessidade da combinação desses mecanismos para uma drenagem global eficaz[5].

Na disfunção tubária (tuba fechada), a pressão no ouvido médio torna-se negativa (com tímpano íntegro), havendo acúmulo de secreção na caixa, alteração da pressão (p) parcial dos gases no ouvido médio (O_2, CO_2 e N_2) e do pH. A pO_2 do ar contido no ouvido médio é inferior à pressão do ar ambiente. Não ocorrendo a abertura da tuba para equalização dessa pressão, o ar contido na caixa permanece com pO_2 diminuída e pCO_2 aumentada e, apesar de a mucosa normal equilibrar rapidamente o pO_2, este aumento de pCO_2 na caixa pode levar a alterações da mucosa (hiperplasia secretora, metaplasia, eliminação enzimática e tóxica e paralisia ciliar). Isso explica a presença de anaeróbios, principalmente em pacientes com colesteatoma[5].

A pressão negativa no ouvido médio pode também provocar alterações da MT, como retração (atelectasia ou otite adesiva) ou perfuração[5].

MANIFESTAÇÕES CLÍNICAS

Existem quatro tipos de OMC que se diferenciam entre si pela apresentação clínica e pela etiopatogenia. Em comum, apresentam perfuração de MT e graus variáveis de perda auditiva do tipo condutivo[1,6]. São classificados em:

- OMC simples.
- OMC supurativa.
- OMC colesteatomatosa.
- OMC tuberculosa.

Otite Média Crônica Simples

Esta é a forma mais comum de OMC, em que ocorre uma inflamação crônica da orelha média, associada com episódios de otorréia, nos quais as alterações da mucosa da orelha média e da mastóide não são permanentes. Em geral, os sintomas são leves e com longos períodos de remissão (mais de 2 meses entre as crises).

A queixa principal é a otorréia intermitente, de aspecto fluido ou mucóide, que geralmente leva o paciente à procura do médico. Esses quadros de otorréia podem estar associados a resfriados e à entrada de água no ouvido, os quais são facilmente controlados com tratamento antibacteriano local. A hipoacusia é de grau variável, geralmente do tipo condutivo.

À otoscopia, o meato acústico externo (MAE) pode estar normal ou com secreção, variando de acordo com o estágio da doença. A MT apresenta-se perfurada, sendo esta perfuração central, marginal ou total. A mucosa da caixa pode estar normal ou levemente edemaciada. Os ossículos geralmente estão normais, podendo ocorrer fixação por inflamação crônica ou erosão óssea com disjunção de cadeia, dependendo da duração, da intensidade da infecção e do processo inflamatório[1-4,6] (Figura 6.1).

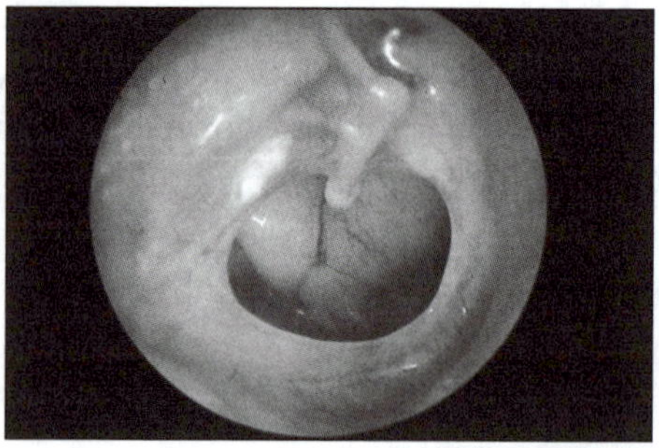

Figura 6.1 Otoscopia de otite média crônica simples. Note a mucosa da orelha média normal. (Veja imagem colorida no encarte.)

Otite Média Crônica Supurativa

É caracterizada por inflamação crônica da orelha média com otorréia persistente, que pode melhorar com antibioticoterapia, retornando logo após seu término. Por causa da alteração patológica permanente da caixa timpânica, com origem local ou sistêmica, não é permitida a remissão do quadro. Ocorrem hiperplasia e hiperatividade secretante da mucosa, com inflamação de toda a mucosa, desde a mastóide até a MT.

O paciente apresenta otorréia quase constante, em geral, amarelo-esverdeada e, comumente, com odor fétido; a otalgia não é comum.

A otoscopia geralmente se apresenta com perfuração da MT associada à otorréia. A mucosa da orelha média apresenta-se edemaciada, com tecido de granulação e pólipos, que podem se insinuar através da perfuração para o MAE[1-4,6] (Figura 6.2).

Otite Média Crônica Colesteatomatosa

É uma lesão de tecido epidérmico e conectivo, usualmente em forma de saco, que segue a arquitetura do ouvido médio, ático e mastóide, constituído de epitélio escamoso estratificado, com produção exacerbada de queratina. Trata-se de um crescimento de pele em local errado, composta de todas as suas camadas epiteliais, tendo a camada basal em contato com a parede do ouvido médio e o tecido de granulação que se forma.

O colesteatoma clássico surge como uma massa compacta, esbranquiçada e com uma matriz de epitélio malpighiano queratinizado, lisa e brilhante, de fácil ressecção (colesteatoma em saco herniário). A queratina é continuamente eliminada pela matriz, e o colesteatoma progride às expensas do osso que o rodeia, podendo recidivar após exérese.

Os colesteatomas são classificados em congênito, adquirido primário e adquirido secundário.

Os sintomas variam de acordo com o tipo e a localização inicial do colesteatoma, existindo pacientes assintomáticos com otorréia franca característica.

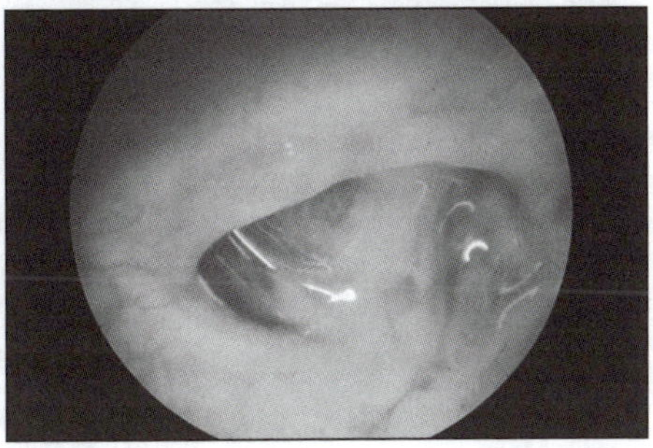

Figura 6.2 Otoscopia de otite média crônica supurativa. Note a presença de otorréia abundante e edema da mucosa de orelha média. (Veja imagem colorida no encarte.)

As queixas mais freqüentes são otorréia purulenta, constante, com ou sem laivos de sangue, fétida (odor de ninho de rato), principalmente nos colesteatomas com infecção secundária, devido à microbiologia rica em anaeróbios (*Peptococcus sp, Bacteroides sp*), *Pseudomonas sp* e aeróbios facultativos (*Proteus sp, Staphylococcus sp*). A otorréia não tem fator desencadeante e não ocorre no tipo congênito com a MT íntegra (não infeccionado).

À otoscopia apresenta-se com perfuração da MT, mais comumente localizada em região atical ou póstero-superior, porém também pode haver perfuração total. Observa-se a presença do colesteatoma saindo pela perfuração da MT associado à otorréia, o qual se caracteriza como uma massa esbranquiçada e descamativa. É freqüente a presença de pólipos associados, exteriorizando-se através da perfuração da MT. A mucosa da orelha média apresenta-se edemaciada, polipóide e com abundante tecido de granulação[1-4,6] (Figura 6.3).

Otite Média Crônica Tuberculosa

É causada a partir da disseminação hematogênica de foco pulmonar pelo *Mycobacterium tuberculosis*, podendo também ocorrer disseminação ascendente via tuba auditiva em pacientes bacilíferos. É excepcional a infecção primária do ouvido, sem foco pulmonar detectável.

Caracteriza-se por uma doença de evolução rápida com otalgia intensa. Pode haver destruição da cadeia ossicular com hipoacusia mais intensa em comparação com os outros tipos de OMC.

À otoscopia clássica observam-se perfurações múltiplas da MT. Porém raramente é visualizada, pois ocorre rápida coalescência dessas perfurações com evolução para uma única e ampla perfuração associada à otorréia. A mucosa apresenta-se com granulações e pólipos hemorrágicos. A presença de linfoadenopatia regional é freqüente, com localização periauricular[1-4,6].

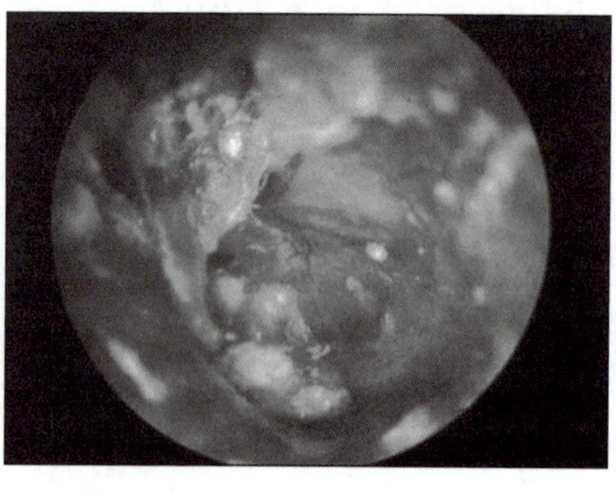

Figura 6.3 Otoscopia de otite média crônica colesteatomatosa. Note a presença de erosão em região atical (superior à membrana timpânica) com lamelas brancas de colesteatoma. (Veja imagem colorida no encarte.)

DIAGNÓSTICO E EXAMES COMPLEMENTARES

O diagnóstico é eminentemente clínico, exceto na forma tuberculosa, que depende da comprovação da presença de infecção pelo *Mycobacterium tuberculosis*.

Os exames complementares visam à avaliação da extensão da doença, ao auxílio do planejamento cirúrgico e ao diagnóstico de complicações[1-4,6].

Audiometria

A apresentação típica é a presença de um intervalo aéreo ósseo à audiometria, configurando perda auditiva do tipo condutivo. Porém, pode estar normal nos casos de perfuração timpânica pequena e também apresentar característica de perda auditiva mista com componente neurossensorial.

A presença de perda auditiva neurossensorial caracteriza uma complicação da OMC e pode ocorrer devido à lesão da orelha interna por toxinas geradas pela infecção crônica em orelha média.

Pode ocorrer também por extensão da infecção para a orelha interna (labirintite infecciosa) ou ainda por presença de fístula perilinfática, principalmente nos casos de OMC colesteatomatosa[7].

Tomografia Computadorizada de Ossos Temporais

A tomografia computarizada (TC) de ossos temporais apresenta, normalmente, velamento de orelha média e células mastóideas em todos os tipos de OMC. Nos casos de OMC colesteatomatosa, observa-se erosão óssea. O achado mais característico é a erosão da parede lateral do ático ou o esporão de Chaussé.

A TC de ossos temporais é importante para a avaliação da extensão da doença. Pode-se avaliar a presença de lesão de cadeia ossicular, extensão do colesteatoma para regiões intracranianas, ápice petroso e seio sigmóide. Esses dados são particularmente importantes no planejamento cirúrgico da OMC colesteatomatosa.

Também deve ser solicitada toda vez em que houver suspeita de ocorrência de complicações, como fístula perilinfática, paralisia facial e abscessos intracranianos[1,4].

Ressonância Nuclear Magnética

A ressonância nuclear magnética (RNM) oferece pouca informação adicional na condução de um caso de OMC.

Pode ser útil nos casos em que há dúvida quanto à presença de uma lesão neoplásica em orelha média[1,4].

Cultura de Secreção e Antibiograma

Importantes para o diagnóstico de OMC tuberculosa, porém a presença de tuberculose pulmonar com quadro clínico característico já permite o diagnóstico, mesmo sem o isolamento do agente na secreção otológica.

Nos casos de OMC não complicada, a cultura não representa dado adicional para a condução do caso, pois o tratamento nessas situações geralmente é cirúrgico e sem uso de antibioticoterapia.

Nos casos de OMC complicada, a cultura deve ser realizada para isolamento do agente bacteriano para a introdução de antibioticoterapia adequada. Esta geralmente apresenta flora microbiana mista (aeróbios e anaeróbios), sendo os mais comuns[1,4]:

- Aeróbios: *Streptococcus pneumoniae, Pseudomonas aeruginosa, Staphylococcus aureus, Proteus mirabilis, Escherichia coli, Corynebacterium* e *Klebsiella pneumoniae.*
- Anaeróbios: *Bacteróides spp, Peptococus spp, Peptostreptococcus spp, Prevotella spp, Porphyromonas spp, Fusobacterium spp* e *Propionibacterium acnes.*

TRATAMENTO

O tratamento das OMC simples, supurativa e colesteatomatosa é eminentemente cirúrgico[8-13].

Nos casos de OMC simples, a cirurgia indicada é a timpanoplastia, que consiste em fechar a perfuração da MT com enxerto de fáscia temporal, pericôndrio, cartilagem ou misto. Pode ou não estar associada à reconstrução de cadeia ossicular.

Para a OMC supurativa a cirurgia indicada é a timpanomastoidectomia, que consiste em uma timpanoplastia associada a uma mastoidectomia. Nesta última, o cirurgião abre cirurgicamente as células da mastóide para remoção da mucosa doente e aeração da orelha média.

Para a OMC colesteatomatosa é indicada a timpanomastoidectomia nos casos de lesões pequenas, e a mastoidectomia com cavidade aberta nos casos de lesões mais extensas devido ao alto índice de recidiva da doença. A mastoidectomia com cavidade aberta consiste na abertura cirúrgica das células da mastóide e na formação de uma comunicação dessa cavidade com o meio externo por meio da remoção da parede posterior do MAE.

O tratamento da OMC tuberculosa é clínico com introdução do esquema tríplice (rifampicina, isoniazida e pirazinamida) por um período de 6 meses[4].

É possível utilizar antibioticoterapia tópica nos casos de exacerbações da OMC simples. Os casos de OMC supurativa e colesteatomatosa não respondem à antibioticoterapia tópica, podendo apresentar somente melhora temporária ou parcial da otorréia. Devem-se utilizar formulações com ciprofloxacino ou cloranfenicol associados ou não a corticosteróides[1].

CONCLUSÕES

A OMC é uma doença caracterizada pela presença de infecção crônica da mucosa da orelha média e, clinicamente, há perfuração persistente da MT por um período superior a 3 meses. São classificadas em quatro tipos, de acordo com a apresentação clínica e a etipatogenia: OMC simples, OMC supurativa, OMC colesteatomatosa e OMC tuberculosa. O tratamento é eminentemente cirúrgico, exceto nos casos de OMC tuberculosa, que é clínico.

REFERÊNCIAS BIBLIOGRÁFICAS

1. Bento RF, Miniti A, Marone SAM. Tratado de otologia. 1ª ed. São Paulo: Edusp; 1998.
2. Hungria H. Otorrinolaringologia. Rio de Janeiro: Guanabara Koogan; 2000.
3. Lopes F O, Campos CAH. Tratado de otorrinoloringologia. Rio de Janeiro: Roca; 1994.
4. Miniti A, et al. Otorrinolaringologia clínica e cirúrgica. 2a ed. São Paulo: Edusp; 1992.
5. Sando I, Takahashi H, Matsune S. Update on fuctional anatomy and pathology of human eustachian tube related to otitis media with effusion. Otolaryngol Clin North Am. 1991;24(4):795-809.
6. Jung TTK, Hanson JB. Classification of otitis media and surgical principles. Otolaryngol Clin North Am. 1999;32(3):369-82.
7. Ryding M, Konradsson K, Kalm O, Prellner K. Auditory consequences of recurrent acute purulent otitis media. Ann Otol Rhinol Laryngol. 2002;111(3):261-6.
8. Gersdorff M, Garin P, Decat M, Juantegui M. Myringoplasty: long term results in adults and children. Am J Otol. 1995;16(4):532-5.
9. Yu L, Han C, Yu H, Yu D. Auricular cartilage palisade technique for repairing tympanic membrane perforation. Zhonghua Er Bi Yan Hou Ke Za Zhi. 2001;36(3):166-8.
10. Singh M, Rai A, Bandyopadhyay S, Gupta SC. Comparative study of the underlay and overlay techniques of myringoplasty in large and subtotal perforations of the tympanic membrane. J Laryngol Otol. 2003;117(6):444-8.
11. Gantz BJ, Wilkinson EP, Hansen MR. Canal wall reconstruction tympanomastoidectomy with mastoid obliteration. Laryngoscope. 2005;115(10):1734-40.
12. Karmarkar S, Bhatia S, Saleh E, DeDonato G, Taibah A, Russo A, et al. Cholesteatoma surgery: the individualized technique. Ann Otol Rhinol Laryngol. 1995;104(8):591-5.
13. Roden D, Honrubia V, Wiet R. Outcome of residual cholesteatoma and hearing in mastoid surgery. J Otolaryngol. 1996;25(3):178-81.

Seção III

Distúrbios do equilíbrio

7 Desenvolvimento do equilíbrio

Roseli Saraiva Moreira Bittar
Ítalo Roberto Torres de Medeiros

Após ler este capítulo, você estará apto a:

1. Entender o desenvolvimento normal do equilíbrio da criança.
2. Reconhecer os principais reflexos posturais esperados do desenvolvimento motor da criança.
3. Interpretar as principais manifestações clínicas do desenvolvimento neuromotor.

INTRODUÇÃO

Na escala evolutiva, o homem é o bípede que possui o mais complexo sistema de manutenção postural. Sua postura ereta depende de dois sistemas de controle: a orientação vertical do corpo e o domínio da projeção do centro de massa corporal em sua base de apoio – os pés. Por suas características físicas, o homem está sujeito a instabilidades temporárias e apresenta risco de queda durante seus deslocamentos, porque seu centro de massa pode ultrapassar os limites da base de apoio, dependendo da tarefa executada. A manutenção do equilíbrio envolve a habilidade de fazer cálculos para corrigir a posição do centro de massa durante movimentos que desestabilizam a postura, gerando estratégias para realizar os ajustes musculares necessários.

A espécie humana é a única que utiliza seus membros superiores apenas para atividades que não envolvem a locomoção, como carregar, atirar, escalar ou gesticular[1]. Os braços distantes do solo aumentam o risco de quedas sem proteção. A manutenção da postura e os movimentos harmoniosos em um corpo alto e sem uma cauda para manter o equilíbrio é uma tarefa de elevada complexidade e uma conquista na evolução das espécies[2]. Naturalmente, essa conquista depende de um processo mais lento de maturação do sistema neuromotor. Pela sofisticação dessas habilidades, a criança só vai adquirir as características posturais do adulto aos 7 anos de idade[1].

DESENVOLVIMENTO DO CONTROLE POSTURAL[1-6]

O desenvolvimento do labirinto (cóclea e vestíbulo) ocorre precocemente na vida embrionária e completa-se com 30 semanas de vida intra-uterina. Os reflexos oriundos de circuitos do tronco cerebral, que controlam os movimentos oculares passam a funcionar a partir da 24ª semana de vida intra-uterina. O nervo vestibular é o primeiro a se mielinizar dentre todos os demais das vias neurais do sistema nervoso central (SNC), sugerindo a importância dos reflexos desencadeados pelos estímulos de movimento. Na 32ª semana de vida, os receptores vestibulares periféricos já estão completamente ativos, e a manifestação do reflexo de Moro já é completa, embora já possa ser observada a partir da 10ª semana gestacional.

Durante a vida fetal, a criança sofre a ação da gravidade, mas, por estar em meio líquido, os receptores periféricos que informam a respeito da postura e do movimento não sofrem a influência do peso. A adaptação ao meio terrestre acontece após o nascimento e sofre influência da capacidade individual (genética) e do tipo de estimulação recebida. É possível interferir na nutrição, na exposição ao meio e quanto ao tipo de ambiente, mas nunca na característica genética do organismo. Portanto, a criança só estará pronta para determinadas atividades quando adquirir a maturidade neurológica natural. Por esses motivos, os desafios posturais e de locomoção são especialmente importantes para o desenvolvimento neuromotor na fase pré-verbal.

A maturação neuropsicomotora está relacionada à mielinização, ao desenvolvimento de sinapses e à arborização dos axônios. Ao nascimento, pode-se observar a presença de reflexos primitivos que vão aos poucos sendo integrados e utilizados em respostas mais complexas e coordenadas. Entre os 4 e 5 meses, a criança já é capaz de apresentar um padrão de reação muscular diante de um distúrbio postural, mas só atinge a maturidade em relação à seqüência temporal e à amplitude adequada dos movimentos posteriormente. A manutenção da cabeça firme e da postura simétrica ocorre aos 4 meses. A criança torna-se apta a sentar com o apoio das mãos entre os 6 e 7 meses; tem capacidade para ficar em pé entre os 9 e 16 meses; caminha lateralmente entre os 18 e 20 meses; salta do último degrau da escada entre os 18 e 30 meses e sobe escadas alternando os pés entre os 23 e 30 meses. Aos 2 ou 3 anos, a criança já adquire a capacidade de correr sem dificuldades, de segurar e de atirar uma bola. Aos 3 anos, consegue andar em suportes estreitos. No período pré-escolar, entre os 4 e 6 anos, a criança já possui coordenação suficiente para saltar em um pé só e vai lentamente refinando os movimentos até conseguir saltar mais vezes, alternando os pés. Consegue atirar uma bola pequena em um alvo aos 6 anos. No Quadro 7.1, pode-se observar a idade aproximada em que estão presentes as habilidades relacionadas ao equilíbrio corporal.

Quadro 7.1 – Habilidades motoras da criança por idade aproximada[3,7]

Idade	Atividade
3 a 4 meses	Mantém a cabeça firme e postura simétrica
6 a 7 meses	Senta-se apoiando as mãos, segura objetos
9 a 16 meses	Senta sem apoio, fica em pé, segura objetos com firmeza
18 a 20 meses	Caminha lateralmente, sem auxílio, e senta-se sozinha
18 a 30 meses	Salta do último degrau da escada
23 a 30 meses	Sobe escadas alternando os pés
2 a 3 anos	Corre sem dificuldade, atira uma bola
3 anos	Anda em suportes estreitos
4 a 5 anos	Salta em um pé só
6 anos	Salta em pés alternados, atira uma bola no alvo

Em seus primeiros anos, as crianças dependem de informações não-vestibulares para manter o corpo ereto; em ambientes que possuem alvos visuais em movimento, estão mais sujeitas a distúrbios posturais que os adultos. A cabeça é o primeiro segmento que adquire correção postural e estará muito mais avançada em relação aos outros segmentos corporais ao final do 1º ano de vida. A orientação cefálica é fundamental para a manutenção da postura, e a maturação do equilíbrio corporal seguirá a direção crânio-caudal. Após a estabilização da cabeça, há o alinhamento dos segmentos inferiores, com a finalidade de manter a postura ereta. O último passo para a aquisição postural é a distribuição da massa entre os segmentos corporais em relação à base de suporte. A partir de então, ocorre a organização antigravitacional, ou seja, o aperfeiçoamento do ajuste muscular que permite aos segmentos corpóreos resistir à ação da gravidade. A manutenção adequada da postura ereta e do equilíbrio é atingida por volta dos 7 anos, e a maturação será completa, aproximadamente, aos 11 anos[8].

Primeiro Período: Estabilização da Postura

Durante o período de aquisição postural, a criança desenvolve a capacidade de controlar o tronco e torna-se capaz de fazer a rotação da cabeça de maneira independente do movimento do corpo. Nesse período de aquisição postural, a cabeça e o tronco funcionam como um monobloco articulado. A partir de então, há a aquisição do controle global do corpo em relação ao solo, e a criança consegue ficar em pé[5].

Do nascimento aos 4 meses, não há ainda a mielinização das vias vestibulares centrais. Os reflexos tônicos cervicais desencadeados pela mobilização da cabeça são característicos dessa faixa etária. Os movimentos cefálicos disparam informações provenientes do vestíbulo e dos músculos e das vértebras cervicais. As respostas são dependentes da integridade dos sistemas vestibular, proprioceptivo e das vias motoras eferentes. Não são esperados ainda reflexos coordenados[6].

Reflexos presentes:

- Moro.
- Tônico cervical simétrico ou assimétrico.
- Aceleração vertical.
- Olhos de boneca.

Entre 4 e 6 meses, alguns bebês ainda apresentam os reflexos tônicos cervicais, mas outros já possuem os de endireitamento do tronco. A ausência de respostas não é considerada anormal[6]. A maturação das vias visuais permite a perseguição de objetos. Surgem os movimentos oculares compensatórios ao desvio cefálico[9].

Dos 6 aos 18 meses, a mielinização das vias vestibulares centrais já está avançada e permite a integração dos diversos núcleos responsáveis pelas informações sensoriais necessárias ao equilíbrio. A criança é capaz de elaborar respostas motoras mais adequadas e pode-se notar a presença dos *neck-righting reflexes*, reflexos de correção postural que permitem a criança manter seu equilíbrio quando sentada[6]. Nessa idade, ela adquire o controle do tronco e a capacidade de se sentar sem suporte, o que representa um grande desafio ao equilíbrio, uma vez que a criança passa a sustentar-se sobre uma base de apoio bem menor que quando deitada[9].

Reflexo adquirido: *neck-righting reflexes.*

Segundo Período: Aquisição da Marcha

Após os 18 meses, a criança é capaz de realizar correções posturais a partir de estímulos externos. É o período de aquisição da locomoção, em que são necessários o controle e a coordenação dos movimentos das articulações recém-integradas ao corpo: tornozelo, joelho e quadril. A criança é desafiada a elaborar respostas efetivas para o desequilíbrio conseqüente ao deslocamento anterior do centro de massa durante a marcha, quando o peso do corpo deve ser suportado por apenas uma perna. O centro de massa é alto, e a base de suporte, menor que as anteriormente utilizadas (na posição deitada ou sentada). A força muscular nas pernas passa a ser requerida e há manutenção da base alargada até os 6 anos[5].

Reflexo adquirido: *parachute*[6].

INVESTIGAÇÃO CLÍNICA

Os reflexos inatos são dependentes da maturação adequada do sistema de equilíbrio e aparecem em função do grau de desenvolvimento da criança. Sua avaliação é fundamental nos primeiros anos de vida e a investigação será aplicada de acordo com a faixa etária da criança. Os pesquisadores Diament, Pedroso e Rotta[10,11] observaram a presença de reflexos primitivos em recém-nascidos normais de termo e verificaram que apenas o reflexo de Moro, o reflexo tônico cervical e os "olhos de boneca" estão presentes em 100% deles. A evolução normal dos reflexos inatos da criança pode ser observada no Quadro 7.2. A persistência dos reflexos por período mais longo que o esperado significa imaturidade ou comprometimento da integridade neurológica. No entanto, apenas a avaliação do conjunto pode falar ou não a favor dessa imaturidade.

PRINCIPAIS REFLEXOS PRIMITIVOS OBSERVADOS DURANTE O PRIMEIRO ANO DE VIDA

- Reflexo de Moro: a criança é colocada em decúbito dorsal no antebraço do examinador, com a cabeça suspensa pela outra mão dele (Figura 7.1). Quando é

Quadro 7.2 – Período de observação dos reflexos inatos na criança hígida

Reflexo	Idade média de aparecimento	Idade média de desaparecimento
▪ Moro	Nascimento	5 a 6 meses[12-14]
▪ "Olhos de boneca"	Nascimento	3 meses[10]
▪ Apoio plantar e marcha	Nascimento	8 a 12 meses[14]
▪ Tônico cervical assimétrico	Nascimento	2 a 3 meses[10,14]
▪ Tônico cervical simétrico	Nascimento	6 a 7 meses[12,13]
▪ Aceleração vertical	Nascimento	Não-definido[6]
▪ Suspensão ventral-reflexo de Landau	5 meses	24 meses[12,14]
▪ *Neck-righting reflex*	10 meses	24 meses[12,14]
▪ *Parachute*	7 a 8 meses	Toda a vida[12,13]

provocada a queda brusca da cabeça, observam-se extensão e abdução dos membros superiores, com posterior adução e flexão dos mesmos, à semelhança de um abraço. O movimento nos membros inferiores é menos pronunciado, mas obedece a mesma tendência à extensão e à abdução observadas nas extremidades superiores. O reflexo também pode ser desencadeado por estímulo sonoro. Pode ser facilmente observado até 8 semanas de vida, desaparecendo vagarosamente a partir de então. A persistência desse reflexo em crianças com mais de 6 meses sugere imaturidade neurológica[12-14].

- "Olhos de boneca": o examinador segura a criança à altura das axilas e a gira ao redor de seu corpo (Figura 7.2). Haverá movimento dos olhos no sentido oposto ao da rotação do corpo enquanto durar a rotação. Logo após o movimento, haverá correção em sentido contrário. O bebê não consegue fixar os olhos no examinador, pois o reflexo vestíbulo-ocular (RVO) ainda não funciona plenamente. Quando maduro, o RVO permite a fixação da imagem na retina independente do movimento da cabeça e o bebê consegue fixar seus olhos em um ponto único. O reflexo dos "olhos de boneca" pode ser observado até os 3 meses de vida[10].

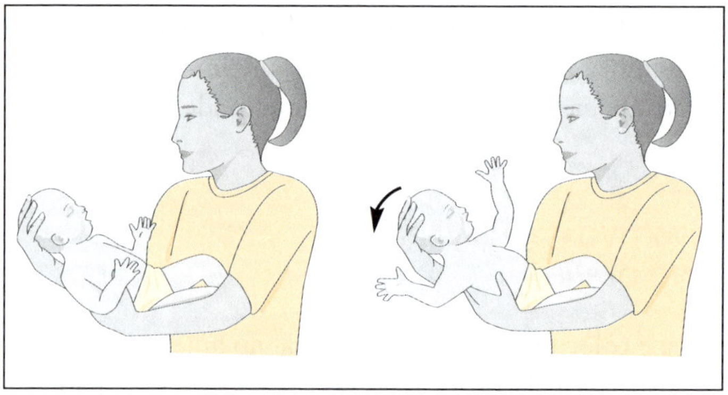

Figura 7.1 Reflexo de Moro. Pode ser observado do nascimento aos 5 a 6 meses de vida.

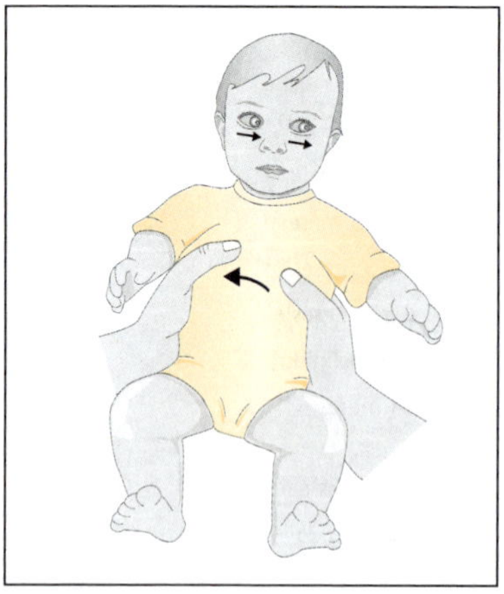

Figura 7.2 Olhos de boneca. Pode ser observado do nascimento aos 3 meses de vida[1].

- Apoio plantar e marcha: a criança é colocada em posição vertical, de maneira que os pés sejam apoiados em uma superfície firme (Figura 7.3). Como o bebê não suporta seu próprio peso, a reação esperada é a flexão dos quadris e do joelho. Ao inclinarem seu corpo para frente, a criança coloca um pé em frente ao outro. O reflexo está presente ao nascimento e desaparece por volta do 1º ano de vida, quando passa a ser um ato voluntário[14].
- Reflexo tônico cervical assimétrico: a criança é colocada em decúbito dorsal horizontal, e é executada a rotação lateral da cabeça (Figura 7.4). Como resposta reflexa, há extensão dos membros para o lado da rotação cefálica e diminuição do tônus extensor, com aumento da flexão dos membros para o lado occipital da cabeça. Essa postura é denominada "posição do esgrimista". O reflexo permanece durante as primeiras 7 a 12 semanas[10,14].

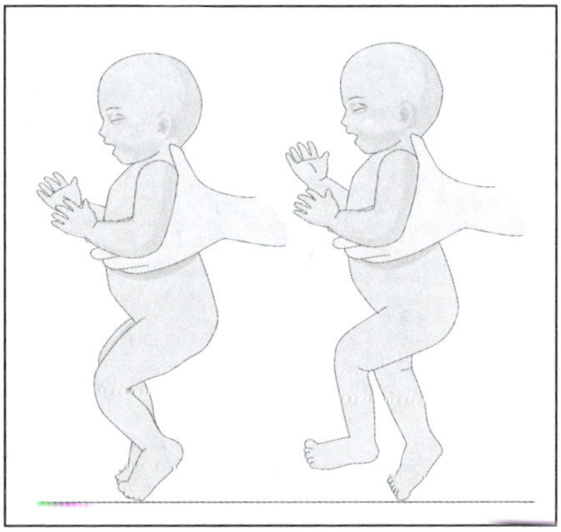

Figura 7.3 Reflexo de marcha. Pode ser observado do nascimento até por volta de 8 a 12 meses de vida.

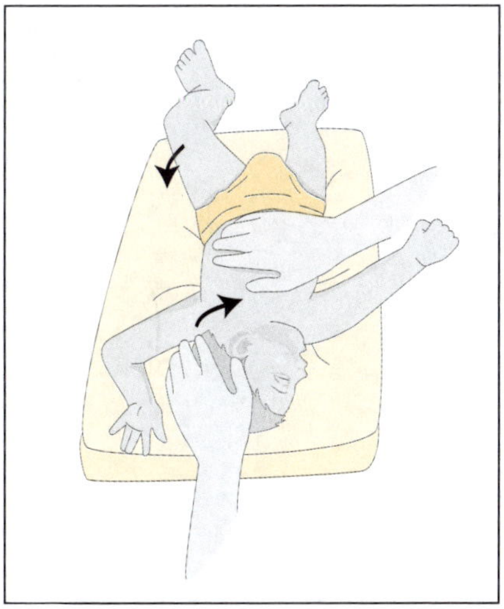

Figura 7.4 Reflexo tônico cervical assimétrico. Presente do nascimento até 7 a 12 semanas de vida.

- Reflexo tônico cervical simétrico: a criança é colocada em decúbito dorsal horizontal, apoiada no braço do examinador (Figura 7.5). Quando é realizada a flexão anterior da cabeça, ocorre flexão dos membros superiores e extensão dos inferiores. Por outro lado, a hiperextensão da cabeça desencadeará abertura e extensão dos membros superiores e flexão dos membros inferiores. O reflexo está presente ao nascimento, e será completamente maduro com 1 mês, persistindo até os 6 a 7 meses de vida[12,14].
- Aceleração vertical: este é um reflexo importante no diagnóstico de problemas vestibulares, uma vez que depende apenas da informação de movimento, sem estimulação proprioceptiva. A criança é apoiada em decúbito dorsal horizontal nos braços do examinador, que flexiona rapidamente os seus joelhos (Figura 7.6). O deslocamento brusco e vertical em direção ao solo provoca a abertura de braços, seguida de movimentos de pronação e supinação das mãos[6].

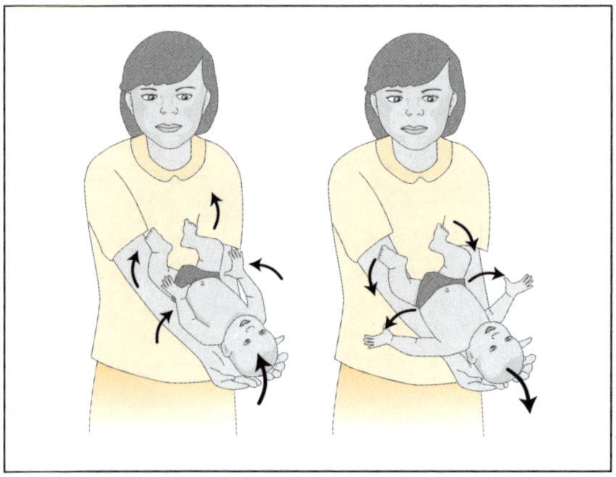

Figura 7.5 Reflexo tônico cervical simétrico. Pode ser observado do nascimento aos 6 a 7 meses de vida.

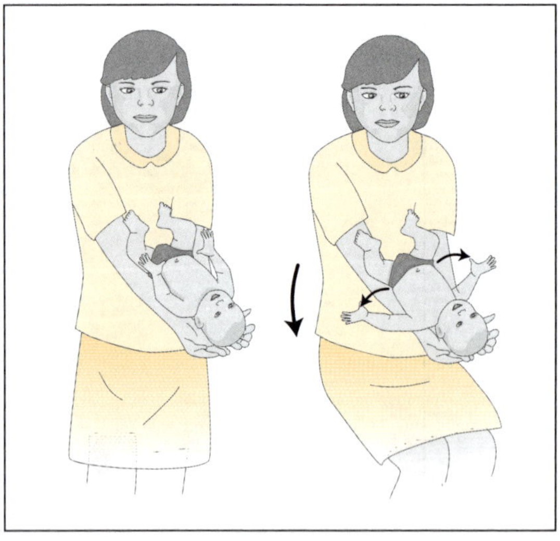

Figura 7.6 Reflexo de aceleração vertical.

- Suspensão ventral – reflexo de Landau: quando a criança é suspensa pelas axilas pelo examinador, flete a cabeça, curva ligeiramente a coluna e flete os membros inferiores, esboçando um "U" invertido (Figura 7.7). Com o crescimento da criança, existe uma tendência gradual de elevação da coluna e da cabeça, mantendo o corpo em posição verticalizada. Pode-se observar o reflexo de Landau por volta do 5º mês, e sua persistência pode alcançar o 2º ano de vida[12,14].
- *Neck-righting reflex*: a correção do corpo de acordo com a posição da cabeça substitui o reflexo tônico cervical. Quando a cabeça da criança é girada, os ombros, o tronco e a pelve seguem a direção da rotação após um breve espaço de tempo (Figura 7.8). Pode ser observado por volta do 10º mês de vida e persiste até aproximadamente 2 anos de idade[14].

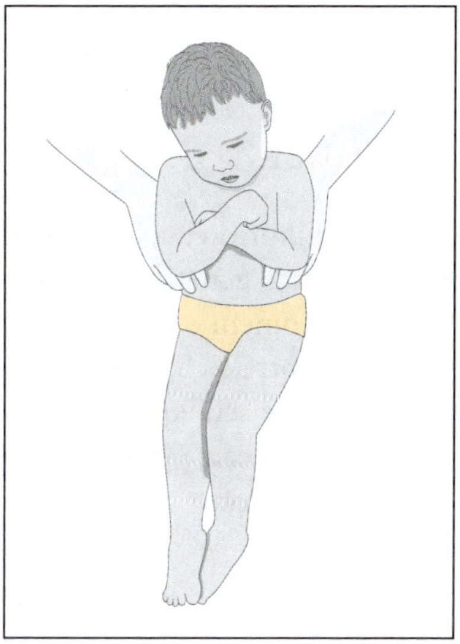

Figura 7.7 Reflexo de Landau (suspensão ventral). Está presente entre os 3º e 5º meses de vida, podendo persistir até o 2º ano.

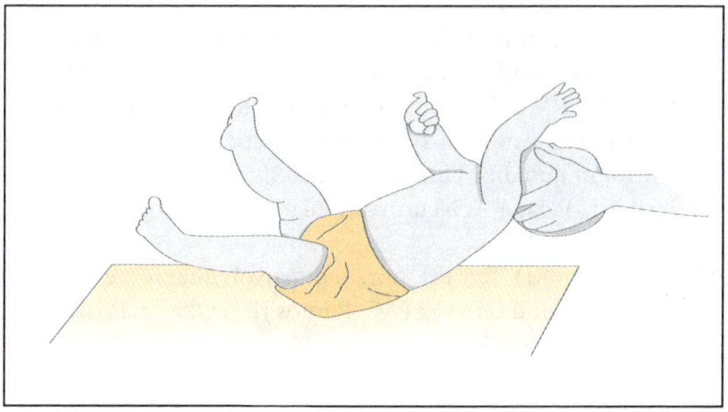

Figura 7.8 *Neck-righting reflex*. Pode ser observado entre os 10 e 24 meses de vida.

- Reflexo de *parachute*: a criança é suspensa pelo tronco e subitamente inclinada para frente, simulando uma queda anterior (Figura 7.9). A resposta reflexa é a extensão de ambos os braços como mecanismo de proteção. O reflexo precede o início da marcha, por volta dos 7 ou 8 meses de idade e persiste por toda a vida[12,14].

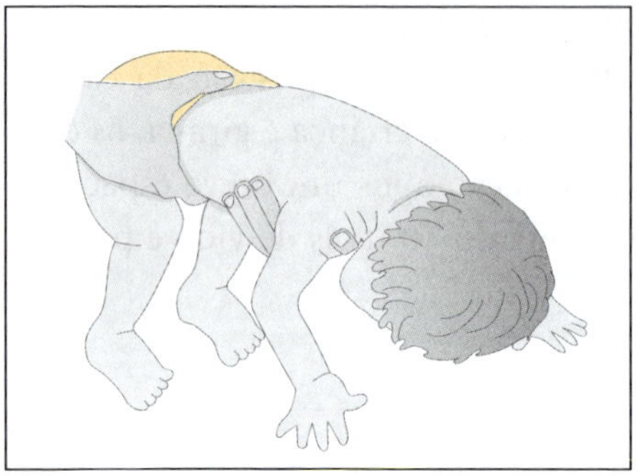

Figura 7.9 *Parachute*. Pode ser observado entre os 1º e 2º anos de vida.

CONCLUSÕES

O equilíbrio envolve os conceitos de postura e movimento, dependendo das características genéticas do indivíduo e dos estímulos provenientes do meio ambiente. O homem é o animal que possui o mais complexo sistema de manutenção postural dentre os bípedes. Pela sofisticação do sistema, a criança apresenta maturação lenta de seu equilíbrio, que se completa ao redor dos 11 anos de idade. Durante a maturação, podem ser observados sinais característicos de cada uma das fases dessa evolução.

REFERÊNCIAS BIBLIOGRÁFICAS

1. Skoyles JR. Human balance, the evolution of bipedalism and dysequilibrium syndrome. Med Hypotheses. 2006;66(6):1060-8.
2. Massion J. Postural control systems in developmental perspective. Neurosci Biobehav Rev. 1998;22(4):465-72.
3. Patel DR, Pratt HD. Greydanus DE. Pediatric neurodevelopment and sports participation. When are children ready to play sports? Pediatr Clin North Am. 2002;49(4):505-31.
4. Alexander RMCN. Bipedal animals and their differences from humans. J Anat. 2004;204(5):321-30.
5. Assaiante C, Amblard B. An ontogenetic model for the sensoriomotor organization of balance control in humans. Hum Mov Sci. 1995;14:13-43.
6. Eviatar L, Eviatar A. Neurovestibular examination of infants and children. Adv Otorhinolaryngol. 1978;23:169-91.
7. Degenszajn RD. Teorias sobre o desenvolvimento neuropsicomotor da criança: uma revisão crítica. In: Marcondes E, Vaz FAC, Ramos JLA, Okay Y. Pediatria básica – Tomo I. 9ª ed. São Paulo: Sarvier; 2002. p.36-45.

8. Schimid M, Conforto S, Lopez L, Renzi P, D'Alessio T. The development of postural strategies in children: a factorial design study. Available: http://www.jneuroengrehab.com/content/2/1/29 (acesso 31 jul 2008).
9. Bertenthal B, Hofsten CV. Eye, head and trunk control: the foundation for manual development. Neurosci Biobehav Rev. 1998;22(4):515-20.
10. Diament AJ. Índices clínicos no desenvolvimento neurológico da criança. Pediatria (São Paulo). 1982;4(4):354-60.
11. Pedroso FS, Rotta NT. Neurological examination in the healthy term newborn. Arq Neuropsiquiatr. 2003;61(2A):165-9.
12. Swaiman KF. Neurologic examination after the newborn period until 2 years of age. In: Swaiman KF, Ashwal S. Pediatric neurology: principles and pratice. St Louis: Mosby Inc. 1999. p.31-8.
13. Haslam RHA. Neurologic evaluation. In: Kliegman RM, Behrman RE, Jenson HB, Stanton BF. Nelson textbook of pediatrics. 18 th ed. Philadelphia: Saunders; 2007. Available: www.mdconsult.com/das/book/body/110263823-3/0/1608/0.html
14. Hanyes U. Major components of appraisal. Washington: U.S. Public Health Service. Avaliable: http://www.winfssi.com/appraisals (acesso 4 ago 2008).

8 Vertigem na infância

Ítalo Roberto Torres de Medeiros
Roseli Saraiva Moreira Bittar

Após ler este capítulo, você estará apto a:

1. Caracterizar os diversos sintomas encontrados nas crianças com vestibulopatias e os recursos diagnósticos disponíveis para sua avaliação.
2. Reconhecer as principais doenças vestibulares na faixa etária pediátrica e o arsenal terapêutico indicado nesses casos.

INTRODUÇÃO

Tonturas e vertigens na infância são sintomas que despertam interesse crescente por parte de otorrinolaringologistas e pediatras. No entanto, as publicações sobre o assunto são escassas e, quase sempre, baseadas na experiência de pequenos grupos. Há carência de ensaios clínicos diagnósticos e terapêuticos[1-3].

Como discutido no Capítulo 7 – Desenvolvimento do Equilíbrio, o sistema vestibular é precocemente formado na escala embriogenética e a ele se atribui filogeneticamente um papel fundamental no desenvolvimento do equilíbrio. Portanto, sua disfunção pode repercutir negativamente em vários segmentos na vida de uma criança.

A queixa espontânea de tontura e/ou vertigem em crianças não é de fato comum, mas a simples indagação do sintoma na anamnese ativa pode surpreender. Isso acontece porque existe dificuldade de o menor verbalizar sua queixa de desequilíbrio. Outras vezes, quando é relatado pela criança, o sintoma termina por ser menosprezado por pais e acompanhantes. Um outro cenário ainda possível nesse quadro é a falta de conhecimento dos próprios colegas médicos sobre o assunto, que, em alguns casos, adiam e dificultam o diagnóstico final[1-3].

EPIDEMIOLOGIA

A prevalência da tontura na criança ainda é desconhecida no Brasil. Um questionário populacional na Escócia, em 1999, mostrou que 14,5% das crianças residentes na cidade de Aberdeen haviam apresentado um episódio de tontura no último ano, e cerca de 4% delas, pelo menos três episódios[4]. Na Finlândia, outro questionário de prevalência revela que 8% das crianças (de 1 a 15 anos) já haviam experimentado tonturas ou vertigens em algum momento de suas vidas[5].

DIAGNÓSTICO E EXAMES COMPLEMENTARES

Uma anamnese detalhada do menor e de suas queixas, particularmente calcada nos relatos maternos, tem papel fundamental na elaboração do diagnóstico sindrômico e etiológico da tontura.

Os sintomas relacionados ao desequilíbrio na criança podem ser relatados desde simples instabilidades à vertigem propriamente dita; no entanto, a tontura é, sem dúvida, a queixa mais apresentada pelos menores portadores de doenças vestibulares[2].

Outros sintomas e sinais podem estar relacionados às vestibulopatias na infância. Um levantamento de 101 crianças vestibulopatas atendidas na Divisão de Otorrinolaringologia do HC-FMUSP permitiu registrar o percentual de sintomas e sinais encontrados em concomitância à vestibulopatia, conforme apresentado na Tabela 8.1[2].

Tabela 8.1 – Sintomas e sinais encontrados em crianças com vestibulopatia

Sintomas e sinais	%	Sintomas e sinais	%
Cefaléia	85	Enurese noturna	37
Tonturas	84	Esbarrões	34
Alterações de comportamento	84	Medo de altura	30
Cinetose	77	Dificuldade de expressão da linguagem	28
Distúrbio do sono	77	Hipoacusia	29
Inquietude	72	Dificuldade de aquisição da linguagem	23
Choro sem etiologia	71	Dificuldade em subir escadas	23
Convulsões	69	Movimentos espásticos	22
Preferência por berço	61	Palidez	15

(continua)

Tabela 8.1 – Sintomas e sinais encontrados em crianças com vestibulopatia (continuação)

Sintomas e sinais	%	Sintomas e sinais	%
Problemas escolares	61	Atraso para andar	12
Otopatias	60	Atraso para sentar	10
Dores abdominais	59	Atraso para engatinhar	10
Zumbido	44	Sudorese	10
Queda	44	Cabeça pendente	9
Dificuldade com brinquedos	44	Atraso para ficar em pé	9
Medo de escuro	42	Pânico	8
Náuseas	38		

A cefaléia foi o sintoma mais prevalente, principalmente na faixa etária escolar. A preferência pela permanência nos berços foi encontrada em alguns bebês, podendo ser justificada pela necessidade de maior informação proprioceptiva que ocorre no contato com o colchão em relação ao colo da mãe. O atraso do desenvolvimento neuropsicomotor e a presença de choro sem motivo são sinais eventualmente encontrados na primeira infância. Podem ocorrer sintomas autonômicos (náuseas, vômitos, sudoreses e palidez) em qualquer faixa etária e estão diretamente relacionados ao quadro vestibular periférico devido à ativação vagal. Alterações comportamentais, inquietude, fobias (principalmente de escuro e de altura), pânico, distúrbio de aprendizado, problemas escolares e com brinquedos (particularmente de girar ou rodopiar) podem ser decorrentes da disfunção labiríntica e da inabilidade de o menor lidar com o desequilíbrio, de expor o sintoma ou integrar os processos cognitivos à situação de instabilidade[2].

O exame físico geral das crianças portadoras de vestibulopatias é usualmente normal. O encontro de estigmas físicos de malformações pode colaborar na identificação da doença (neurofibromas para as neurofibromatoses, microtias de orelha externa, mecha branca e íris de diferentes cores na síndrome de Waardenburg, etc.)[6]. O exame otológico é essencial. A otoscopia permite identificar todas as possíveis alterações da orelha externa e média que possam estar envolvidas com a queixa.

O exame clínico dos pares cranianos e o teste da coordenação e força devem ser sempre realizados por sua relação topográfica com lesões do sistema nervoso central (SNC). A pesquisa dos nistagmos vestibulares espontâneos e semiespontâneos no exame físico convencional é fundamental, mas de difícil identificação em crianças e, na maioria das vezes, os movimentos oculares só podem ser caracterizados pela semiologia armada (eletronistagmografia)[6,7].

Em bebês, é possível observar a presença de assimetria da informação vestibular por meio de um teste de rotação, no qual o examinador segura a criança pelas axilas com o rosto em frente ao seu e a gira ao redor de si 10 vezes em 20 segundos e observa a presença de nistagmos, contando o tempo em que perduram os batimentos. Em seguida, o teste é repetido em sentido contrário. Por meio de comparação da cronometragem de cada um dos lados, é possível avaliar preponderância de direção do nistagmo entre os labirintos e, conseqüentemente, assimetria de tônus entre os mesmos[8]. A manobra de Dix-Hallpike e os decúbitos laterais podem identificar nistagmos de posicionamento sugestivos de vertigem paroxística postural benigna (VPPB), raramente detectados em crianças[6,7].

As provas de equilíbrio estático (Romberg) e dinâmico (Fukuda, Babinsky-Weil e marcha) podem ajudar a identificar o grau de comprometimento do equilíbrio na criança, bem como sugerir a topografia central ou periférica da lesão[6,7,9].

Após a avaliação clínica, segue-se então para a semiologia armada e investigativa.

A eletronistagmografia é o exame mais divulgado, e consiste no registro gráfico dos movimentos oculares durante estímulos visuais e testes vestibulares. A avaliação dos movimentos oculomotores durante estímulos visuais sacádicos, de perseguição e optocinéticos visa à avaliação de seu ganho, latência e acurácia. Os testes vestibulares (provas rotatória pendular decrescente, posicionais e calórica) avaliam os nistagmos de origem vestibular (simetria entre os lados, morfologia, amplitude, velocidade, latência e freqüência).

A prova em cadeira rotatória, também chamada de prova rotatória pendular decrescente, é um dos principais recursos para o registro do nistagmo na infância e pode ser realizada em qualquer faixa etária. Em ambiente escurecido, a criança permanece sentada na cadeira do exame ou ainda apoiada no colo da mãe. O menor, desde que condicionado, permitirá a colocação de eletrodos bitemporais que gravam os nistagmos durante as rotações da cadeira. O parâmetro mais utilizado no exame é a freqüência dos nistagmos nos dois sentidos, mas algumas cadeiras possibilitam ainda o registro do limiar de excitabilidade. A comparação entre os dados na rotação para ambos os lados poderá mostrar diferenças de amplitude e freqüência dos nistagmos e, portanto, possíveis assimetrias labirínticas[6-9].

A prova calórica, facilmente realizada em adultos, encontra, entre os menores, uma tolerância limitada. Na Divisão de Otorrinolaringologia do HC-FMUSP, é possível realizá-la integralmente em crianças bem condicionadas, geralmente a partir dos 4 anos. A aceitação e a colaboração do menor é o maior dos desafios para o examinador, e os acompanhantes têm papel fundamental nesse processo. Os eletrodos são colocados nas regiões bitemporais e na glabela para o registro dos nistagmos, e uma calibração inicial de ajuste é realizada. A prova calórica consiste na irrigação das orelhas, que é feita com água a 30ºC e a 44ºC durante 40 segundos, em cada ouvido alternadamente, com intervalos entre as duas medidas de 5 minutos. A leitura do exame é baseada na velocidade angular da fase lenta do nistagmo e na freqüência de aparecimento do nistagmo entre os dois lados. Uma avaliação da relatividade entre as provas utilizando a velocidade do nistagmo originado pelas quatro irrigações permitirá o cálculo de dois parâmetros importantes: o predomínio labiríntico e a preponderância direcional do nistagmo. A presença do predomínio labiríntico mostra uma assimetria labiríntica e um provável comprometimento do sistema vestibular periférico. A preponderância direcional, por outro lado, determina que os nistagmos que batem para um lado são mais intensos do que aqueles que batem para o outro. A preponderância sugere a implicação do sistema vestibular, mas não permite o diagnóstico topográfico da lesão, se periférica ou central[6-8]. A estimulação dos labirintos com ar para a criança ainda carece de padronização[10].

Em crianças com menos de 4 anos ou mesmo nas maiores que não permitem a realização da prova convencional, é possível estimular o labirinto deitando a criança de lado e enchendo os condutos auditivos alternadamente com água na temperatura de 25ºC[6-8].

Os exames audiológicos são importantes ferramentas de diagnóstico. Avaliam a transmissão do som por meio da orelha externa e média, além da função coclear (labirinto anterior). A presença de problemas na condução sonora pode sugerir um problema de orelha média, como otite média com efusão (secretora), otite média aguda ou crônica. Em casos de perda auditiva neurossensorial, a topografia labiríntica deve ser investigada, e diagnósticos clínicos que comprometam a orelha interna devem ser lembrados, como doença de Ménière, fístula perilinfática, malformações de orelha interna, trauma, etc.[8].

Sempre é solicitado um perfil laboratorial do estado metabólico-hormonal, que inclui hemograma, glicemia de jejum, colesterol, triglicérides e dosagem dos hormônios tireoidianos. As reações sorológicas para sífilis são habitualmente acrescentadas à investigação. Para as crianças que apresentam instabilidade, queixas auditivas flutuantes, ingestão freqüente de doces e açúcar livre, jejum prolongado e história familiar de diabete, é indicada a curva glicoinsulinêmica de 3 horas. Utilizam-se parâmetros de Kraft para identificação de intolerância à glicose, hiperinsulinemia e/ou hipoglicemia reativa (glicemia < 55 mg/dL em qualquer ponto da curva, glicemia entre 145 e 200 mg/dL na 2ª hora, insulinemia de jejum > 50 UI e somatória da insulinemia de 2ª e 3ª horas > 75 UI)[11].

Os exames de imagem, como a tomografia computadorizada (TC) e a ressonância magnética (RM), são úteis em crianças que apresentam vertigem associada a déficits neurológicos, cefaléia, assimetria labiríntica que sugiram doenças retrococleares ou, ainda, em crianças que sofreram traumas cranianos[12].

MANIFESTAÇÕES CLÍNICAS

A vertigem na infância pode fazer parte de várias doenças e síndromes. A seguir, serão descritas aquelas que estão entre as mais comuns encontradas nas crianças.

Vertigem Paroxística Benigna da Infância

A vertigem paroxística benigna da infância (VPBI) é considerada a causa mais freqüente de tonturas entre as crianças, conforme a literatura corroborada com nossa experiência clínica[8,13-16].

A doença foi descrita pela primeira vez por Basser, em 1964, e é caracterizada por episódios súbitos de vertigem sem fatores precipitantes, geralmente associados a náuseas, vômitos, palidez, sudorese, dor abdominal e nistagmos. Podem coexistir cefaléia de padrão inespecífico e cinetose. A sintomatologia clássica pode iniciar-se por volta de 1 a 4 anos, mas no nosso meio é mais freqüente entre os escolares. A freqüência de crises é variável e elas podem durar segundos, minutos ou até horas e dias, fato menos comum. Não há predileção por sexo. As crises costumam melhorar e, no período intercrise, o paciente fica assintomático. Não se identificam sintomas neurológicos, como desmaios ou crises convulsivas, ou tampouco outros sintomas e sinais audiológicos. O exame clínico costuma ser normal fora da crise. A evolução do quadro é benigna, com tendência à resolução completa após alguns meses ou anos. No entanto, a criança pode apresentar repercussões clínicas e sociais importantes nesse período e, portanto, o tratamento se faz necessário[8,13-16].

A cefaléia, com o passar da idade, assume um padrão com características de migrânea em até 50% dos casos. Por esse motivo, acredita-se em uma relação entre VPBI e migrânea, e alguns autores consideram a VPBI como um equivalente enxaquecoso[8,13-16].

Torcicolo Paroxístico da Infância

No ano de 1969, Snyder descreve pela primeira vez um torcicolo de início súbito e de provável etiologia labiríntica. Posteriormente, outros autores descreveram e caracterizaram melhor a doença relatada por Snyder. Trata-se de um quadro com episódios de torção cervical que geralmente se iniciam durante os primeiros meses de vida ou nos pré-escolares e podem durar de minutos a dias. O torcicolo costuma ocorrer para o mesmo lado e pode ser acompanhado por náuseas, vômitos e palidez. O menor sente-se confortável com o desvio da cabeça, e a tentativa dos pais de correção resulta em choros intensos. Há uma tendência à resolução espontânea das crises por volta de meses ou anos, raramente ultrapassando 4 a 5 anos[17-19].

Inicialmente, foi sugerido o refluxo gastroesofágico como fator causal dos torcicolos, fato não comprovado cientificamente. Acredita-se hoje que o torcicolo seja uma resposta proprioceptiva a uma disfunção labiríntica, podendo estar relacionado com a VPBI e a própria enxaqueca, integrando o complexo sindrômico VPBI-migrânea em uma faixa etária mais precoce da criança[17-19].

Otites Médias

As doenças da orelha média podem justificar quadros labirínticos e, para alguns autores, são consideradas as mais freqüentes e populares das causas. Dentre todas, a otite média com efusão, também chamada de otite secretora, pode ser a causa mais encontrada de tonturas ou vertigens na criança. A queixa de hipoacusia é importante na caracterização da doença labiríntica e, ao lado da tontura, praticamente fecha o diagnóstico de vestibulopatia de origem periférica. As duas hipóteses que procuram explicar o comprometimento da orelha interna na otite com efusão são o gradiente pressórico secundário à disfunção tubária encontrada na orelha média e a entrada de toxinas provenientes do líquido presente na orelha média (menos aceita)[20,21].

Outros diagnósticos como a disfunção tubária simples, otite média crônica simples com perfuração ou ainda colesteatomatosa podem ser responsáveis por doenças do labirinto posterior[20,21].

Neurite Vestibular

A neurite vestibular manifesta-se de forma semelhante àquela encontrada nos adultos. Seu quadro clínico compreende um surto agudo de vertigem, por vezes incapacitante, em uma criança sem queixas auditivas ou mesmo neurológicas. Os sintomas autonômicos ocorrem com freqüência. Ao exame clínico, é possível observar nistagmo e alterações de equilíbrio compatíveis com comprometimento vestibular periférico. A audiometria é normal, e a eletronistagmografia demonstra uma paresia (hiporreflexia) labiríntica de um dos vestíbulos. Sua origem é viral, e os vírus mais comumente envolvidos são adenovírus, influenza, rubéola, sarampo e parotidite. A família pode relatar história recente de resfriado ou gripe em 30 a 60% dos pacientes[1,3,6,22].

Outras Vestibulopatias

A doença de Ménière em sua apresentação clássica com crises agudas e recidivantes de surdez, zumbido e vertigem é muito rara na criança. Quando presente, geralmente acontece na adolescência. Menos de 2% do total dos pacientes acometidos são crianças[23].

Os traumas cranianos com envolvimento do osso temporal podem ocorrer e cursam com quadros labirínticos que envolvem desde concussões labirínticas até fraturas temporais e fístulas perilinfáticas. Os exames de imagem associados ao exame otoneurológico podem ajudar no diagnóstico clínico[19].

A vertigem posicional paroxística benigna (VPPB) também é muito rara na criança. A história de vertigem desencadeada pelo posicionamento da cabeça e as manobras posturais para detecção do nistagmo de posicionamento fecham o diagnóstico[14,24].

As malformações que afetam o labirinto ósseo ou membranoso podem estar associadas a tonturas e, muitas vezes, são de difícil diagnóstico. A audiometria e a TC podem colaborar no diagnóstico de aquedutos alargados, displasias de Mondini, Aplasia de Michel, neurofibromatoses, trissomias em geral, etc.[6,8].

As vestibulopatias de origem puramente central são raras em crianças. Sintomas neurológicos como cefaléia, crises convulsivas, síncopes, sinais focais de comprometimento cortical ou de pares cranianos, alterações da força, motricidade e coordenação devem despertar no médico a desconfiança de envolvimento não-periférico. Doenças como esclerose múltipla, epilepsia temporal, tumores de tronco ou córtex, doença cerebelar e ataxia podem ser responsáveis pelos sintomas. Os quadros psiquiátricos histéricos podem ser reportados como tonturas pelas crianças. Sintomas ansiosos com crises de hiperventilação podem ajudar no diagnóstico da doença[7,19].

TRATAMENTO

A busca do diagnóstico etiológico é um dos princípios mais importantes para o tratamento das tonturas ou vertigens na infância. As causas são muitas, e a correção dos fatores envolvidos pode controlar o quadro e diminuir recidiva.

A criança não deve ser vista clinicamente como uma miniatura do adulto; ao contrário, está em uma fase de importantes aquisições cognitivas, comportamentais e sociais. A utilização de medicamentos que causam sedação e depressão do sistema vestibular pode apresentar efeitos adversos, que devem ser lembrados e evitados para não comprometer o desenvolvimento cognitivo[11,25-27].

As medidas higieno-dietéticas devem ser observadas, particularmente nos casos do complexo VPBI-migrânea. Os pais devem tentar excluir da alimentação as frituras, a cafeína e os alimentos ricos em tiraminas (queijos e chocolates)[27]. Nos menores que apresentam alterações do metabolismo dos carboidratos (intolerância, hipoglicemia e/ou hiperinsulinemia), a restrição dos açúcares livres e o fracionamento da dieta são indicados como teste terapêutico, especialmente entre os portadores de enxaqueca e doença de Ménière. A higiene do sono e o controle da ansiedade também são fundamentais nessa classe de doentes[11,25,26].

Nas crianças que apresentam doenças da orelha média e tonturas, o tratamento deve ser direcionado no sentido da resolução do quadro otológico com inserção de tubos de ventilação, controle da disfunção tubária ou cirurgias nas doenças crônicas da orelha[20,21]. Na VPPB, as manobras de reposição canalicular devem ser realizadas sempre direcionadas ao canal acometido, assim como acontece no adulto.

Poucas são as opções terapêuticas medicamentosas, e quase todas esbarram na apresentação em forma de comprimidos ou nos efeitos colaterais sedativos. Bloqueadores de canais de cálcio (cinarizina e flunarizina), extrato de Ginkgo biloba (EGB 761) e benzodiazepínicos (clonazepam) são as poucas drogas comercializadas na forma de solução. O EGB 761 em crianças é empiricamente utilizado pela Divisão de Otorrinolaringologia do HC-FMUSP com baixos efeitos colaterais e bons resultados no controle das tonturas. Em adolescentes, outra opção é a betahistina, particularmente na doença de Ménière. O uso de diuréticos para crianças com Ménière é sugerido pela literatura, no entanto, evita-se tal medicação por conta de sua potencial ototoxicidade.

No tratamento profilático dos quadros migranosos não-responsivos ao controle higieno-dietético, a introdução de betabloqueadores (propranolol) e antidepressivos (amitriptilina e valproato), além dos clássicos bloqueadores de canais de cálcio (flunarizina), pode ser efetiva[25,26].

Por fim, uma ótima alternativa estudada pioneiramente pelo nosso grupo é a reabilitação vestibular. Os resultados são excelentes devido à ótima neuroplasticidade infantil, sem a presença de efeitos colaterais. Pode ser indicada em qualquer criança, desde que os fatores metabólicos-hormonais estejam controlados. Exercícios físicos repetitivos e diários, estimulação visual, proprioceptiva e vestibular permitem o controle das tonturas e a reinserção da criança em seu meio social[28].

CONCLUSÕES

A vertigem na infância merece atenção, pois, apesar de parecer rara, é mais comum do que se imagina. Deve-se ficar atento aos sinais que podem estar à ela associados, a fim de se definir a topografia e a etiologia exatas dos sintomas. Doenças como a VPBI, associadas ou não à clássica migrânea e às patologias da orelha média, parecem ser as causas mais encontradas. Os exames audiológico e eletronistagmográfico podem auxiliar na identificação dessa topografia. O tratamento deve ser o mais conservador possível e visa a correção de todos os fatores higieno-dietéticos capazes de induzir o aparecimento das crises e, caso necessário, o tratamento medicamentoso deve ser instituído. A reabilitação vestibular é uma opção importante no controle das tonturas dos menores com os fatores metabólico-hormonais corrigidos. Existe a real necessidade de realização de novos estudos em busca do melhor entendimento dos mecanismos fisopatológicos envolvidos nas tonturas na criança.

REFERÊNCIAS BIBLIOGRÁFICAS

1. Balatsouras DG, Kaberos A, Assimakopoulos D, Katotomichelakis M, Economou NC, Korres SG. Etiology of vertigo in children. Int J Pediatr Otorhinolaryngol. 2007;71(3):487-94.
2. Formigoni LG, Santoro PP, Medeiros IRT, Bittar RSM, Bottino MA. Avaliação clínica das vestibulopatias na infância. Rev Bras Otorrinolaringol. 1999;65(1):78-82.
3. Choung YH, Park K, Moon SK, Kim CH, Ryu SJ. Various causes and clinical characteristics in vertigo in children with normal eardrums. Int J Pediatr Otorhinolaryngol. 2003;67(8):889-94.
4. Russell G, Abu-Arafeh I. Paroxysmal vertigo in children – an epidemiological study. Int J Pediatr Otorhinolaryngol. 1999;49(Suppl 1):105-7.
5. Niemensivu R, Pyykko I, Wiener-Vacher SR, Kentala E. Vertigo and balance problems in children – an epidemiologic study in Finland. Int J Pediatr Otorhinolaryngol. 2006;70(2):259-65.
6. Tusa RJ, Saada AA, Niparko JK. Dizziness in childhood. J. Child Neurol. 1994;9(3):261-74.
7. Formigoni GGS, Simoceli L, Medeiros IRT. Avaliação otoneurológica e audiológica na criança. In: Diament A, Cypel S. Neurologia infantil. 4ª ed. São Paulo: Atheneu; 2005. p.127-37.
8. Eviatar L. Dizziness in children. Otolaryngol Clin N Am. 1994;27(3):557-71.
9. D'Agostino R, Tarantino V, Melagrana A, Taborelli G. Otoneurologic evaluation of child vertigo. Int J Pediatr Otorhinolaryngol. 1997;40(2-3):133-9.
10. Melagrana A, D'Agostino R, Ravera B, Taborelli G. Comparison between air and water caloric tests in children. Int J Pediatr Otorhinolaryngol. 1999;51(3):139-43.
11. Bittar RSM, Medeiros IRT. Labirintopatias de causas sistêmicas. In: Campos CAH, Costa HOO. Tratado de Otorrinolaringologia da Sociedade Brasileira de Otorrinolaringologia. 2ª ed. São Paulo: Roca; 2003. p.496-504.
12. Niemensivu R, Pyykko I, Valanne L, Kentala E. Value of imaging studies in vertiginous children. Int J Pediatric Otorhinolaryngol. 2006;70(9):1639-44.
13. Gros-Esteban D, Gracia-Cervero E, Garcia-Romero R, Urena-Hornos T, Pena-Segura JL, Lopez-Pison J. Benign paroxysmal vertigo: our 14 years' experience with this entity. Rev Neurol. 2005;40(2):74-8.
14. Marcelli V, Piazza F, Pisani F, Marciano E. Neuro-otological features of benign paroxysmal vertigo and benign paroxysmal positioning vertigo in children: a follow-up study. Brain Dev. 2006;28(2):80-4.
15. Abu-Arafeh I, Russell G. Paroxysmal vertigo as a migraine equivalent in children: a population-based study. Cephalalgia. 1995;15(1):22-5.
16. Herraiz C, Calvin FJ, Tapia MC, De Lucas P, Arroyo R. The migraine: benign paroxysmal vertigo of childhood complex. Int Tinnitus J. 1999;5(1):50-2.
17. Snyder CH. Paroxysmal torticollis in infancy: A possible form of labyrinthitis. Am J Dis Child. 1969;117:458-60.
18. Cohen HA, Nussinovitch M, Ashkenasi A, Straussberg R, Kauschanksy A, Frydman M. Benign paroxysmal torticollis in infancy. Pediatr Neurol. 1993;9(6):488-90.
19. Busis SN. Dizziness in children. Pediatr Ann. 1988;17(10):648-55.

20. Golz A, Netzer A, Angel-Yeger, B, Westerman ST, Gilbert LM, Joachims AZ. Effects of middle ear effusion on the vestibular system in Children. Otolaryngol Head Neck Surg. 1998;119(6):695-9.
21. Ben-David J, Podoshin L, Fradis M, Faraggi D. Is the vestibular system affected by middle ear effusion? Otolaryngol Head Neck Surg. 1993;109(3):421-6.
22. Zannoli R, Zazzi M, Muraca MC, Macucci F, Bouni S, Nuti D. A child with vestibular neuritis. Is adenovirus implicated? Brain Dev. 2006;28(6):410-2.
23. Choung YH, Park K, Kim CH, Kim HJ, Kim K. Rare cases of Ménière's disease in children. J Laryngol Otol. 2006;120(4):343-52.
24. Baloh RW, Honrubia V. Childhood onset of benign positional vertigo. Neurology. 1998;50(5):1494-6.
25. Johnson GD. Medical Management of Migraine-Related Dizziness and Vertigo. Laringoscope. 1998;108(1-suppl85):1-28.
26. Honaker J, Samy RN. Migraine-associated vestibulopathy. Curr Opin in Otolaryngol Head Neck Surg. 2008;16(5):412-5.
27. Millichap JG, Yee MM. The diet factor in pediatric and adolescent migraine. Pediatric Neurol. 2003;28(1):9-15.
28. Medeiros IR, Bittar RS, Pedalini ME, Lorenzi MC, Formigoni LG, Bento RF. Vestibular rehabilitation therapy in children. Otol Neurotol. 2005;26(4):699-703.

Seção IV

Obstrução das vias aéreas

Aumento das tonsilas 9

Waldir Carreirão Neto

Após ler este capítulo, você estará apto a:

1. Compreender a fisiopatologia do aumento das tonsilas.
2. Reconhecer os principais sinais e sintomas apresentados pelos pacientes que apresentam aumento de tonsilas.
3. Conhecer as principais causas do aumento das tonsilas.
4. Compreender os prejuízos causados por essa doença, se não for tratada adequadamente.
5. Conhecer as opções terapêuticas existentes.

INTRODUÇÃO

Queixas relacionadas a alterações nas tonsilas são muito freqüentes no dia-a-dia, tanto do pediatra como do otorrinolaringologista. A obstrução nasal crônica apresenta-se como uma das principais queixas de crianças atendidas na atenção primária. A hiperplasia das tonsilas representa 21,8% das doenças otorrinolaringológicas diagnosticadas nesse nível de atenção à saúde[1]. Os mecanismos que causam o aumento das tonsilas ainda não estão totalmente esclarecidos. Atualmente, diversos estudos clínicos demonstram os efeitos nocivos que a hiperplasia tonsilar pode causar se não for tratada adequadamente, o que reforça a idéia da necessidade de uma solução precoce para esses pacientes.

Apesar de as principais causas do aumento das tonsilas serem as doenças crônicas inflamatórias e infecciosas, o diagnóstico diferencial de outras doenças menos prevalentes e, por vezes, potencialmente graves deve ser sempre lembrado.

PRINCÍPIOS BÁSICOS

Existem três tipos de tonsilas. A tonsila faríngea, também conhecida como adenóide, está localizada na parede póstero-superior da nasofaringe, próxima à abertura faríngea da tuba auditiva. As tonsilas palatinas, também denominadas amídalas, localizam-se na parede lateral da orofaringe entre os pilares amidalianos anterior e posterior, sobre a fáscia do músculo constrictor superior da faringe. Por fim, as tonsilas linguais estão localizadas na região da base da língua. Essas três estruturas, somadas a pequenos conglomerados de tecido linfóide localizados na parede posterior e lateral da faringe, formam o anel linfático de Waldeyer, e apresentam semelhanças histológicas e funcionais entre si[2].

A estrutura histológica das tonsilas está relacionada com sua função de órgão imunológico. As amídalas e a adenóide são tecidos linfóides compostos predominantemente por células B (50 a 65%)[4]. Ambos não possuem linfáticos aferentes, porém desempenham papel fundamental no processamento e na apresentação de antígenos[3]. Sua localização anatômica favorece a função de proteção imunológica das vias aéreas por estar em contato direto com antígenos aéreos. As amídalas possuem 10 a 30 criptas, que são invaginações presentes em sua superfície[2]. No seu interior, existe um epitélio de revestimento reticulado especializado, que tem função imunológica comparada à dos vasos linfáticos aferentes, uma vez que proporciona o contato de antígenos com o sistema imunológico, por meio de um sistema complexo de células apresentadoras de antígenos e microporos, que conduzem o antígeno às células linfóides imunologicamente ativas, situadas abaixo desse epitélio[3]. Além disso, produz diversas imunoglobulinas séricas[5] e também imunoglobulina A secretora[6].

As tonsilas são imunologicamente mais ativas entre os 4 e 10 anos de idade[2]. Seu crescimento durante a infância ocorre em resposta aos mais variados estímulos antigênicos, como vírus, bactérias, alérgenos, alimentos e irritantes ambientais[3]. A involução das tonsilas começa após a puberdade, resultando em uma diminuição de suas células B e um aumento relativo na proporção de células T[2].

PATOGÊNESE

A patogênese do aumento das tonsilas está relacionada à posição anatômica destas e à função de órgão do sistema imunológico que exercem, processando material infeccioso e outros antígenos, o que as torna, muitas vezes, foco de inflamação e infecção crônica. Existe um equilíbrio entre a flora normal tonsilar e sua resposta imunológica local[8]. A flora bacteriana tonsilar age como um estímulo local ao sistema imunológico. Deve haver harmonia entre essa estimulação antigênica e a resposta imune local, pois, quando se estabelece um desequilíbrio por comprometimento da imunidade da mucosa, surge a doença, que se traduz por diferentes mudanças morfológicas e funcionais das tonsilas. Isto ocorre, provavelmente, devido a infecções virais e bacterianas recorrentes, levando à colonização local de bactérias patogênicas[9]. Tonsilas cronicamente infectadas possuem níveis mais elevados de bactérias patogênicas, especialmente produtoras de beta-lactamase, se comparadas com tonsilas sem doença[8]. Com isso, instala-se um processo inflamatório crônico, causando uma diminuição na função imunológica tonsilar devido a uma redução no transporte de antígenos pelo seu epitélio especializado reticular, o qual é progressivamente substituído por um tecido estratificado escamoso. Essas alterações provocam uma redução na ativação local de células B e na produção de anticorpos.

Sugere-se que a lesão e a perda da integridade do epitélio reticular das criptas provocariam criptite crônica, levando a uma obstrução da mesma e um acúmulo de debris em seu interior. Nessas condições, as bactérias se multiplicariam, estabelecendo um estado de infecção crônica, criando-se um estímulo antigênico contínuo. Isso estimularia a expansão de células clonais de memória, levando à hiperplasia da tonsila[3]. O refluxo extra-esofágico de conteúdo gástrico para a faringe também tem sido apontado como mais um possível agente causador da hiperplasia das tonsilas; causaria lesão do epitélio especializado das criptas pela pepsina, levando à criptite e ao aumento do número de linfócitos nas tonsilas[10].

Alguns autores sugerem que a proliferação tonsilar possa estar relacionada com a exposição precoce ao vírus sincicial respiratório, que causaria um aumento na regulação de receptores do fator de crescimento neural (NGF) – neurocinina 1 (NK1). Essas alterações neuro-imunomoduladoras do tecido tonsilar predisporiam sua proliferação[11].

MANIFESTAÇÕES CLÍNICAS

Os principais sintomas devem-se à obstrução das vias aéreas superiores, como a obstrução nasal, a respiração oral de suplência e os roncos noturnos. Queixas como disfagia, falta de olfato e de paladar e alterações da voz, como hiponasalidade, podem estar presentes.

A apnéia obstrutiva do sono (AOS) pode ocorrer em crianças com aumento das tonsilas. Queixas que sugerem a existência de distúrbios significativos do sono incluem episódios de apnéia presenciados durante o sono, roncos severos, respiração oral crônica, despertares freqüentes, hipersonolência diurna, enurese, pesadelos e baixo desempenho escolar[2]. A queixa de ronco não necessariamente indica AOS. A incidência de ronco em crianças é de 7 a 9%, enquanto a de AOS é de 1 a 2%. Essas crianças podem, na verdade, apresentar ronco primário ao invés de AOS. Por outro lado, crianças que não roncam dificilmente apresentarão AOS[12].

Casos severos de hiperplasia das tonsilas causando obstrução acentuada das vias aéreas superiores e AOS podem levar a quadros graves como *cor pulmonale*, hipertensão pulmonar e hipoventilação alveolar. A obstrução crônica das vias aéreas associada a infecções recorrentes do trato respiratório é a responsável pelo desenvolvimento do *cor pulmonale*; a resolução da obstrução melhora significativamente a função pulmonar desses pacientes[13].

Pela proximidade do tecido adenoideano da abertura faríngea da tuba auditiva, deve-se atentar para os sinais que indicam a presença de otite média crônica serosa associada. O baixo desempenho escolar, a dificuldade de aprendizado e o retardo no desenvolvimento da linguagem podem ser indícios de redução dos limiares auditivos pelo acúmulo de secreção na orelha média dessas crianças[14].

A alergia é citada como um possível fator de risco para o aumento das tonsilas. Porém, dentre as doenças alérgicas, apenas a rinite parece estar relacionada a uma maior incidência de hiperplasia adenoideana em crianças[15]. Mas isso não significa que esse seja o fator principal na gênese da hiperplasia nesses casos. Em última análise, a rinite alérgica é apenas mais um fator que contribui para a instalação de um processo inflamatório crônico da mucosa nasal, estimulando o tecido linfático adenoideano[15]. Deve-se atentar para sinais e sintomas de rinite alérgica em crianças com hiperplasia adenoideana. Muitas vezes, a similaridade dos sintomas pode atrasar o diagnóstico de uma ou outra patologia.

É necessário observar se há sinais e sintomas de refluxo faringo-laríngeo de conteúdo gástrico, como tosse crônica e aumento pronunciado das amídalas linguais, principalmente nas crianças com menos de 3 anos de idade, em que a chance de o refluxo estar envolvido na gênese da hiperplasia tonsilar é maior[10].

O aumento adenoideano pode afetar a função do olfato, diminuindo a apreciação dos alimentos e a motivação dessas crianças à alimentação[16]. Porém a hiperplasia adenoideana isoladamente não apresenta impacto significativo nas curvas de crescimento[16,17]. Por outro lado, crianças com hiperplasia adenoamidaliana apresentam melhora de seu crescimento após cirurgia, o que não ocorre com a mesma freqüência nos casos de hiperplasia adenoideana apenas[17].

A mastigação costuma ser bastante alterada, ruidosa e desordenada, permanecendo os lábios entreabertos devido à obstrução nasal; a criança tem, portanto, preferência por alimentos que facilitem a mastigação, como os líquidos e os pastosos, que são mais fáceis de serem deglutidos.

Disfunção respiratória obstrutiva do sono induzida por hiperplasia adenoamidaliana tem um efeito emocional negativo em crianças, principalmente entre os 6 e 9 anos de idade. Os problemas mais recorrentes são labilidade emocional, ansiedade e distúrbios depressivos[17]. A redução da vontade de alimentar-se, devido à alteração no paladar e no olfato, também é citada como fator psicologicamente negativo, já que a comida é uma fonte básica de prazer e uma forma comum de recompensa para crianças[16].

Quadros crônicos de adenoidite podem estar associados e, nesses casos, queixas de rinorréia também são comuns. Por apresentarem quadro clínico semelhante, as infecções sinusais são um diagnóstico diferencial desafiador, estando, algumas vezes, presentes simultaneamente. Dor de garganta, halitose, adenopatia cervical dolorosa e eritema periamidaliano persistente estão presentes nos casos de amidalite crônica associada.

Ao exame físico, a hiperplasia das amídalas pode ser identificada por meio da oroscopia, podendo ser classificada de acordo com o grau de obstrução que causa à orofaringe[18] (Figuras 9.1 e 9.2). Os demais achados no exame físico devem-se principalmente às alterações provocadas pela respiração oral secundária à obstrução nasal crônica (Quadro 9.1 e Figura 9.3). Isto pode afetar o desenvolvimento craniofacial dessas crianças. Com isso, a mandíbula e a língua são deslocadas para baixo e para trás, causando alterações posturais que prejudicam o equilíbrio normal existente entre as forças exercidas pela língua e pelo lábio sobre os dentes e os tecidos moles da face, resultando em alterações maxilofaciais. Por conseqüência, maloclusão dentária, mordida aberta, protrusão de maxila e mordida cruzada posterior podem estar presentes. Essas alterações da morfologia e do crescimento craniofacial

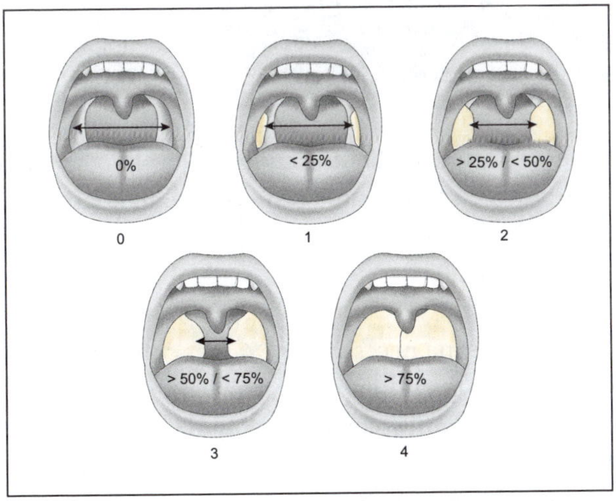

Figura 9.1 Classificação clínica do tamanho das amídalas de acordo com o grau de obstrução causado à orofaringe.

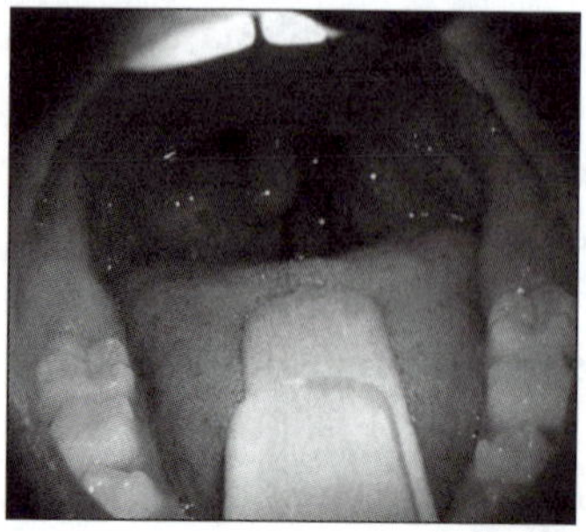

Figura 9.2 Hiperplasia amidaliana grau 4. (Veja imagem colorida no encarte.)

Quadro 9.1 – Principais sinais clínicos de um respirador oral crônico

- Lábios entreabertos
- Fácies alongadas
- Lábio superior aparentemente mais curto e elevado
- Retrognatia mandibular
- Dentes incisivos proeminentes
- Palato ogival
- Flacidez da musculatura perioral

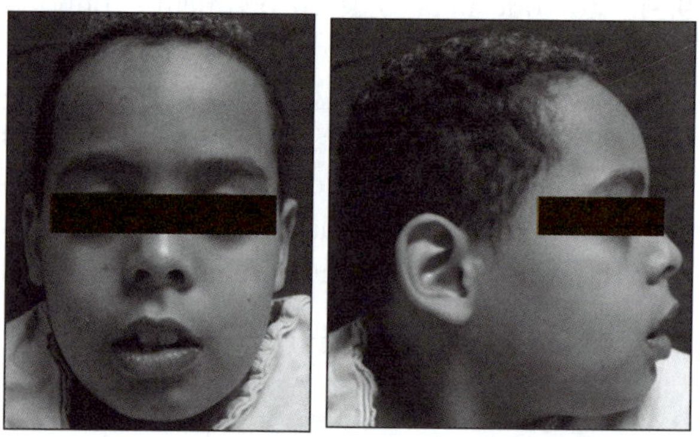

Figura 9.3 Fácies de uma criança com obstrução nasal crônica e respiração oral crônica de suplência.

podem também causar disfunção da tuba auditiva, levando ao aparecimento da otite média crônica serosa[19]. Portanto, uma otoscopia é mandatória nesses pacientes.

EXAMES COMPLEMENTARES

A hiperplasia adenoideana necessita de exames complementares para seu diagnótico. A radiografia (RX) lateral da nasofaringe ajuda na identificação dessa hiperplasia (Figura 9.4). A nasofibrolaringoscopia flexível permite uma visão tridimensional, objetiva e dinâmica da nasofaringe, possibilitando um diagnóstico mais preciso e também a exclusão de outras possíveis causas de obstrução nasal crônica que podem passar despercebidas ao exame físico e radiológico, como o desvio sep-

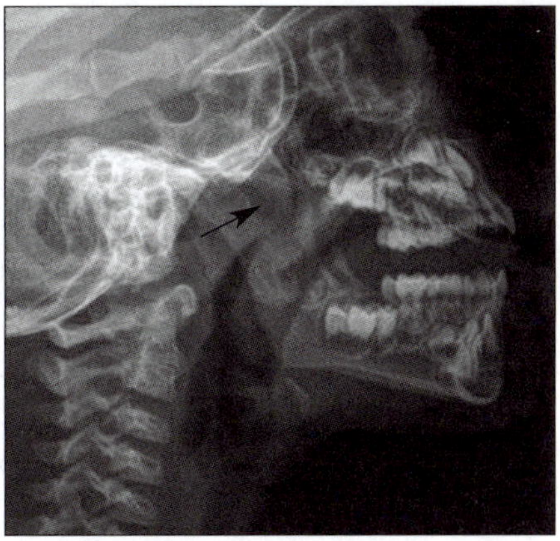

Figura 9.4 Radiografia (RX) simples de perfil da nasofaringe demonstrando um aumento do tecido adenoideano (seta preta), reduzindo a coluna aérea.

tal posterior e uma hipertrofia da cauda das conchas inferiores[20]. Também permite a identificação de sinais sugestivos de refluxo faringo-laríngeo, como aumento significativo das tonsilas linguais, edema e eritema da região posterior da glote e estenose subglótica[20,21]. É um exame simples e bem tolerado por crianças, com o uso de anestesia tópica nasal[20]. Uma adenóide que ocupe 2/3 da área coanal na nasofibrolaringoscopia já é capaz de provocar alterações clínicas significativas[22]. Este exame deve ser sempre realizado no pré-operatório dos pacientes com indicação cirúrgica[23]. Nos casos de otite média crônica serosa associada, exames para avaliação dos limiares auditivos devem ser realizados.

DIAGNÓSTICO DIFERENCIAL

A obstrução nasal crônica levando à respiração oral é o quadro mais comum apresentado por crianças com hiperplasia adenoideana. Porém outras causas de obstrução nasal devem ser sempre lembradas, e, em alguns casos, estão presentes simultaneamente (Quadro 9.2).

Quadro 9.2 – Outras causas de obstrução nasal crônica

- Rinites
- Rinossinusites
- Tumores nasais
- Polipose nasal
- Hipertrofia de conchas nasais
- Mucoceles
- Desvios septais
- Atresia coanal
- Corpos estranhos no nariz
- Estenose de fossa nasal
- Alterações da pirâmide nasal

Sendo constatado que o aumento das tonsilas é o responsável pelo quadro clínico apresentado, deve-se atentar para a etiologia do problema. A causa mais comum nesses casos é a doença inflamatória e infecciosa crônica das tonsilas. Porém outras doenças também podem provocar o aumento das tonsilas. Atenção especial deve ser dada para o aumento unilateral das amídalas, que, em 4,8% do casos, pode indicar um quadro neoplásico, principalmente os linfomas, sendo o subtipo não-Hodgkin de células B o mais comum[24]. Nestes casos, deve-se procurar por sinais sugestivos de malignidade, como a presença de anormalidades na mucosa amidaliana, linfoadenomegalia, disfagia e dor crônica[25]. Uma outra causa de aumento de tonsilas em crianças é a chamada doença linfoproliferativa pós-transplante, termo usado para nomear proliferações anormais de tecido linfóide ocorridas nos pacientes em estado de imunossupressão após transplante de órgãos[26]. A sorologia negativa para Epstein-Baar e a idade reduzida no momento do transplante são apontados como possíveis fatores de risco para seu aparecimento[27].

TRATAMENTO

O aumento das tonsilas causando obstrução das vias aéreas superiores é a principal indicação das tonsilectomias[2] (Quadro 9.3). Porém o aumento das tonsilas por si só não é motivo suficiente para indicação de sua retirada, a não ser que haja repercussão clínica[7]. Nos casos de aumento unilateral amigdaliano e na suspeita de neoplasia, a biópsia ou mesmo a tonsilectomia também está indicada.

A tonsilectomia, quando indicada corretamente, mostra-se eficaz no tratamento da obstrução crônica das vias aéreas superiores e de suas conseqüências. Nesses casos, quando indicada precocemente, é capaz de normalizar a morfologia maxilofacial previamante alterada pela respiração oral crônica de suplência[28], além de melhorar a qualidade de vida[29] e o estado emocional dos pacientes[30]. Estudos demonstram que, após tonsilectomia, pacientes com distúrbios obstrutivos do sono apresentam aumento significativo de peso, altura e índice de massa corpórea

Quadro 9.3 – Principais indicações de tonsilectomia por causa obstrutiva

- Ronco excessivo e respiração oral crônica
- Apnéia obstrutiva do sono e distúrbios do sono
- Hiperplasia tonsilar associada a:
  - *Cor pulmonale*
  - Disfagia
  - Anormalidades na fala
- Anormalidades do crescimento craniofacial
- Anormalidades oclusivas
- Hiperplasia adenoideana associada à rinossinusite crônica

Fonte: adaptado de Cummings[2].

(IMC), bem como um aumento dos níveis séricos do fator de crescimento insulinêmico tipo 1 (IGF-1), otimizando seu desenvolvimento[31]. A remoção das tonsilas causa algumas mudanças compensatórias no sistema imunológico em desenvolvimento da criança, porém elas não são significativas a ponto de causar algum tipo de imunodeficiência[32].

Alguns estudos sugerem o uso de antibióticos, como a associação entre a amoxacilina e o ácido clavulânico, por um período de 30 dias, para o alívio temporário dos sintomas obstrutivos, principalmente naqueles casos em que se deseja postergar a cirurgia ou quando o risco cirúrgico é muito elevado[3,33]. Também é citado o uso tópico intranasal de corticosteróides como opção terapêutica[34]. Porém estudos prospectivos multicêntricos randomizados ainda são necessários para comprovar sua eficácia.

CONCLUSÕES

O aumento das tonsilas pode causar sérios danos ao crescimento e ao desenvolvimento desses pacientes. O diagnóstico correto e a detecção de quadros associados são essenciais para o manejo terapêutico correto. O tratamento adequado e, principalmente, precoce é de fundamental importância para se evitar o aparecimento de seqüelas, como as alterações da morfologia craniofacial e as disfunções associadas à AOS.

REFERÊNCIAS BIBLIOGRÁFICAS

1. Guerra AFM, Gonçalves DU, Cortes MCJW, Lima TMA. Otolaryngology at the public health system of a city in Southeastern Brazil. Rev Saúde Pública. 2007;41(5):719-25
2. Wiatrak BJ, Wolley AL. Pharyngitis and adenotonsillar disease. In: Cumings CW, et al. Otolaryngology – head and neck surgery. 4th ed. Philadelphia: Elsevier Mosby; 2005. p.4135-65.
3. Brodsky L, Poje C. Tonsillitis, tonsillectomy, and adenoidectomy. In: Bailey BJ, et al. Head and neck surgery – otolaryngology. 3th ed. Philadelphia: Lippincott Williams and Williams; 2001. p.980-91.
4. Richtsmeier WJ, Shikhari AM. The physiology and immunology of the pharyngeal lymphoid tissue. Otolaryngol Clin North Am. 1987;20(2):219-28.
5. Freitas LPS. Epitélio especial da cripta amigdaliana. In: Campos AH, Costa HOO. Tratado de otorrinolaringologia. São Paulo: Rocca; 2002. p.219-21.
6. Perry ME. The specialized structure of crypt epithelium in the human palatine tonsil and its functional significance. J Anat. 1994;185(Pt1):111-27.
7. Kornblut AD. Non-neoplastic diseases of the tonsils and adenoids. In: Paparella MM, Shumrick DA, Gluckman JL, Meyerhoff WL. Otolaryngology. Philadelphia: W. B. Saunders; 1991. p.2129-48.
8. Brodsky L, Koch RJ. Bacteriology and immunology of normal and diseased adenoids in children. Arch Otolaryngol Head Neck Surg. 1993;119(8):821-9.
9. Cicerán A. Imunologia do anel linfático de Waldeyer. In: Sih T, Chinski A, Eavey R. III Manual de otorrinolaringologia pediátrica da IAPO. São Paulo: IAPO; 2003. p.84-94.

10. Stapleton A, Brodsky L. Extra-esophageal acid reflux induced adenotonsillar hyperplasia: case report and literature review. Int J Pediatr Otorhinolaryngol. 2008;72(3):409-13.
11. Goldbart AD, Mager E, Veling MC, Goldman JL, Kheirandish-Gozal L, Serpero LD, et al. Neurotrophins and tonsillar hypertrophy in children with obstructive sleep apnea. Pediatr Res. 2007;62(4):489-94.
12. Carroll JL, McColley SA, Marcus CL, Curtis S, Loughlin GM. Inability of clinical history to distinguish primary snoring from obstructive sleep apnea syndrome in children. Chest. 1995;108(3):610-8.
13. Niedzielska G, KotowskyM, Niedzielska A. Assessment of pulmonary function and nasal flow in children with adenoid hypertrophy. Int J Pediatr Otorhinolaryngol. 2008;72:333-5.
14. American Academy of Family Physicians, American Academy of Otolaryngology-Head and Neck Surgery, and American Academy of Pediatrics, Subcommittee on Otitis Media With Effusion. Clinical practice guideline in otitis media with effusion. Pediatrics. 2004;113(5):1412-29.
15. Modrzynski M, Zawisza E. An analysis of the incidence of adenoid hypertrophy in allergic children. Int J Pediatr Otorhinolaringol. 2007;71(5):713-9.
16. Konstantinidis I, Triaridis S, Triaridis A, Petropoulos I, Karagiannidis K, Kontzoglou G. How do children with adenoid hypertrophy smell and taste? Clinical assessment of olfactory function pre and post adenoidectomy. Int J Pediatr Otorhinolaryngol. 2005;69(10):1343-9.
17. Dualibi APFF, Pignatari SSN, Weckx LLM. Nutritional evaluation in surgical treatment of children with hypertrophic tonsils and adenoids. Int J Pediatr Otorhynolaryngol. 2002;66(2):107-13.
18. Brodsky L, Moore L, Stanievich JF. A comparison of tonsillar size and oropharyngeal dimensions in children with obstructive adenotonsillar hypertrophy. Int J Pediatr Otorhinolaryngol. 1987;13(2):149.
19. Di Francesco R, Paulucci B, Nery C, Bento RF. Craniofacial morphology and otitis media with effusion in children. Int J Pediatr Otorhinolaryngol. 2008;72(8):1151-8.
20. Souza BB, Hennemann GV, Anselmo WT. Importance of nasal fiberoptic examination in the presence of a normal X-ray of the cavum. Int J Pediatr Otorhinolaryngol. 2000;55(1):29-32.
21. Narcy P, Contencin P, Abbeele TVD. Gastroesophageal reflux and laryngeal disease. In: Cumings CW, et al. Otolaryngology – head and neck surgery. 4th ed. Philadelphia: Elsevier Mosby; 2005. p.4286-9.
22. Chien CH, Chen AM, Hwang CF, Su CY. The clinical significance of adenoid-choane area ratio in children with adenoid hypertrophy. Int J Pediatr Otorhinolaryngol. 2005;69(2):235-9.
23. Kindermann CA, Roithmann R, Lubianca JFN. Sensitivity and specificity of nasal flexible fiberoptic endoscopy in the diagnosis of adenoid hypertrophy in children. Int J Pediatr Otorhinolaringol. 2008;72(1):63-7.
24. Syms MJ, Peters DPB, Holtel MR. Incidence of carcinoma in incidental tonsil assimetry. Laryngoscope. 2000;110:1807-10.
25. Sunkaraneni VS, Jones SEM, Prasai A, Fish BM. Is unilateral tonsillar enlargement alone an indication for tonsillectomy? J Laryngol Otol. 2006;120(7):E21-4.
26. Chiang S, Chau MV, Nguyen M, Strocker AM, Horvath S, Shapiro N. Adenotonsillar enlargement in pediatric organ transplant recipients: a cross sectional analysis. Otolaryngol. Head Neck Surg. 2002;127(1):109-14.
27. Shapiro NL, Strocker AM, Bhattacharyya N. Risk factors for adenotonsillar hypertrophy in children following solid organ transplantation. Int J Pediatr Otorhinolaryngol. 2003;67(2):151-5.
28. Wijk LZ, Forsberg CM, Aronson SL. Changes in dentofacial morphology after adenotonsillectomy in young children with obstructive sleep apnea: a 5-year follow up study. Eur J Orthod. 2006;28(4):319-26.
29. Flanary VA. Long-term effect of adenotonsillectomy on quality of life in pediatric patients. Laryngoscope. 2003;113(10):1639-44.

30. Kim DY, Rah YC, Kim DW, Kim SW, Han DH, Kong IG, et al. Impact of tonsillectomy on pediatric psychological status. Int J Pediatr Otorhinolryngol. 2008;72(9):1359-63.
31. Kang JM, Auo HJ, Yoo YH, Cho JH, Kim BG. Changes in serum levels of IGF-1 and growth following adenotonsillectomy in children. Int J Pediatr Otorhynolaryngol. 2008;72(7):1065-9.
32. Ikinciogullari A, Dogu F, Ikinciogullari A, Egin Y, Babacan E. Is immune system influenced by adenotonsillectomy in children? Int J Pediatr Otorhinolarygol. 2002;66(3):251-7.
33. Sclafani AP, Ginsburg J, Shah MK, Dolitsky JN. Treatment of symptomatic chronic adenotonsillar hypertrophy with amoxicillin/clavulanate potassium: short- and long-term results. Pediatrics. 1998;101(4):675-81.
34. Berlucchi M, Valetti L, Parrinello G, Nicolai P. Long-term follow-up of children undergoing topical intranasal steroid therapy for adenoidal hypertrophy. Int J Pediatr Otorhinolaryngol. 2008;72(8):1171-5.

10 Repercussões da obstrução nasal no crescimento craniofacial

Renata Cantisani Di Francesco

Após ler este capítulo, você estará apto a:

1. Conhecer a influência da obstrução nasal e da respiração oral no crescimento e no desenvolvimento craniofacial.
2. Reconhecer as principais características faciais de pacientes que respiram pela boca e quais os tipos mais suscetíveis.

INTRODUÇÃO

A obstrução nasal é uma das afecções mais freqüentes na infância. Em sua forma crônica, promove a mudança do padrão respiratório nasal para o oral. Proffit, White e Sarver[1] lembram que o ser humano se adapta mais rapidamente a esse padrão respiratório, induzindo adaptações funcionais que têm sido associadas a desvios do padrão de crescimento craniofacial.

A falta da respiração nasal em crianças propicia o aumento da resistência nasal e, conseqüentemente, da respiração oral, o que prejudica sobremaneira a harmonia do desenvolvimento facial.

Grande parte do desenvolvimento da face ocorre após o nascimento da criança. O crescimento pós-natal ocorre em conjunto com o desenvolvimento de funções fisiológicas básicas, como a respiração nasal e a alimentação.

O crescimento da via aérea é proporcional ao crescimento do corpo e dos pulmões, e a região oral é ligada ao desenvolvimento do V e VII pares cranianos associados à musculatura, à sucção, à erupção dentária e ao desenvolvimento da mastigação. A criança apresenta uma face larga pelo tamanho da base do crânio e a dimensão vertical da face é ainda reduzida, devido ao pequeno sistema pulmonar e à mastigação ainda rudimentar. Esta última se desenvolverá na passagem do aleitamento materno à alimentação sólida[2].

O desenvolvimento do maciço facial resulta da interação de diversos fatores, tanto sistêmicos (genéticos, endócrinos, metabólicos e comportamentais) quanto locais (dentição, hábitos inadequados – uso de chupeta, sucção de dedo, etc. –, alterações musculares e respiração), sendo este último exemplo o principal ponto em que pode ocorrer a intervenção dos otorrinolaringologistas[2].

As características faciais são determinadas geneticamente. Assim, determinam-se os tipos faciais, que receberão influência das funções orofaciais, as quais devem ser preservadas, de modo a garantir um desenvolvimento craniofacial harmonioso. Qualquer alteração funcional nas crianças resultará em distúrbios do crescimento.

De acordo com Meredith, o crescimento da face é completado em idade precoce. Sessenta por cento do crescimento craniofacial ocorre durante os 4 primeiros anos, e 90%, até os 12. O desenvolvimento da mandíbula completa-se por volta dos 18 anos[3]. Van der Linden considera que a abóbada craniana e a base do crânio têm atingido mais de 90% de seu crescimento aos 6 anos, e as estruturas mandibulares e maxilares atingem cerca de 80% de seus crescimentos finais por volta desta mesma idade, sendo o surto de crescimento da adolescência moderado[4].

A respiração oral ativa sistemas distintos para o estímulo do crescimento, podendo acarretar uma variação morfológica da face. Há íntima relação entre os componentes funcionais e estruturais na cabeça e no pescoço[5].

O indivíduo com respiração oral apresenta um crescimento desarmônico da face, o que resulta em típicas características faciais (Quadro 10.1).

ALTERAÇÕES CRANIOFACIAIS

Sugere-se que obstrução nasal e conseqüente suplência por respiração oral resultem em alterações posturais que alteram o crescimento e o desenvolvimento craniofacial, como posição mais baixa da língua e da mandíbula, bem como elevação da posição da cabeça[7-9]. A postura da mandíbula e da língua rebaixadas, se

Quadro 10.1 – Características faciais dos respiradores bucais[6]

Critérios de aceitabilidade

- Maxila atrésica
- Protrusão de incisivos superiores
- Mordidas aberta e cruzada
- Eversão de lábio inferior
- Lábio superior hipodesenvolvido
- Narinas estreitas
- Hipotonia da musculatura perioral

mantida durante o crescimento, pode alterar a relação dos arcos dentários, causando um aumento da altura facial inferior e tornando o palato estreito[6,9]. As alterações posturais resultam em alongamento da musculatura e no desbalanço das forças teciduais, o que afeta o desenvolvimento e o crescimento, restringindo o aumento maxilar e sua projeção anterior e inferior[10] (Figura 10.1).

Alguns autores julgam que as deformidades sejam resultados secundários, decorrentes de ajustes neuromusculares requeridos para a manutenção da função respiratória por via oral[11], comprometendo, assim, a musculatura orofacial, submandibular, que está inserida no osso hióide[9] até a musculatura cervical e vertebral[10].

O padrão de crescimento vertical tende a se estabelecer muito precocemente, por volta dos 3 anos de idade, e mantém-se relativamente estável durante o período do crescimento craniofacial. Além disso, variações individuais, como resposta à obstrução nasal, podem ser esperadas em pacientes com a síndrome da face longa[10].

Observou-se que há maior prevalência de indivíduos com obstrução nasal dentre os dolicofaciais nas fases puberal e pós-puberal, em comparação aos do tipo braquifacial[12].

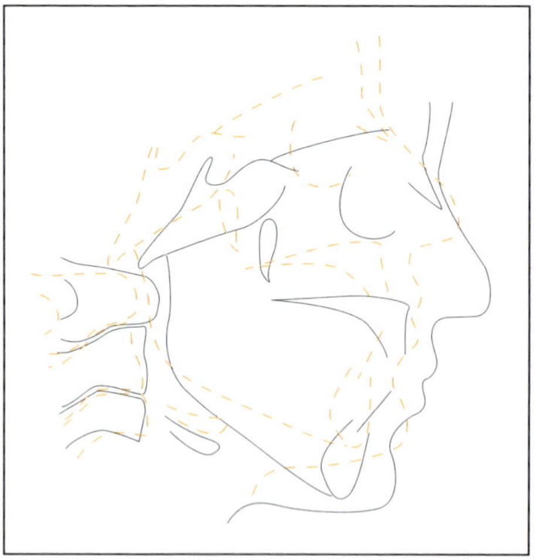

Figura 10.1 Traçado cefalométrico que mostra a alteração postural da cabeça (traçado pontilhado – respiração nasal, traçado cheio – respiração oral). Fonte: adaptado de Tourne LPM[10].

No crescimento do complexo maxilar, estão envolvidos os músculos da face, o subcutâneo e a submucosa dos epitélios orais e nasais, vasos e nervos, etc., além de suas funções. Segundo Enlow, a patência da via aérea é a peça-chave para o desenvolvimento da face e para o crescimento e a evolução do complexo nasomaxilar[13].

As faces internas das paredes e do assoalho das fossas nasais, exceto da fossa olfatória, são reabsortivas, produzindo uma expansão lateral e anterior. A passagem do ar promove a reabsorção óssea na parte interna das fossas nasais e a deposição óssea na parte externa, contribuindo para o rebaixamento do palato duro (Figura 10.2).

Com o processo de remodelação óssea, o palato passa a ocupar uma posição mais rebaixada na criança e há um alargamento do arco maxilar, que favorecerá a erupção da dentição definitiva. As paredes do seio maxilar são também reabsortivas, exceto a parede medial, que é depositória para acomodar a expansão da cavidade nasal, promovendo o distanciamento dos arcos da órbita, das faces nasal e oral do palato, do arco maxilar, dos seios paranasais e dos arcos zigomáticos. Isso explicaria a maloclusão em pacientes com obstrução nasal[13].

As porções ósseas do septo nasal (vômer e lâmina perpendicular do etmóide) aumentam verticalmente nas suas várias suturas. Essa fina lâmina óssea apresenta variações individuais, com campos alternados de deposição e absorção, o que pode levar a desvios septais[8].

A configuração e a dimensão das vias aéreas são o resultado do crescimento e do desenvolvimento dos tecidos duros e moles junto ao complexo nasomaxilar. Qualquer variação regional durante a infância ao longo do trato aéreo superior pode resultar em alteração do crescimento do conjunto facial.

Segundo a Teoria da Compressão, os músculos bucinador, orbicular e constritor da faringe superior formam um sistema de bandas que atuam como um molde extra-oral na contenção dos dentes e da língua. A expansão do palato também está relacionada a forças laterais da língua sobre o palato. Nos respiradores orais, essa ação da língua está diminuída – e, em resposta, há uma força constritiva do

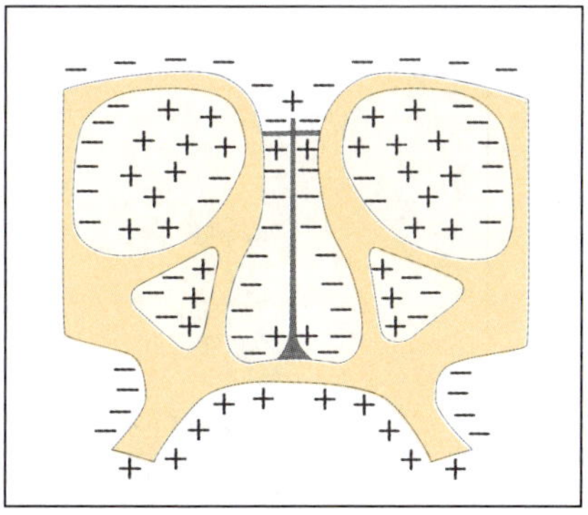

Figura 10.2 Crescimento lateral do complexo maxilar. Fonte: adaptado de Enlow e Hans[13].

bucinador e do masseter – e também prejudicada, pois há um freio lingual exageradamente curto com limitação de sua mobilidade[14] (Figura 10.3).

Quando a respiração oral se torna habitual, diversas mudanças posturais podem ocorrer, gerando alterações neuromusculares, esqueléticas e dentárias[11]. Para se criar uma passagem de ar pela boca, os lábios tornam-se entreabertos, a mandíbula é mantida em uma posição inferior, e a língua, deslocada para baixo e para frente. Se a boca for mantida aberta durante um longo período, é possível que o crescimento da mandíbula seja levado a uma rotação maior para baixo e para trás, o que permite a irrupção contínua dos dentes posteriores e o crescimento alveolar excessivo; instalando-se a mordida aberta esquelética. Isso ocorre devido à falta de contato entre os dentes superiores e inferiores durante a deglutição, que deveria acontecer cerca de mil vezes por dia. Os músculos supra-hióideos contraem-se, enquanto o masseter, o pterigóideo interno e o temporal ficam relaxados, dificultando o fechamento da mandíbula. O crescimento alveolar e a irrupção dentária irrestritos inibem, cada vez mais, a volta da mandíbula à sua posição original, perpetuando as modificações craniofaciais.

Linder-Aronson e Wooside[15], em um grupo de 81 crianças com hipertrofia de adenóide, encontraram 25% de alterações craniofaciais, comparadas a 4% no grupo-controle, e observaram ainda, em um acompanhamento dos pacientes por 5 anos, que o grupo submetido à adenoidectomia apresentou melhora do crescimento facial no sentido horizontal em relação ao grupo-controle.

A hipertrofia de tonsila palatina gera obstrução mecânica com diminuição do espaço na orofaringe. A língua apresenta uma posição anterior e rebaixada, que resulta em um distúrbio da interação muscular entre as forças do orbicular e dos músculos da língua contra os incisivos; o palato é estreito e há, portanto, maior incidência de mordida cruzada e aberta. A posição baixa da língua, sem o devido contato com a papila palatina, pode resultar também em alterações do crescimento da mandíbula. Após a amigdalectomia, há alterações da postura da língua[16].

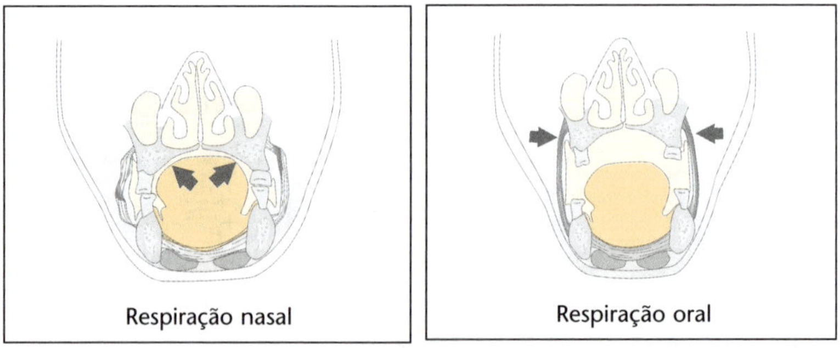

Figura 10.3 O apoio da língua no palato duro. Fonte: adaptado de Principato[6].

ALTERAÇÕES DENTÁRIAS

Dentre os pacientes com obstrução nasal, há maior prevalência de classe II dentária de Angle e de atresia maxilar, além de maior freqüência de mordida aberta, principalmente na fase pós-puberal[17] (Figura 10.4).

No momento da instalação da obstrução nasal, a severidade e a duração dessa obstrução, associadas ao tipo de padrão facial, são muito importantes na gravidade das conseqüências sobre a morfologia craniofacial e oclusal[18].

ALTERAÇÕES MUSCULARES

A postura de boca aberta e o rebaixamento da língua para passagem do ar pela via oral não permitem que haja o contato adequado da língua com o palato, gerando uma descompensação das forças musculares orofaciais[19].

Associadas às alterações esqueléticas dentocraniofaciais, há repercussões musculares referentes à hipotonia da musculatura perioral, instalando-se distúrbios das funções de fala, de deglutição e de mastigação. Analisando-se as funções de deglutição e mastigação, é possível observar que elas se encontram alteradas na maioria das crianças com hiperplasia adenoamidaliana, com taxas de 90,3 e 82,3%, respectivamente. Com a correção do distúrbio respiratório, há uma melhora significativa dessas funções. No 3º mês pós-operatório, 64,5% apresentavam alteração da deglutição e 67,7%, de mastigação, sem intervenção fonoaudiológica[20].

CONCLUSÕES

Acredita-se que, conforme o indivíduo cresce, se a obstrução nasal não for tratada e o padrão respiratório não se normalizar, poderá ocorrer um agravamento do padrão vertical de crescimento da face. Esses dados são de grande importância clínica, já que, quando se avalia um paciente em relação ao seu padrão respiratório (presença ou não de obstrução nasal, sua causa e tempo de instalação), sabendo a diferença que o padrão facial individual representa, há condições de se fazer um

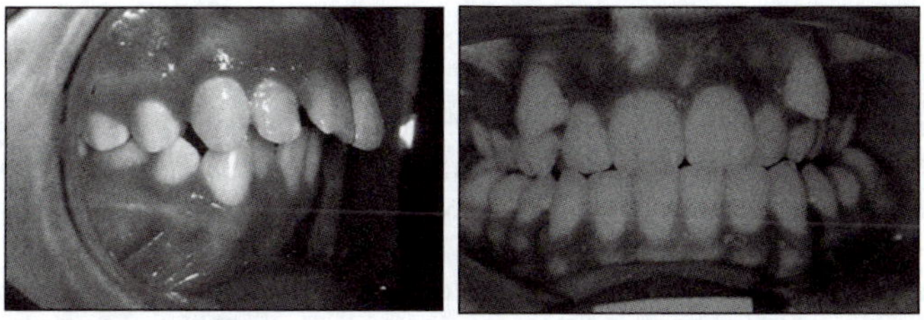

Figura 10.4 Alterações dentárias (mordida aberta e mordida cruzada). (Veja imagem colorida no encarte.)

plano de tratamento com mais segurança. Deve-se, portanto, dar maior atenção aos pacientes dolicofaciais.

O tratamento clínico ou cirúrgico da obstrução nasal e faríngea deve ser precoce, a fim de se garantir um crescimento facial harmonioso. A demora ou a falta de tratamento dificulta o tratamento ortodôntico, compromete sua estabilidade e pode levar a recidivas indesejadas. Os indivíduos com deformidades craniofaciais e alterações da respiração nasal devem ter acompanhamento multidisciplinar (otorrinolaringológico, ortodôntico e fonoaudiológico) para que haja intervenção e correção precoce da causa de obstrução nasal e de suas conseqüências.

REFERÊNCIAS BIBLIOGRÁFICAS

1. Proffit WR, White Jr. RP, Sarver DM. Tratamento contemporâneo de deformidades dentofaciais. Trad. de Paulo Henrique Machado. Porto Alegre: Artmed; 2005.
2. Stool ES, Vig K, Petrone JFA. Postnatal craniofacial growth and development. In: Blustone CD, Stool SE, Kenna M. Pediatric otolaryngology. 3rd ed. Philadelphia: W. B. Saunders; 1996. p.1-18.
3. Meredith H. Growth in head width during the first twelve years of life. Pediatrics. 1953;12(4):411-29.
4. Van Der Linden FPGM. Crescimento e ortopedia facial. Trad. de Francisco Ajalmar Maia. 1ª ed. São Paulo: Quintessence; 1990. p.244.
5. Cooper BC. Nasorespiratory function and orofacial development. Otolaryngol Clin North Am. 1989;22(2):413-44.
6. Principato J. Upper airway obstruction and craniofacial morphology. Otolaryngol Head Neck Surg. 1991;104(6):881-90.
7. Smith RM, Gonzales C. The relationship between nasal obstruction and craniofacial growth. Recent Advances in Pediatric Otolaryngology. 1989;36:1423-8.
8. Cheng M, Enlow D, Papsidero M, Bradbent Jr. BH, Oyen O, Sabat M. Development of impaired breathing in the face of the growing child. Angle Orthod. 1988;58(4):309-20.
9. Mocellin M. Alterações esqueléticas decorrentes da respiração bucal. [Tese] São Paulo: Escola Paulista de Medicina; 1986.
10. Tourne LPM. The long face syndrome and impairment of the nasopharyngeal airway. Angle Orthod. 1990;60(3):167-76.
11. Sollow B, Sierbaek-Nielsen S. Growth changes in head posture related to craniofacial development. Am J Orthod. 1986;89(2):132-40.
12. McNamara Jr. JA. Functional determinants of craniofacial size and shape. Eur J Orthod. 1980; 2(3):131-59.
13. Enlow DH, Hans MG. Noções básicas sobre crescimento facial. 1ª ed. São Paulo: Santos; 1998. p.304.
14. Krakauer LH, Di Francesco RC, Marchesan IQ. Respiração oral: abordagem interdisciplinar. São José dos Campos: Pulso; 2003. p.109-17.
15. Linder Aronson S, Wooside DG. The growth in the sagital depth of the bony nasopharynx in relation to some other facial variables. In: McNamrara JA. Naso-respiratory function and craniofacial growth. Ann Arbor, Center of Human Growth and Development, University of Michigan; 1979.
16. Behfelt K, Linder-Aronson S, Mcwilliam J, Neader P, Laage-Hellman J. Dentition in children with enlarged tonsils compared to control children. Eur J Orthod. 1989;11(4):416-29.

17. Bregola EGP. A influência da obstrução nasal nas dimensões transversais e verticais da face nas diversas fases de crescimento. Monografia apresentada à Sociedade Paulista de Ortodontia e Ortopedia Funcional dos Maxilares, para obter o título de Especialista – 2003.
18. Warren DW. Aerodynamic studies of upper airway: implications for growth, breathing and speech. In: McNamrara JA. Naso-respiratory function and craniofacial growth. Ann Arbor, Center of Human Growth and Development, University of Michigan; 1979.
19. Minervine G, Scioli F, Torini M. Patologia della respirazionee della deglutizione nelle malocclusioni. Arch Stomat. 1990;31(2):217-27.
20. Junqueira PA, DiFrancesco RC, Trezza P, Serati FE, Frizzarini R, Faria MEJ. Alterações funcionais do sistema estomatignático pré e pós-adenoamigdalectomia. Pro-Fono Rev Atual Cient. 2002; 14(1): 17-22.

11 Apnéia obstrutiva do sono na criança

Renata Cantisani Di Francesco

Após ler este capítulo, você estará apto a:

1. Entender a apnéia do sono na criança, suas causas e conseqüências.
2. Conhecer o diagnóstico da apnéia do sono e seu tratamento.

INTRODUÇÃO

A síndrome da apnéia obstrutiva do sono (SAOS) em crianças foi descrita pela primeira vez em 1975. Nas crianças, caracteriza-se por distúrbio respiratório durante o sono, com aumento crescente da resistência e obstrução parcial ou completa das vias aéreas superiores, com episódios de hipopnéia e/ou apnéia, levando a perturbações na ventilação pulmonar e na oxigenação[1,2].

O distúrbio respiratório do sono é uma condição relativamente comum na infância, sua prevalência varia entre 1 a 3%, com pico entre 2 e 8 anos[3,4].

Durante as últimas três décadas, a atenção para os distúrbios pediátricos do sono e suas implicações na qualidade de vida aumentou muito. Entendendo-se sua fisiopatologia, compreende-se sua morbidade, que pode afetar o sistema nervoso central (SNC), o sistema cardiovascular e o metabólico.

CAUSAS

A maior causa de desconforto respiratório do sono em crianças é o aumento das tonsilas faríngea e palatina[5]; a patofisiologia em crianças está relacionada com a combinação entre estreitamento anatômico das vias aéreas e alteração da função neuromuscular (tamanho relativo e estruturação das vias aéreas superiores)[1,6].

O papel da rinite alérgica é controverso[7,8]; entretanto, a presença de obstrução nasal crônica por rinite alérgica pode levar a alterações no crescimento craniofacial, causando risco para o desenvolvimento da apnéia[9].

Fatores de piora da rinite, desvio septal congênito e traços familiares de desproporção maxilo-mandibular também são fatores importantes.

SINTOMAS

A marca da doença em crianças é o ronco durante o sono, as paradas da respiração, o sono sem decanso e os despertares freqüentes com distúrbios de comportamento[5].

Diferentemente do adulto, que apresenta sonolência diurna, as crianças demonstram alterações de comportamento, como sintomas de hiperatividade, agressividades, isolamento social e distúrbios escolares.

Os sintomas incluem dificuldades respiratórias, despertares freqüentes e problemas de comportamento (Quadro 11.1).

O distúrbio respiratório do sono está relacionado ao retardo do crescimento ponderoestatural, ao *cor pulmonale* e a outros acometimentos cardiovasculares, à enurese secundária, a problemas neurocognitivos e de comportamento, bem como ao baixo rendimento escolar[3,10].

Quadro 11.1 – Principais sinais e sintomas da SAOS na criança[35]

Noturnos	Diurnos
Ronco habitual (≥ 4 dias/semana)	Hiperatividade
Paradas respiratórias testemunhadas	Falta de atenção
Desconforto respiratório	Agressividade
Agitação	Dificuldade de aprendizado
Sudorese profusa	Respiração oral
Cianose/palidez	

SAOS = síndrome da apnéia obstrutiva do sono.

FISIOPATOLOGIA

A fragmentação do sono, a restrição e a hipoxia intermitente estão provavelmente envolvidas na fisiopatologia[11].

O aumento da resistência das vias aéreas superiores durante o sono é resultado do estreitamento delas, devido à redução da tonicidade da atividade dos músculos dilatadores da faringe[12,13]. A pressão negativa é gerada nessa via durante a inspiração, mas, sob condições normais, essa pressão é balanceada pela atividade dos músculos dilatadores da faringe[14], o que não leva ao colapso da via aérea. Entretanto, nas situações de aumento da resistência, como obstrução nasal, o colapso pode ocorrer[15]. A suscetibilidade ao desenvolvimento da SAOS relaciona-se largamente a fatores anatômicos nas crianças; apresentando diferenças na estrutura facial, particularmente a retrognatia mandibular, a baixa posição do osso hióide e as alterações do comprimento e da largura facial[16]. Essas mudanças podem ser secundárias à obstrução crônica das vias aéreas, pois melhoram após o tratamento[17].

O aumento do tecido linfóide é um fator importante da patogênese da SAOS na infância, uma vez que o aumento das tonsilas faríngea e palatina são a principal causa de obstrução das vias aéreas superiores em crianças.

DÉFICIT PONDEROESTATURAL

O retardo de crescimento é uma das conseqüências mais severas da apnéia obstrutiva do sono[18]. Há uma menor secreção do hormônio de crescimento (GH), interferindo no crescimento, bem como a redução do fator de crescimento *insulina-like* ligado à proteína 3 (IGFBP-3). Acredita-se que uma ruptura na arquitetura do sono das crianças, decorrente dos despertares freqüentes em conseqüência à apnéia, ocorra principalmente na fase de sono com ondas lentas, sendo o mecanismo responsável pela redução da secreção do GH[19]. Há reversão do quadro após adenoamigdalectomia[20].

DISTÚRBIOS DO COMPORTAMENTO E PROBLEMAS DE APRENDIZADO

Estudos mostram uma alta prevalência (28%) de alterações comportamentais em crianças com distúrbio respiratório do sono[21]. Ao contrário dos adultos, as crianças apresentam agitação diurna, muitas vezes fazendo-se confundir com sintomas de hiperatividade e déficit de atenção.

Um grande estudo americano demonstrou apnéia obstrutiva do sono em 18% das crianças com 10% das piores notas no primeiro ano escolar (idade de aproximadamente 6 anos), havendo melhora significativa após adenoamigdalectomia. Há déficits específicos no aprendizado e processos mentais em crianças com apnéia do sono[10]. Encontrou-se uma alta prevalência em crianças da pré-escola com respiração bucal com defasagens no aprendizado[22].

O déficit nas funções executivas encontrado em crianças com apnéia obstrutiva do sono poderia refletir uma disfunção do lobo frontal, apesar de outras regiões do cérebro também poderem ser afetadas[24].

A apnéia obstrutiva do sono contribui para os déficits no comportamento e na regulação emocional, o desempenho acadêmico e os problemas na atenção seletiva e sustentada[25]. Melhora no comportamento foi demonstrada em crianças submetidas à adenoamigdalectomia por apnéia[26]. A severidade da apnéia do sono, que pode interferir no aprendizado e no comportamento, ainda não está estabelecida[23].

Após a tonsilectomia, há uma melhora da atenção relacionada aos sintomas, sugerindo que a atenção e os problemas de comportamento devam entrar na indicação da cirurgia[27].

ENURESE

A apnéia do sono na criança está associada à enurese noturna. Há autores que descrevem uma prevalência de enurese noturna de 41%, que pode estar relacionada a uma secreção irregular do peptídeo atrial natriurético[28]. Após a adenoamigdalectomia, há 60 a 75% de chance de resolver, e 80 a 85%, de melhorar significativamente os sintomas de enurese[29].

REPERCUSSÕES CARDIOPULMONARES

Crianças com hipertrofia adenomigdaliana apresentam menor volume pulmonar e pressão inspiratória[30].

Durante o sono com apnéia obstrutiva, há hipoxia e hipercapnia, que são o estímulo para a vasoconstrição dos leitos pulmonar e sistêmico. Essa vasoconstrição crônica leva a um aumento da resistência e da pressão sangüínea, o que se traduz clinicamente em hipertensão pulmonar e sistêmica. O coração responde a esse aumento de pós-carga, com remodelamento de câmaras, que, em último caso, leva à insuficiência cardíaca congestiva[31].

Se houver predomínio da hipertensão pulmonar e esta causar uma disfunção cardíaca direita, a criança terá remodelamento de ventrículo direito, pressão atrial direita aumentada, retorno venoso diminuído com progressão natural para congestão hepática, edema periférico e ascite.

Se a vasculatura sistêmica for a mais acometida pela vasoconstrição e evoluir para uma disfunção de câmaras cardíacas esquerdas, as conseqüências para o paciente pediátrico serão edema pulmonar e diminuição do débito cardíaco.

Embora a remoção da obstrução das vias aéreas reverta a maioria dos casos, com normalização das concentrações sangüíneas dos gases, pressões sangüíneas pulmonar e sistêmica e ecocardiograma, em algumas crianças, a hipertensão pulmonar persiste, talvez por mudanças estruturais na vasculatura do órgão.

Outra importante implicação das crianças com síndrome da apnéia-hipopnéia obstrutiva do sono (SAHOS) com disfunção ventricular direita são os cuidados anestésicos na correção da obstrução: a técnica deve minimizar mudanças na contratilidade cardíaca e na contração da vasculatura pulmonar. Também é preconizado para esses pacientes uma otimização da ventilação e da oxigenação durante a cirurgia[31].

Além dos cuidados anestésicos especiais, pacientes que sofrem de SAOS, com hipertensão pulmonar e/ou disfunção de ventrículo direito, têm um pós-operatório de risco para complicações, como obstrução persistente de vias aéreas e distúrbios do sono.

EXAME FÍSICO

O exame físico pode ser, muitas vezes, normal ou apresentar respiração bucal, fácies adenoidano, aumento das tonsilas ou obesidade.

As doenças respiratórias são exacerbadas e podem aparecer apenas durante o sono. Avaliar o *status* respiratório dessas crianças acordadas pode subestimar a gravidade do quadro durante o sono; portanto, uma história detalhada deve ser feita.

O exame no consultório consiste na avaliação da orofaringe e na classificação do tamanho das tonsilas palatinas. A classificação mais comum é a de Brodsky[32], na qual os graus III e IV são considerados obstrutivos. A tonsila faríngea é avaliada pela radiografia de perfil (ou de *cavum*), observando-se o grau de obstrução da nasofaringe. Atualmente, o endoscópio flexível é muito usado, e pode substituir a radiografia (RX). O exame é bem tolerado quando realizado por um médico treinado e com um aparelho que tenha calibre apropriado, entre 1,9 e 3,2 mm.

Cabe, no exame físico, avaliar as características craniofaciais. Sabe-se que crianças com obstrução nasal/respiração oral apresentam um perfil convexo, com retroposicionamento da mandíbula[33], o que contribui para o estreitamento maior das vias aéreas, podendo desenvolver apnéia do sono e ser a causa do insucesso da adenomigdalectomia na reversão do quadro respiratório.

Deformidade torácica tipo *pectus escavatum* sugere aumento do esforço respiratório de longa duração.

DIAGNÓSTICO

Atualmente, o padrão-ouro para o diagnóstico da apnéia obstrutiva do sono é a polissonografia realizada em laboratório do sono. Entretanto, ela é cara e nem sempre está disponível[34].

Mesmo quando os pais reportam ronco, sono sem descanso e episódios de paradas de respirar, a polissonografia não deve ser de rotina em todas as crianças. O exame deve ser focado não apenas no tamanho das tonsilas, mas também no formato da faringe, nos hábitos da criança, no conforto da respiração e nos roncos.

A anamnese e a história clínica, associadas à avaliação das características craniofaciais e ao grau de obstrução do tecido linfóide, podem contribuir para o diagnóstico da apnéia do sono.

A polissonografia é solicitada de acordo com os seguintes critérios: crianças com menos de 3 anos; obesas; e com comorbidades, como síndrome de Down e doenças neuromusculares[35]. As recomendações da Academia Brasileira do Ronco estão apresentadas no Quadro 11.2.

Quadro 11.2 – Recomendações para polissonografia[35]

1. Quadro de ronco habitual associado a um ou mais dos seguintes sintomas: agitação, problemas de comportamento ou baixo rendimento escolar, enurese, despertares freqüentes e desnutrição
2. Pausa respiratória observada
3. Sonolência diurna excessiva
4. Policitemia sem causa aparente
5. *Cor pulmonale*
6. Paciente será submetido à cirurgia eletiva e apresenta sintomas sugestivos de síndrome da apnéia obstrutiva do sono
7. Síndromes genéticas e malformações craniofaciais

A polissonografia também auxilia no diagnóstico diferencial com outras doenças respiratórias do sono, como a resistência aumentada de vias aéreas superiores[37].

Em pediatria, a polissonografia deve ser estadiada e interpretada, utilizando-se critérios específicos para idade. Considera-se anormal um evento respiratório com duração de dois ou mais ciclos respiratórios. O diagnóstico de SAOS é feito quando o índice de apnéia-hipopnéia (IAH) for maior que 1 evento por hora associado à dessaturação da oxi-hemoglobina abaixo de 92% ou à retenção de gás carbônico[36].

TRATAMENTO

As revisões sistemáticas mostram que a adenotonsilectomia é o tratamento de escolha quando há aumento das tonsilas palatinas e faríngea, nos casos de apnéia do sono; e, dependendo do caso, pode ser realizada apenas tonsilectomia ou adenoidectomia[38]. Em crianças com alterações da oclusão dental ou desarmonias do crescimento craniofacial é necessária a complementação com tratamento ortodôntico[39], e nos adolescentes podem ser necessários outros procedimentos, como uvulopalatofaringoplastia e até avanço maxilomandibular[40].

Há melhora do desenvolvimento ponderoestatural dos sintomas comportamentais e de aprendizado. A adenotonsilectomia traz melhora da qualidade de vida em crianças com distúrbio respiratório do sono[41,42]. A freqüência de casos de insucesso é muito variável; entretanto, deve-se considerar as alterações craniofaciais, as doenças neuromusculares, etc.

Existem inúmeros fatores que influenciam o resultado da cirurgia como tratamento definitivo da doença, alguns já comprovados, como a obesidade[43], malformações ortodônticas e faciais, hipertrofia de cornetos inferiores, desvio de septo nasal e presença de paredes faríngeas aumentadas[44], além de idade infantil mais avançada no momento da intervenção[39].

CONCLUSÕES

O distúrbio respiratório do sono é uma condição relativamente comum na infância, sua prevalência varia de 1 a 3%, com pico entre 2 e 8 anos de idade[3,4].

A maior causa de desconforto respiratório do sono em crianças é o aumento das tonsilas faríngea e palatina[5], resultando em retardo do crescimento ponderoestatural, *cor pulmonale* e outros acometimentos cardiovasculares, enurese secundária, problemas neurocognitivos e de comportamento e baixo rendimento escolar[3].

O tratamento precoce reverte as conseqüências, melhorando sobremaneira a qualidade de vida dessas crianças.

REFERÊNCIAS BIBLIOGRÁFICAS

1. Li AM, Chan FY, Fok TF, Wing YK. Childhood obstructive sleep apnea: an update. Hong Kong Med J. 2004;10(6):406-13.
2. Mitchell RB, Kelly J, Call E, Yao N. Long-term changes in quality of life after surgery for pediatric obstructive sleep apnea. Arch Otolaryngol Head Neck Surg. 2004;130(130):409-12.
3. Richards W, Ferdman R. Prolonged morbidity due to delays in the diagnosis and treatment of obstructive sleep apnea. Clin Pediatr. 2000;39(2):103-8.
4. Nixon GM, Brouillette RT. Sleep 8: paediatric obstructive sleep apnea. Thorax. 2005;60(5):511-6.
5. Marcus CL. Sleep-disordered breathing in children. Am J Respir Crit Care Med. 2001;164(1):16-30.
6. Marcus CL, Katz ES, Lutz J, Black CA, Galster P, Carson KA. Upper airway dynamic responses in children with the obstructive sleep apnea syndrome. Pediatr Res. 2005;7(1):99-107.
7. Kramer MF, De La Chaux R, Dreher A, Pfrogner E, Rasp G. Allergic rhinitis does not constitute a risk factor for obstructive sleep apnea syndrome. Acta Otolaryngol. 2001;121(4):494-9.
8. McNicholas WT, Tarlo S, Cole P, Zamel N, Rutherford R, Griffen D, et al. Obstructive apneas during sleep in patients with seasonal allergic rhinitis. Am Rev Respir Dis. 1982;126(4):625-8.

9. Guilleminault C, Li K, Khramtsov A, Palomsini L, Pelayo R. Breathing patterns in prepubertal children with sleep-related breathing disorders. Arch Pediatr Adolesc Med. 2004;158(2):153-61.
10. Gozal D, Pope Jr. DW. Snoring during early childhood and academic performance at ages thirteen to fourteen years. Pediatrics. 2001;107(6):1394-9.
11. Kheirandish-Gozal L, Miano S, Bruni O, Ferri R, Pagani J, Villa MP, et al. Reduced NREM sleep instability in children with sleep disordered breathing. Sleep. 2007;30:450-7.
12. Wiegand DA, Zwillich CW, White DP. Collapsibility of the human upper airway during normal sleep. J Appl Physiol. 1989;66(4):1800-8.
13. Tangel DJ, Mezzanotte WS, White DP. Influence of sleep on tensor palatini EMG and upper airway resistance in normal men. J Appl Physiol. 1991;70(6):2574-81.
14. Remmers JE, deGroot WJ, Sauerland EK, Anch AM. Pathogenesis of upper airway occlusion during sleep. J Appl Physiol. 1978;44(6):931-8.
15. Marcus CL, McColley SA, Carroll JL, Loughlin GM, Smith PL, Schwartz AR. Upper airway collapsibility in children with obstructive sleep apnea syndrome. J Appl Physiol. 1994;77(2):918-24.
16. Kawashima S, Niikuni N, Chia-hung L, Takahashi Y, Kohno M, Nakayama I, et al. Cephalometric comparisons of craniofacial and upper airway structures in young children with obstructive sleep apnea syndrome. Ear Nose Throat J. 2000;79(7):499-6.
17. Agren K, Nordlander B, Linder-Aronsson S, Zetterngren-Wijk L, Svanborg E. Children with nocturnal upper airway obstruction: postoperative orthodontic and respiratory improvement. Acta Otolaryngol. 1998;118(4):581-7.
18. Owen G, Evans A, Canter R, Robinson A. The reproducibility of urinary growth hormone measurement in children undergoing adenotonsillectomy. Clin Otolaryngol Allied Sci. 1996;21(1):54-8.
19. Guilhaume A, Benoit O, Gourmelen M, Ricahrdet JM. Relationship between sleep stage IV and reversible HGH deficiency in psychological dwarfnism. Pediatr Res. 1982;16(4 Pt 1):299-303.
20. Di Francesco RC, Junqueira PA, Zerati FE, Frizzarini R. Crescimento pôndero-estatural de crianças após adeno amigdalectomia. Rev Bras Otorrinolaringol. 2003; 69:193-6.
21. Ali NJ, Pitson D, Stradling JR. Snoring, sleep disturbance and behaviour in 4-5 year olds. Arch Dis Child. 1993;68(3):360-6.
22. Chedid KAK, DiFrancesco RC, Junqueira PAS. A influência da respiração oral no processo de aprendizagem da leitura e escrita em crianças pré-escolares. Rev Psicopedagogia. 2004;21(65). 157-63.
23. Rosen CL. Obstructive sleep apnea syndrome in children: controversies in diagnosis and treatment. Pediatr Clin North Am. 2004:51(1):117-34.
24. Macey PM, Henderson LA, Macey KE, Alger JR, Frysinger RC, Woo MA, et al. Brain morphology associated with obstructive sleep apnea. Am J Respir Crit Care Med. 2002;166(10):1382-7.
25. Beebe DW. Neurobehavioral morbidity associated with disordered breathing during sleep in children: acomprehensive review. Sleep. 2006;29(9):1115-34.
26. Goldstein NA, Post JC, Rosenfeld RM, Campbell TF. Impact of tonsillectomy and adenoidectomy on child behavior. Arch Otolaryngol Head Neck Surg. 2000;166(4):494-8.
27. Beebe DW, Gozal D. Obstructive sleep apnea and the prefrontal cortex: towards a comprehensive model linking nocturnal upper airway obstruction to daytime cognitive and behavioral. Sleep Res. 2002;11(1):1-16.
28. Brooks LJ, Topol HI. Enuresis in children with sleep apnea. J Sleep Res. 2003;142(5):515-8.
29. Basha S, Bialowas C, Ende K, Szeremeta W. Effectiveness of adenotonsillectomy in the resolution of noctural enureses secondary to obstructive sleep apnea. Laryngoscope. 2005;115(6):1101-3.
30. Pires MG, Di Francesco RC, Grumach AS, Mello Jr. JF. Avaliação da pressão inspiratória em crianças com aumento do volume de tonsilas. Rev Bras ORL. 2005;71:598-602.
31. Mark R, Bower CM. Pediatric obstructive sleep apnea: the year in review. Curr Opin Otolaryngol Head Neck Surg. 2005;13(6):360-5.

32. Brodsky L. Modern assessment of tonsils and adenoids. Pediatr Clin North Am. 1989;36(6):1551-69.
33. DiFrancesco RC, Bregola EGP, Pereira LS, Lima RS. A obstrução nasal e o diagnóstico ortodôntico. Rev Dental Press Ortodon Ortop Facial. 2006;11(1):107-13.
34. Farber JM. Clinical practice guideline: diagnosis and management of childhood obstructive sleep apnea syndrome. Pediatrics. 2002;110(6):1255-7.
35. Mitchell RB, Pereira KD, FriedmanNR, MD. Sleep-disordered breathing in children: survey of current practice Laryngoscope. 2006;116(8):956-8.
36. Associação Brasileira de Otorrinolaringologia e Cirurgia Cérvico-Facial. Manual para o diagnóstico e tratamento da apnéia do sono. 2007.
37. Goldstein NA, Pugazhendhi V, Rao SM, Weedon J, Campbell TF, Goldman AC, et al. Clinical assessment of pediatric obstructive sleep apnea. Pediatrics. 2004;114(1):33-43.
38. Lim J, McKean MC. Adenotonsillectomy for obstructive sleep apnea in children. Cochrane Database of Systematic Reviews 2001.
39. Guilleminault C, Huang Y, Glamann C, Li K, Chan C. Adenotonsillectomy and obstructive sleep apnea in children: a prospective survey. Otolaryngol Head Neck Surg. 2007;136(2):169-175.
40. Sundaram S, Lim J, Lasserson TJ. Surgery for obstructive sleep apnea (Cochrane Review). Cochrane Library. Issue 4, 2008.
41. Stewart MG, Witsell DL, Goldstein NA, Hannley MT, Casselbrant ML, Weaver EM, et al. Otolaryngology – Quality of life outcomes after tonsillectomy – results from the TO TREAT study Otolaryngology Head Neck Surgery. 2005;133(2):109-10.
42. Di Francesco RC, Fortes FSG, Komatsu CL. Melhora da qualidade de vida em crianças após adenoamigdalectomia. Rev Bras ORL. 2004;70:748-51.
43. Tauman R, Gulliver TE, Krishna J, Montgomery-Downs HE, O'Brien LM, Ivanenko A, et al. Persistence of obstructive sleep apnea syndrome in children after adenotonsillectomy. J Pediatr. 2006;149(6):803-8.
44. Guilleminault C, Huang Y, Glamann C, Li K, Chan A. Adenotonsillectomy and obstructive sleep apnea in children: a prospective survey. Otolaryngol Head Neck Surg. 2007;136(2):169-75.

Diagnóstico e tratamento da obstrução nasal na infância

12

Richard Louis Voegels
Fabio de Rezende Pinna

Após ler este capítulo, você estará apto a:

1. Identificar as principais causas de obstrução nasal na infância.
2. Reconhecer as principais condutas terapêuticas para cada caso.

INTRODUÇÃO

A queixa de obstrução nasal na infância engloba uma grande quantidade de diagnósticos diferenciais, ou seja, muitas doenças nasossinusais podem apresentar inicialmente apenas os sintomas de obstrução nasal.

Assim, cabe ao pediatra ter uma noção dos diversos diagnósticos que costumam cursar com a obstrução nasal. Neste capítulo, será apresentado de forma sucinta e objetiva o manuseio de pacientes com obstrução nasal.

Incialmente, serão discutidas as causas mais comuns relacionadas à obstrução nasal: rinites, hiperplasias adenoamigdalianas, passando pelas rinossinsusites, com e sem pólipos nasais, até chegar aos tumores nasais mais comuns na infância.

CONSIDERAÇÕES SOBRE DIAGNÓSTICO E TRATAMENTO DA RINITE

A rinite é uma reação inflamatória que ocorre na mucosa nasal como conseqüencia de fatores alérgicos ou não. Clinicamente, é definida como a somatória dos sintomas: rinorréia, obstrução nasal, prurido e/ou espirros. Representa uma das afecções mais freqüentes na espécie humana, e pode apresentar grande impacto na qualidade de vida do paciente. Dentre as várias classificações propostas, a separação das rinites em "alérgicas" e "não-alérgicas" e dessas, "infecciosas" e "não-infecciosas" é uma das mais utilizadas[1-4]. Excluindo-se as infecciosas virais, a rinite alérgica corresponde ao maior grupo. Apesar de a sintomatologia ser a mesma em todos os tipos de rinite, o diagnóstico diferencial é realizado a partir de uma boa anamnese (história pessoal ou familiar de atopia) e alguns exames complementares que confirmam ou não a atopia.

A rinite não-alérgica é um diagnóstico de exclusão. Os quadros principais são: rinite eosinofílica não alérgica (RENA), idiopática, ocupacional, do idoso, gestacional, do esporte, gustativa, medicamentosa e por fármacos.

Ao exame físico, as conchas nasais podem aparecer com uma coloração rósea (normal), avermelhada, pálida ou cianótica. Podem apresentar-se normotróficas ou edemaciadas, com bloqueio nasal discreto, com comprometimento parcial da respiração em uma ou ambas as fossas nasais ou, ainda, impedindo a respiração uni ou bilateralmente. Quanto às secreções, podem estar ausentes, visíveis em conchas ou no assoalho da fossa nasal ou profusas – com drenagem abundante, ou a mucosa pode apresentar-se apenas úmida[1,3].

Os testes alérgicos confirmam a hipótese diagnóstica de atopia. O teste cutâneo é um teste *in vivo*, feito com a estimulação direta do antígeno sobre a pele, sendo aplicado intracutâneo (intradérmico) ou epicutâneo (denominado de *prick test*), que é realizado através da escarificacão da pele. O *Radio Allergon Sorbent Test* (RAST) é um teste *in vitro* que corresponde à dosagem da presença de IgE específica no sangue do antígeno estudado. Este teste não traz informação adicional ao teste cutâneo, devendo ser indicado nos casos em que o *prick test* está contra-indicado (risco de reação grave ao teste cutâneo, patologias cutâneas e impedimento de parar a medicação para realização do exame).

Outros exames que podem auxiliar no diagnóstico são:

- Provocação nasal: utilizada principalmente em ensaios clínicos.
- Citológico nasal: analisa as células na secreção nasal e pode auxiliar na diferenciação entre rinopatias inflamatórias e infecciosas, mas apresenta pouca especificidade.
- Dosagem de imunoglobulinas (IgA, IgE, IgM, IgG): indicada nos casos de rinites infecciosas recorrentes, com o objetivo de detectar algum fator predisponente. É importante salientar que a detecção do aumento de IgE é um método bastante sensível, mas pouco específico para o diagnóstico de doenças alérgicas.

- Hemograma: o aumento dos níveis de eosinófilos (acima de 5% dos leucócitos) pode ser indicativo de doença alérgica. No entanto, as parasitoses intestinais, a escabiose, as doenças linfoproliferativas, a dermatite vesico-bolhosa e a sarcoidose também podem cursar com eosinofilia.
- Exames de imagem, em geral, não são necessários[3,4].

CONSIDERAÇÕES SOBRE HIPERPLASIA ADENOIDEANA

As vegetações adenoideanas são tecidos linfóides que se encontram no teto da rinofaringe. Sofrem estimulação para seu crescimento até aproximadamente os 7 a 8 anos de idade, quando então começa a regredir. Apesar de ser uma alteração vista principalmente em crianças, também pode ser encontrada em adultos e, nesses casos, deve-se suspeitar de imunodeficiências adquiridas ou de tumores de linhagem linfóide, como linfomas. Crianças com hiperplasia de adenóides podem apresentar roncos ou apnéia do sono em diferentes graus, associados à rinorréia freqüente e constante. Eventualmente, o tratamento clínico com corticosteróide tópico pode ser tentado para alívio dos sintomas. Quando o quadro obstrutivo é muito avançado ou quando não há melhora com medicações, as adenóides devem ser removidas cirurgicamente. A cirurgia recebe o nome de adenoidectomia; pode ser realizada por diversas técnicas.

A hiperplasia de adenóide pode estar acompanhada ou não de hiperplasia das tonsilas palatinas. O seu diagnóstico é dado por uma anamnese adequada, nasofibrolaringoscopia (Figura 12.1) ou radiografia simples de *cavum* (Figura 12.2), especialmente quando a criança não colabora para a realização do exame[5-7].

RINOSSINUSITES NA INFÂNCIA

As rinossinusites também podem ser causas de obstrução nasal na infância. Esse tema é abordado nos Capítulos 15 e 16. É bom lembrar que há muitas crianças com

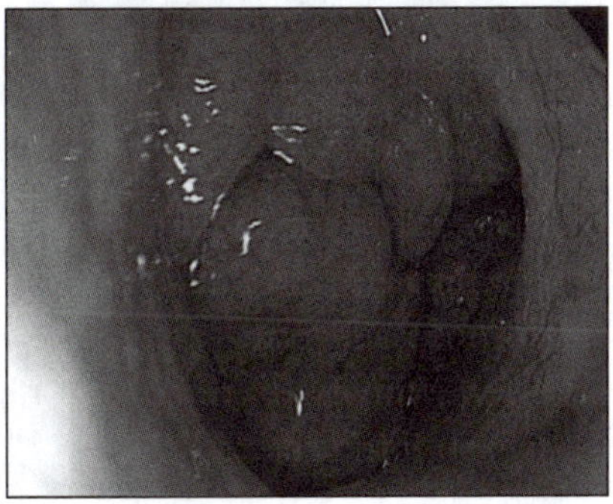

Figura 12.1 Foto de endoscopia nasal revelando presença de tecido linfóide, obstruindo completamente o lúmen das coanas de fossa nasal esquerda. (Veja imagem colorida no encarte.)

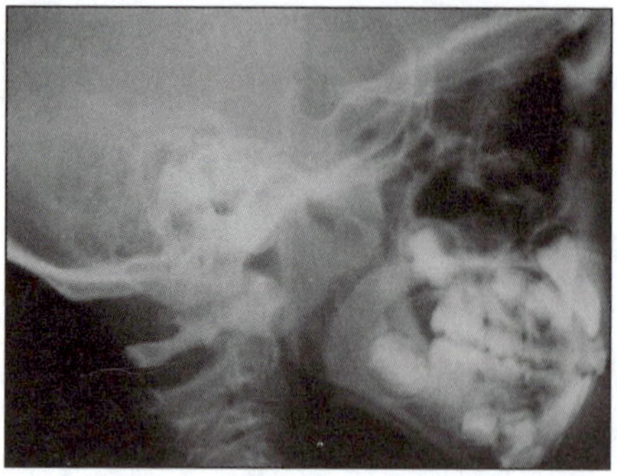

Figura 12.2 Radiografia simples de *cavum* mostrando hiperplasia obstrutiva de adenóide.

quadro de obstrução nasal persistente, rinorréia e rinossinusites de repetição, sendo necessária, muitas vezes, a administração de antibióticos. A hiperplasia de adenóide pode ser a causa principal das rinossinusites de repetição. Nesses casos, a melhor conduta também é a adenoidectomia, ou seja, a remoção cirúrgica das adenóides[8-12].

PÓLIPOS NASAIS

Pólipos Coanais

Os pólipos coanais surgem na parede dos seios paranasais, provavelmente por obstrução de uma glândula mucosa, com formação de um cisto de retenção que se exterioriza pelo óstio natural, ocupa a fossa nasal e se extende até a coana. De acordo com sua origem, podem ser antrocoanais, etmoidocoanais (seio etmóide) e esfenocoanais (seio esfenóide). O pólipo ocorre geralmente em crianças e jovens, e geram obstrução nasal unilateral.

Diagnóstico

O diagnóstico depende de anmnese bem feita, nasofibrolaringoscopia e tomografia computadorizada (TC) de seios paranasais (Figuras 12.3 e 12.4).

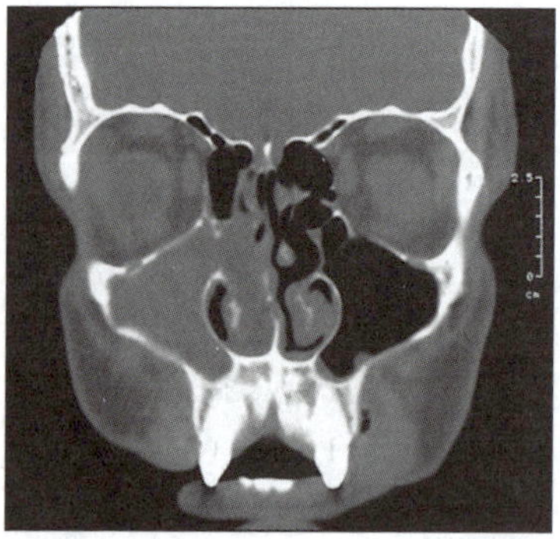

Figura 12.3 Tomografia computadorizada de seios paranasais, janela óssea, corte coronal de pólipo antro coana de fossa nasal direita.

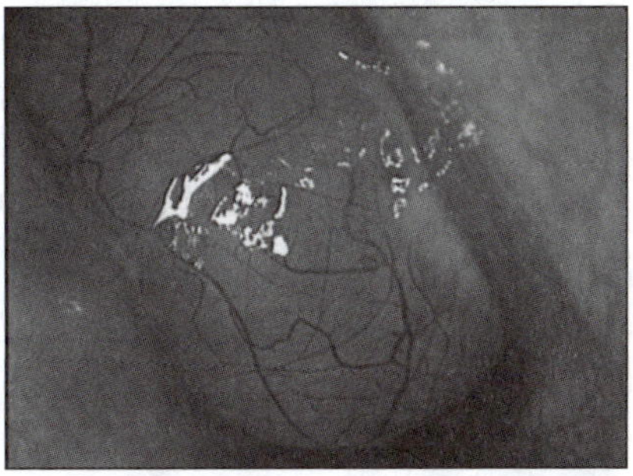

Figura 12.4 Foto de endoscopia rígida de fossa nasal esquerda de porção nasal de pólipo antro coanal. (Veja imagem colorida no encarte.)

Tratamento

Exérese cirúrgica.

Obstrução Nasal e Atresia Coanal Congênita

A atresia coanal congênita ocorre por um defeito no desenvolvimento da comunicação entre a cavidade nasal e a rinofaringe. A sua incidência é de aproximadamente 1/5.000 nascidos vivos, com maior freqüência no sexo feminino (na proporção de 2:1), sendo mais comum na forma unilateral.

Embriologicamente, pode estar relacionada à persistência da membrana bucofaríngea do intestino anterior, à adesão mesodérmica culminando na formação de uma placa atrésica, ao crescimento medial dos processos verticais e horizontais do osso palatino, ou a fatores locais, possivelmente levando a alterações no fluxo mesenquimal, impedindo a canalização da placa atrésica.

As atresias coanais podem ser classificadas de acordo com o lado acometido, sendo classificadas em uni ou bilateral. A forma unilateral é mais prevalente (aproximadamente 60%), principalmente no lado direito.

As placas atrésicas são divididas em óssea, membranosa e mista (óssea e membranosa); as mistas são as mais freqüentemente encontradas (70%) (Quadro 12.1).

A atresia de coanas é considerada quando não há comunicação entre a fossa nasal, a rinofaringe e a estenose, e quando a comunicação entre a fossa nasal e a rinofaringe encontra-se presente, porém é insuficiente[13,14].

Quadro 12.1 – Classificação das atresias de coanas de acordo com a sua natureza, lateralidade e permeabilidade

Classificação	Característica
■ Lados	■ Unilateral (60%) ou bilateral
■ Natureza da placa atrésica	■ Óssea ■ Membranosa ■ Mista (70%)
■ Permeabilidade da fossa nasal	■ Atresia ■ Estenose

Quadro clínico

A atresia bilateral de coanas tem uma apresentação clínica variável, de acordo com a sua natureza.

A atresia bilateral costuma ser mais sintomática, pois os recém-nascidos são respiradores nasais exclusivos até a 3ª semana de vida. Assim, os recém-nascidos podem apresentar dispnéia em graus variados, geralmente intensa, necessitando de medidas de suporte. Com o choro ou a tosse, pode haver melhora da ventilação e conseqüente melhora da cianose.

A atresia unilateral tem uma apresentação mais discreta, e seu diagnóstico pode, freqüentemente, ser realizado mais tardiamente. Além da obstrução nasal unilateral, pode-se verificar riorréia unilateral abundante. O quadro de desconforto respiratório e cianose pode ser variado, mas, em geral, não é intenso.

Diagnóstico

Via de regra, o diagnóstico de atresia de coanas bilateral pode ser feito pelo pediatra, após o nascimento, em caso de dificuldade ao passar a sonda de aspiração. O quadro clínico é bastante sugestivo. O recém-nascido com quadro de desconforto respiratório logo nas primeiras horas de vida, associado à cianose cíclica, desperta a possibilidade de atresia de coanal bilateral.

Alguns métodos diagnósticos podem avaliar a ausência de fluxo aéreo e a permeabilidade das fossas nasais:

- Observação da movimentação de fiapos de algodão em frente à fossa nasal decorrente da passagem do ar.
- Observação da condensação do ar expirado em frente a uma placa limpa de vidro ou metal.
- Instilação de corantes, como azul de metileno ou violeta de genciana, nas fossas nasais e verificação de sua progressão para a rinofaringe.

Como exames complementares, podem ser realizados:

- Radiografia lateral em decúbito dorsal com colocação de contraste em fossas nasais.
- Nasofibrolaringoscopia: um ótimo procedimento para a realização do diagnóstico de atresia de coanas, pois permite a visualização direta da placa atrésica (Figuras 12.5 e 12.6).
- TC de seios paranasais: é considerada exame-padrão para avaliação e diagnóstico da atresia coanal. Permite que se verifique o tipo de atresia (óssea, membranosa ou mista), além de avaliar outras malformações ou doenças nasais concomitantes (Figuras 12.7 e 12.8).

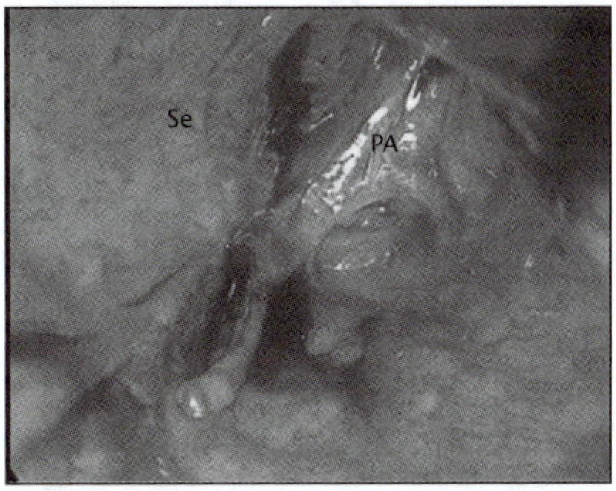

Figura 12.5 Foto de endoscopia de fossa nasal esquerda, com visibilização da placa atrésica (PA) e septo nasal (Se) à direita. (Veja imagem colorida no encarte.)

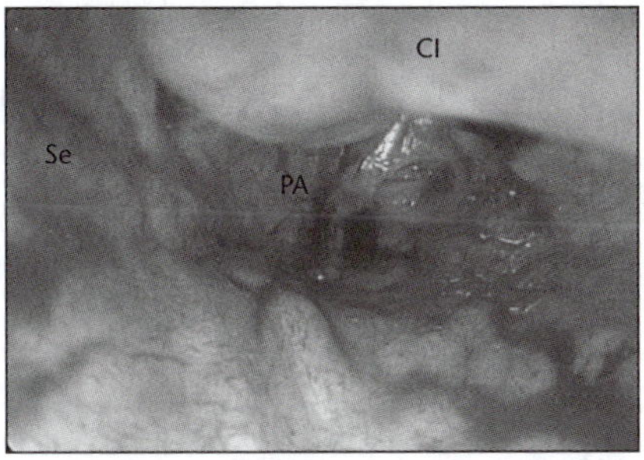

Figura 12.6 Foto de endoscopia de fossa nasal esquerda com visibilização de placa atrésica (PA) e cauda de concha inferior (CI). (Veja imagem colorida no encarte.)

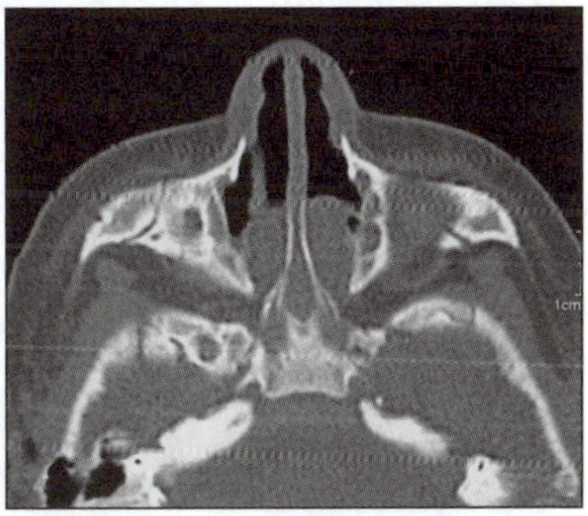

Figura 12.7 Tomografia computadorizada de seios paranasais em corte axial e janela óssea, com presença de placa atrésica mista composta por parte óssea e membranosa. Nesse corte também se percebe a presença de acúmulo de secreção nas fossas nasais.

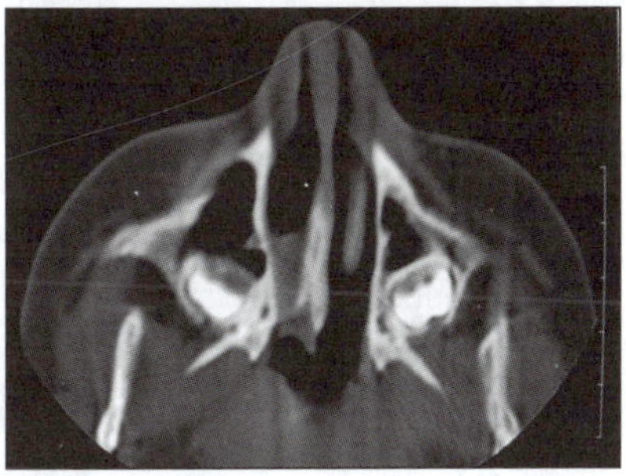

Figura 12.8 Tomografia computadorizada: corte axial e janela óssea mostrando atresia unilateral de coana à direita.

Diagnóstico diferencial

Em recém-nascidos, os principais diagnósticos diferenciais relacionados à atresia de coanas são laringomalácias e presença de massas intranasais congênitas, como gliomas, meningoencefaloceles ou cisto dermóides.

Em lactentes e crianças menores, a hiperplasia de tonsila faríngea (adenóide) pode levar a quadros clínicos semelhantes. Ainda em relação à crianças pequenas, corpos estranhos nasais e rinolitos podem desenvolver obstrução nasal, geralmente unilateral, associada à rinorréia. Desvios septais, hipertrofia de conchas inferiores e anormalidades das válvulas nasais são condições que também devem ser lembradas no diagnóstico diferencial.

Tratamento

Nas atresias de coanas, seja a unilateral ou a bilateral, o tratamento cirúrgico é obrigatório. A atresia de coanas bilateral é considerada uma emergência clínica, necesssitando de suporte ventilatório adequado, dependendo do grau de dispnéia do recém-nascido. O tratamento cirúrgico deve ser realizado assim que possível, após uma adequada avaliação do paciente.

Existem diversas técnicas para a correção de atresia de coanas. O procedimento pode ser definitivo ou não, dependendo da técnica cirúrgica adotada. A escolha da técnica depende da experiência do cirurgião, do peso da criança e de suas condições clínicas.

Nos casos de atresia coanal unilateral, a cirurgia pode ser realizada mais tardiamente e com maior chance de ser definitiva[15].

Quadro 12.2 – Resumo de métodos diagnósticos para manejo de pacientes com atresia de coanas uni ou bilateral

Métodos diagnósticos	Avaliação
■ Quadro clínico	■ Fluxo aéreo (movimentação de algodão, condensação de ar) ■ Passagem de sonda nasal ■ Passagem de corante da fossa nasal para rino e orofaringe
■ Radiológico	■ Radiografia contrastada em decúbito dorsal
■ Endoscópio	■ Nasofibrolaringoscopia flexível
■ Tomografia computadorizada	■ Visibilização da placa atrésica e classificação de acordo com a sua natureza e lateralidade

CONCLUSÕES

A queixa de obstrução nasal na infância é bastante comum e engloba uma série de diagnósticos diferenciais. É importante conhecer o quadro clínico de cada criança para melhor conduzir a indicação terapêutica.

REFERÊNCIAS BIBLIOGRÁFICAS

1. Castro FFM. Rinite Alérgica: modernas abordagens para uma clássica questão. São Paulo: Lemos Editorial; 1997. p. 20-184.
2. Mello Jr. JF, Mion O. Rinite alérgica. In: Campos CAH, Costa HOO. Tratado de otorrinolaringologia. 1ª ed. São Paulo: Roca; 2002.
3. Mion O, et al. The São Paulo University score table management: a new approach for allergic rhinitis. In: Stammberger H, Wolf G (eds.). European Rhinologic Society & International Symposium of infection and allergy of the nose meeting 98. Viena: Monduzzi; 1998, p.143-7.
4. Mion O, Mello Jr. JF. Rinites Não-alérgicas. In: Campos CAH, Costa HOO (eds.). Tratado de otorrinolaringologia. 1ª ed. São Paulo: Roca; 2002.
5. Bento RF, Miniti A, Butugan O. Otorrinolaringologia: clínica e cirurgia. 2ª ed. São Paulo: Atheneu; 2000.
6. Cummings C. Otolaryngology- head & neck surgery. 2nd ed. St. Louis: Morby Year Book; 1993.
7. Bailey B. Head & neck surgery otolaryngology. Philadelphia: Lippiincott; 1993.
8. Sakano E, Navarro PL. Rinossinusite aguda. In: Campos CAH, Costa HOO (eds.). Tratado de otorrinolaringologia. São Paulo: Roca; 2003. p. 26-31.
9. Brooks I. Current issues in the management of acute bacterial sinusites in children. Int J Pediatr Otorhynolaryngol. 2007;71(11):1653-61.
10. Voegels RL, Abdo T. Rinologia e cirurgia endoscópica dos seios paranasais. In: Fisiologia do nariz e seios paranasais. Rio de Janeiro: Revinter; 2006.
11. Voegels RL, Lessa MM, Butugan O, Bento RF, Miniti A. Condutas práticas em otorrinolaringologia. Disciplina de Otorrinolaringologia da Faculdade de Medicina da Universidade de São Paulo. São Paulo: Fundação Otorrinolaringologia; 2002.
12. Guimarães RES, Becker HMG. Rinossinusite Crônica. In: Campos CAH, Costa HOO (eds.). Tratado de otorrinolaringologia. São Paulo: Roca; 2003 v.3 p. 32-9.
13. Richardson MA, Osguthorpe JD. Surgical Management of choanal atresia. Laryngoscope 1988;98(9):315-8.
14. Goto E, Voegels RL, Lessa MM. Atresia coanal congênita. In: Voegels RL, Lessa MM. Rinologia e cirurgia endoscópica dos seios paranasais. Rio de Janeiro: Revinter, 2006.
15. Holzman D, Ruckstuhl M. Unilateral choanal atresia: surgical technique and lon-term results. J Laryngol Otol. 2002;116(8):601-4.

13

Estridor laríngeo e alterações congênitas da laringe

Ronaldo Frizzarini
Adriana Hachiya

Após ler este capítulo, você estará apto a:

1. Identificar as possíveis causas de estridor laríngeo na infância.
2. Diferenciar estridor inspiratório de expiratório.
3. Reconhecer as principais manobras terapêuticas.

INTRODUÇÃO

A respiração ruidosa na criança é um dos principais motivos de procura a atendimentos de emergência e uma situação extremamente estressante para os pais. No atendimento a esses pacientes, o médico deve, inicialmente, avaliar o grau de comprometimento respiratório e a necessidade de medidas de emergência que garantam a via aérea. A respiração ruidosa é um sintoma causado pela obstrução parcial da via aérea, e pode ocorrer desde o vestíbulo nasal e boca até as vias aéreas inferiores, por exemplo, no broncoespasmo (Quadro 13.1).

O estridor laríngeo é uma das principais causas de respiração ruidosa na infância. A obstrução parcial do lúmen laríngeo gera um fluxo de ar turbulento que, ao passar pela região de estreitamento, produz um som de alta freqüência. Ele pode ter instalação aguda ou progressiva (crônica), ser inspiratório, expiratório ou bifásico e manifestar-se no recém-nascido (RN) ou em crianças maiores. O tratamento adequado depende do diagnóstico correto da obstrução e da correção do fator obstrutivo.

Quadro 13.1 – Diagnóstico diferencial da respiração ruidosa de acordo com o sítio de acometimento

Nariz e faringe	Laringe	Traquéia
Atresia de coana	Laringomalácia	Traqueomalácia
Tireóide lingual/cisto tireoglosso	Laringocele/cisto sacular	Estenose traqueal
Macroglossia	Paralisia de prega vocal	Compressão extrínseca
Micrognatia	Estenose subglótica	Traqueíte
Hipertrofia adenoamigdaliana	Membrana laríngea	Fenda laringotraqueoesofágica
Abscesso retrofaríngeo	Laringite aguda	
Abscesso periamigdaliano	Crupe espasmódico	
	Epiglotite	
	Corpo estranho	
	Hemangioma	
	Papiloma	
	Laringoespasmo	
	Edema angioneurótico	
	Estridor psicogênico	

ETIOLOGIA E MANIFESTAÇÕES CLÍNICAS

A via aérea da criança apresenta algumas particularidades que a tornam mais suscetível ao desenvolvimento do estridor laríngeo. Ao nascimento, a laringe está mais alta no pescoço, entre as vértebras C1 a C4, de modo que a epiglote pode ser facilmente identificada à oroscopia. Sua migração para uma posição mais inferior no pescoço inicia-se a partir dos 2 anos e encontra-se na sua posição final ao redor dos 6 anos, entre C4 e C7[1]. A epiglote é alongada, e as estruturas supraglóticas são proporcionalmente maiores que a glote. A cartilagem cricóidea tem formato arredondado e é a porção mais estreita da via aérea.

O estridor laríngeo pode ter como causa malformações congênitas, causas infecciosas ou alterações neurológicas. A anamnese do paciente com informações sobre a idade do início dos sintomas, o grau de repercussão clínica, a progressão ou não da doença, a instalação aguda ou crônica e as situações que desencadeiam ou melhoram o estridor ajudam o médico no diagnóstico diferencial e na definição da conduta terapêutica. O Quadro 13.2 mostra as principais causas do estridor laríngeo de acordo com a história clínica.

Quadro 13.2 – Principais causas do estridor laríngeo de acordo com a história clínica

História	Diagnóstico diferencial
Idade	
■ Nascimento	■ Paralisia de prega vocal, lesões congênitas como cistos laríngeos, laringocele congênita, anéis vasculares, hemangioma e estenose subglótica
■ 4 a 6 semanas	■ Laringomalácia
■ 1 a 4 anos	■ Crupe viral, laringite aguda, epiglotite, aspiração de corpo estranho e papilomatose
Progressão dos sintomas	
■ Início agudo	■ Aspiração de corpo estranho, processos infecciosos (crupe, epiglotite) e reação alérgica
■ Sintomas crônicos	■ Laringomalácia, membrana laríngea, estenose laringotraqueal e laringocele/cisto sacular
Fatores desencadeantes	
■ Piora com agitação, choro ou esforço	■ Laringomalácia, hemangioma subglótico, paralisia de prega vocal e laringocele/cisto sacular
■ Piora na posição supina	■ Laringomalácia e traqueomalácia
■ Piora com alimentação	■ Paralisia de prega vocal, laringocele/cisto sacular e alterações neurológicas
■ Infecção viral prévia	■ Crupe viral, laringite aguda
■ Engasgo e tosse	■ Corpo estranho
História prévia	
■ Entubação orotraqueal	■ Estenose subglótica e paralisia de prega vocal
■ Trauma de parto, asfixia perinatal, malformações cardíacas	■ Paralisia de prega vocal
■ Atopia	■ Crupe espasmódico e edema angioneurótico
Sintomas associados	
■ Tosse seca ("latido de cachorro")	■ Crupe viral
■ Salivação excessiva	■ Epiglotite e corpo estranho
■ Rouquidão	■ Crupe viral, paralisia de prega vocal, membrana laríngea e laringocele/cisto sacular
■ Choro fraco	■ Alterações congênitas na laringe e desordens neuromusculares
■ Disfagia	■ Lesões supraglóticas e laringocele/cisto sacular

Fonte: adaptado de Leung e Cho[2].

ESTRIDOR CRÔNICO

Laringomalácia

A laringomalácia é a principal causa de estridor crônico em crianças com menos de 2 anos. É a anomalia congênita mais comum da laringe, sendo responsável por 60% dos casos de malformações congênitas desse órgão[3]. Acomete principalmente meninos, na proporção de 2:1. Acredita-se que seja causada pelo atraso na maturação das cartilagens laríngeas de suporte ou do controle neuromuscular.

O principal sintoma da laringomalácia é um estridor inspiratório que ocorre na posição supina, durante a alimentação e o choro, melhorando no decúbito ventral, com o sono e com a extensão cervical. Os sintomas estão ausentes ao nascimento e iniciam-se nas primeiras semanas de vida. A melhora dos sintomas ocorre ao redor dos 2 anos.

O exame físico usualmente mostra uma criança dentro da curva de crescimento e massa corporal, com choro normal e sem sinais de insuficiência respiratória (batimento de asa de nariz, tiragem intercostal e de fúrcula e cianose). O estridor laríngeo é inspiratório. Em casos mais severos, pode haver déficit de crescimento e, mais raramente, insuficiência respiratória[3].

O diagnóstico é feito por nasofibrolaringoscopia, que mostra um prolapso das estruturas supraglóticas durante a inspiração, a epiglote em ômega ("sugada" póstero-inferiormente para dentro da luz laríngea), as aritenóides proemientes (que caem ântero-medialmente) e as pregas ariepiglóticas curtas. Na expiração, as estruturas supraglóticas são empurradas para fora da luz laríngea pelo ar expelido (Figura 13.1).

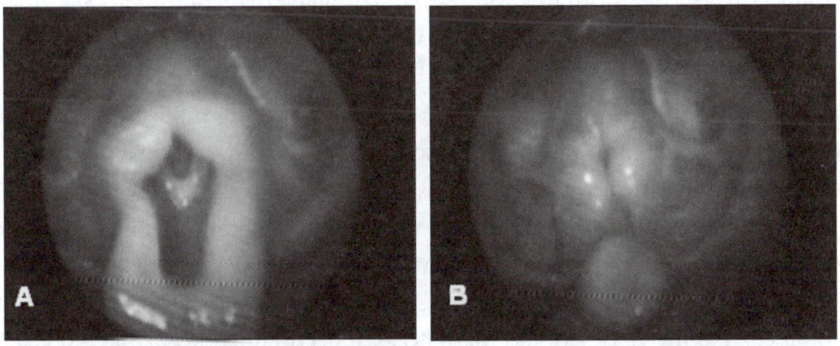

Figura 13.1 Laringomalácia. A: visão endoscópica na expiração. B: visão endoscópica na inspiração. Nota-se o colamento das estruturas supraglóticas com obstrução da luz laríngea. (Veja imagem colorida no encarte.)

Paralisia de Prega Vocal

A paralisia de prega vocal é a segunda anomalia congênita laríngea mais freqüente; corresponde entre 15 e 20% dos casos e é um importante diagnóstico diferencial do estridor laríngeo em neonatos[4]. Por se tratar de um sinal, e não de um diagnóstico, a causa da paralisia deve ser sempre investigada.

A prega vocal esquerda é a mais acometida nos casos unilaterais devido ao trajeto mais longo do nervo laríngeo recorrente, o que o torna mais vulnerável a lesões e ao estiramento. As causas de paralisia unilateral de prega vocal incluem: trauma de parto, lesões mediastinais (tumores e malformações vasculares), pós-cirúrgicas (correção de fístula traqueoesofágica e cirurgias cardíacas) e idiopáticas.

Em metade dos casos de paralisia, há acometimento bilateral[2]. As causas de paralisia bilateral são freqüentemente idiopáticas, mas podem ser causadas por doenças neurológicas, meningomielocele associada à malformação de Arnold Chiari e hidrocefalia. Trauma de parto com excessivo estiramento cervical pode causar paralisia bilateral transitória, com duração em torno de 6 a 9 meses[2].

Nos casos de paralisia bilateral, a criança apresenta estridor inspiratório progressivo, que piora nos períodos de agitação. Aspiração e disfagia podem estar associadas. Insuficiência respiratória progressiva requer intervenção mais agressiva.

Os casos unilaterais cursam com evolução benigna e com menor repercussão clínica, podendo passar despercebidos. Os principais sintomas são rouquidão e choro fraco. Disfagia e aspiração são menos freqüentes.

Estenose Subglótica

A estenose subglótica pode ser adquirida ou congênita. Trata-se da terceira causa mais comum de anomalia congênita laríngea; corresponde a 15% dos casos. É a condição laríngea mais comum que requer como tratamento a traqueotomia. Meninos são mais acometidos (2:1)[5].

As causas adquiridas são mais freqüentes e ocorrem em 85% dos casos, sendo a intubação oro-traqueal o fator etiológico em mais de 90% deles[5].

A estenose subglótica congênita é causada pela recanalização incompleta do tubo laringo-traqueal durante o 3º mês de gestação. Podem ocorrer diferentes graus de estenose até a atresia completa, que é incompatível com a vida. A estenose pode ser membranosa, devido à hipertrofia circunferencial da submucosa ou ao excesso de tecido fibroso; ou cartilaginosa, devido ao formato estreito do anel da cartilagem cricóidea.

Os sintomas da estenose subglótica dependem do grau de obstrução da luz; usualmente, iniciam-se nas primeiras semanas de vida. Nos casos mais leves, os sintomas têm início após o processo inflamatório agudo, com maior comprometimento subglótico devido ao edema. O estridor laríngeo é bifásico ou inspiratório e pode estar associado a sinais de insuficiência respiratória. A nasofibrolaringoscopia não permite uma boa visualização da subglote, mas é importante para diagnóstico diferencial de outras causas de estridor. Deve-se suspeitar de estenose subglótica em pacientes com história de crupe viral ou espasmódico recorrente. O diagnóstico é feito pela broncoscopia ou por exames de imagem, como tomografia computadorizada (TC) e ressonância magnética (RM), que identificam o diâmetro da luz da subglote inferior a 4 mm no RN a termo ou a 3 mm no pré-termo[5].

Papilomatose Laríngea

A papilomatose laríngea é o tumor laríngeo benigno mais freqüente; representa uma causa comum de estridor crônico na infância. A doença é caracterizada por papilomas escamosos não-queratinizados, cujo agente etiológico é o *human papilloma virus* (HPV) 6 e 11 , que invadem a mucosa nas junções escamo-ciliares. A laringe é o sítio mais comum acometido, principalmente na glote e nas pregas vestibulares mas, em casos mais agressivos, a árvore traqueal pode estar comprometida. Crianças de 2 a 4 anos são as mais acometidas[6].

O primeiro sintoma do paciente é a rouquidão, principalmente quando há acometimento das pregas vocais. Os sintomas são progressivos e, quando há acometimento da luz laríngea pelo crescimento tumoral, a criança pode apresentar estridor laríngeo e insuficiência respiratória. Devido ao crescimento lento da lesão, é muito raro o paciente apresentar-se com quadro de insuficiência respiratória aguda.

Cistos e Laringocele

Cistos congênitos de laringe são lesões incomuns que usualmente se apresentam como desconforto respiratório em RN e crianças. Podem acometer principalmente a prega ariepiglótica, a epiglote e as valéculas; são preenchidos por muco produzidos por glândulas submucosas.

A laringocele ocorre por uma dilatação do sáculo laríngeo e apresenta-se como lesão supraglótica. Dependendo do seu tamanho, há diferentes graus de obstrução do lúmen laríngeo (Figura 13.2).

O principal sintoma da criança é o estridor laríngeo inspiratório, que ocorre logo após o nascimento ou dias depois. Pode haver piora dos sintomas se houver crescimento da lesão. Em alguns casos, é necessária a intubação oro-traqueal após o parto da criança, momento no qual é feito o diagnóstico.

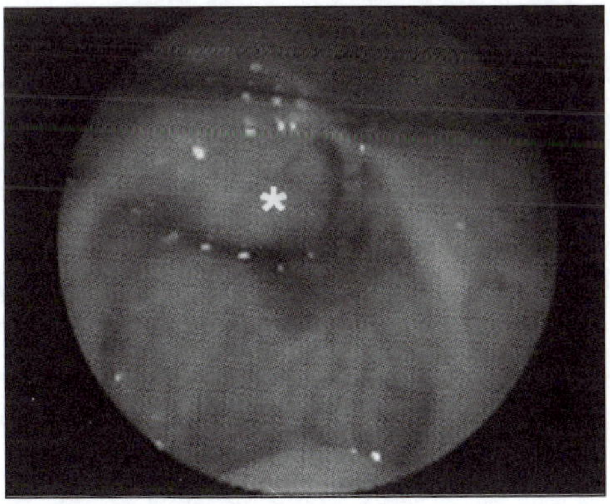

Figura 13.2 Cisto sacular – visão cirúrgica. Nota-se a obstrução total da luz da laringe pela presença do cisto (evidenciado pelo*).

ESTRIDOR AGUDO

As principais causas de estridor agudo são inflamatórias e infecciosas. A anamnese é extremamente importante no diagnóstico diferencial. Entre as causas infecciosas, destacam-se o crupe viral e a epiglotite. Outras causas relativamente freqüentes são: a aspiração de corpo estranho, o crupe espasmódico e o edema angioneurótico.

Crupe Viral ou Laringotraqueobronquite

O crupe viral ou laringotraqueobronquite é a causa mais comum de estridor agudo na infância, correspondendo a 80% dos casos[7]. Os principais agentes etiológicos são parainfluenza, vírus influenza tipo A e B, vírus sincicial respiratório e rinovírus. A faixa etária mais acometida é dos 6 meses aos 3 anos, com pico de incidência aos 2 anos.

A infecção leva a um edema da via aérea e, como a cartilagem cricóidea é a porção mais estreita da laringe, a subglote é a região mais acometida. Os sintomas iniciam-se como um resfriado comum. Após 2 ou 3 dias, a criança desenvolve tosse seca "tipo latido de cachorro", febre baixa e estridor inspiratório com insuficiência respiratória progressiva, podendo causar, em casos mais graves, fadiga, hipercapnia e hipóxia. Entretanto, a maioria dos pacientes tem evolução benigna, com melhora após tratamento clínico de suporte; em apenas 0,5 a 1,5% dos casos, é necessária a intubação orotraqueal[8].

Epiglotite ou Supraglotite

A infecção da epiglote na criança é uma condição clínica grave, com risco de morte; seus diagnóstico e tratamento devem ser prontamente instituídos. A infecção é causada principalmente pelo *Haemophilus influenzae* tipo B, mas estreptococo beta-hemolítico, estafilococo e pnemococo podem estar envolvidos. Felizmente, após a introdução da vacina contra hemófilos no calendário vacinal, a epiglotite tem se tornado mais rara. Ela ocorre principalmente em crianças de 2 a 6 anos, com pico de incidência aos 3 anos. Predomina no sexo masculino e nos meses frios. A epiglotite difere-se do crupe devido à sua instalação aguda (algumas horas) e à aparência tóxica dos pacientes. Clinicamente, há início abrupto de febre, dor de garganta, disfagia, prostração, torpor, estridor inspiratório e salivação excessiva. Usualmente, a criança apresenta-se na posição sentada e inclinada para frente, situação mais confortável pela anteriorização da epiglote. O diagnóstico é confirmado pela radiografia cervical de perfil, que mostra uma epiglote volumosa (sinal do polegar)[7,8].

Outras Causas de Estridor Agudo

Outras causas infecciosas devem ser pensadas no diagnóstico diferencial, como a laringite catarral aguda, que acomete crianças de 1 a 3 anos e é causada principalmente pelo vírus influenza e parainfluenza[9]. O paciente apresenta tosse, febre baixa e estridor inspiratório. Aspiração de corpo estranho é freqüente em crianças de 1 a 2 anos. Geralmente, há história de engasgo e tosse, precedendo o desenvolvimento dos sintomas respiratórios. A criança pode desenvolver estridor por reação alérgica com edema de glote. Normalmente, os sintomas iniciam-se 30 minutos após a exposição do irritante e podem estar acompanhados de outros sintomas, como eritema pelo corpo, coriza, tosse, congestão e hiperemia ocular[9].

DIAGNÓSTICO E EXAMES COMPLEMENTARES

No manuseio da criança com estridor laríngeo, principalmente naquelas com início agudo dos sintomas, é importante avaliar o grau da gravidade do estridor e do comprometimento respiratório. Parâmetros do exame físico, como freqüência cardíaca e respiratória, sinais de maior esforço respiratório (tiragens intercostal, esternal e de fúrcula, e batimento de asa do nariz), cianose, letargia e alteração do nível de consciência, devem ser minuciosamente observados.

Se a insuficiência respiratória for moderada ou grave, a realização de exames complementares que fecham o diagnóstico definitivo deve ser postergada. Em casos agudos, geralmente a história leva ao diagnóstico infeccioso ou inflamatório.

A nasofibroscopia ou broncoscopia é um exame complementar de grande utilidade, principalmente na suspeita de alterações congênitas, pois, na maioria das vezes, o diagnóstico só pode ser realizado pela avaliação dinâmica da laringe com o paciente acordado, como é o caso da laringomalácia e da paralisia de prega vocal. Na suspeita de epiglotite, a nasofibrolaringoscopia pode ser realizada caso a criança não apresente sinais de falência respiratória, devendo-se tomar cuidado para não estimular a região supraglótica e, conseqüentemente, piorar a obstrução da via aérea com um laringoespamo.

Algumas vezes, é necessária a realização de exames de imagem, como o simples raio X cervical ou a tomografia. O raio X cervical pode ser útil nos casos infecciosos e inflamatórios, como na epiglotite ou no crupe viral. Na epiglotite, o raio X cervical lateral pode mostrar a epiglote edemaciada (Figura 13.3) e, no crupe viral, pode ser visualizado o edema de partes moles no interior da cartilagem cricóidea na incidência ântero-posterior – sinal da torre de igreja. Na suspeita de estenose subglótica, a realização da TC é muitas vezes necessária para avaliar o grau de comprometimento circunferencial do lúmen laríngeo e a sua extensão crânio caudal. A tomografia também é necessária no diagnóstico de compressão extrínseca por massas mediastinais ou malformações vasculares.

Outros exames, como o esofagograma contrastado, podem ser realizados na suspeita de fístula traqueoesofágica, no refluxo e na compressão extrínseca.

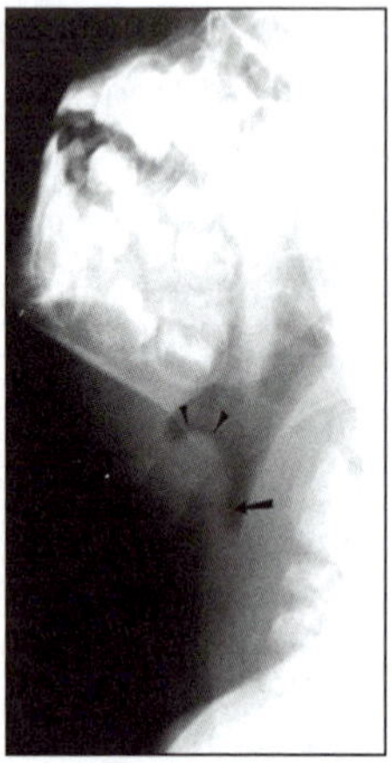

Figura 13.3 Epiglote. A seta mostra o espessamento da epiglote vista na radiografia lateral do pescoço (sinal do polegar).

TRATAMENTO

O tratamento do estridor laríngeo deve ser guiado dependendo da doença de base. O tratamento emergencial consiste em assegurar a permeabilidade da via aérea. Em algumas situações, como na epiglotite ou nas laringites bacterianas, é necessária a introdução de antibioticoterapia, enquanto corticosteróides por via sistêmica são úteis na redução do processo inflamatório.

O tratamento definitivo em casos de alterações congênitas dependerá do diagnóstico. Na laringomalácia, medidas comportamentais (elevação da cabeceira da cama e posicionamento em decúbito ventral) e tratamento de refluxo gastroesofágico são suficientes, uma vez que a melhora dos sintomas ocorre ao redor dos 2 anos de vida. O tratamento cirúrgico é necessário em apenas 5% dos casos[10]. Em alguns deles, como estenose laríngea, paralisia bilateral de pregas vocais em adução e lesões tumorais (papiloma e hemangioma), a melhora clínica só é atingida com o tratamento cirúrgico.

CONCLUSÕES

A respiração ruidosa é um sintoma causado pela obstrução parcial da via aérea, geralmente apresenta-se como estridor.

Ele pode ter instalação aguda ou progressiva (crônica), ser inspiratório, expiratório ou bifásico e manifestar-se no RN ou em crianças maiores. No atendimento a esses pacientes, o médico deve, inicialmente, avaliar o grau de comprometimento respiratório e a necessidade de medidas de emergência que garantam a via aérea; o tratamento adequado depende do diagnóstico correto da obstrução e da correção do fator obstrutivo.

REFERÊNCIAS BIBLIOGRÁFICAS

1. Altman KW, Weltmore RF, Marsh RR. Congenital airway abnormalities in patients requiring hospitalization. Arch Otolaringol Head Neck Surg. 1999;125(5):525-8.
2. Leung A, Cho H. Diagnosis of stridor in children. Am Family Physician. 1999;60(8):228-96.
3. Halstead L, Skoner J. The management of pediatric laryngotraqueal problems. Curr Opinion Otol Head Neck Surg. 1999;7(6):349-51.
4. Tewfic TL, Sobol SE. Congenital anomalies of larynx. In: Sataloff RT, Korovin GS (eds.). Diagnosis and Treatment of voice disorders. Nova York: Thompson Delmar Learning; 2003.
5. Brodner D, Guarisco J. Subglottic stenosis: evaluation and management. J La Stat Med Soc. 1999;151(4):159-64.
6. Friedberg J. An approach to stridor in infants and children. J Otolaryngol. 1987;16(4):203-6.
7. Orestein DM. Acute inflammatory upper airway obstruction. In: Nelson WE, Behrman RE, Kliegman RM, Arvin AM (eds.). Nelson Textbook of Pediatrics. Philadelphia: WB Saunders; 1996. p.1201-5.
8. Bew S. Acute and chronic airway obstruction. Anaesth Intensive Care Med. 2006;7(5):164-8.
9. Maloney E, Meakin GH. Acute stridor in children. Contin Educ Anaesth, Crit Care Pain. 2006;7(6):183-6.
10. Mancuso RF. Stridor in neonates. Pediatr Clin North Am. 1996;43(6):1339-56.

Seção V

Rinite e rinossinusites

Rinites 14

Olavo Mion
João Ferreira de Mello Jr.

Após ler este capítulo, você estará apto a:

1. Identificar os principais sintomas das rinites, inclusive a alérgica.
2. Conhecer os pontos relevantes de suas complicações, do diagnóstico e do tratamento.

INTRODUÇÃO

A rinite na criança tem várias particularidades, que variam de acordo com a idade. Devido ao desenvolvimento da criança e à sua maturação tanto neural quanto imunológica, as mesmas manifestações de rinite crônica podem ter diferentes fisiopatologias para cada idade. No processo alérgico, o 1º ano de vida constitui-se como uma época muito especial, pois é nessa fase, e mesmo até os 2 anos, que o sistema nervoso, predominantemente os sistemas nervosos simpático e parassimpático, podem ser, talvez, mais importante que a alergia, quando se fala em rinite. Não se pode deixar de mencionar que as infecções virais, muito comuns na criança entre 6 meses e 2 anos, têm uma grande influência sobre o sistema respiratório. Após essa fase, com o crescimento e a maturação do sistema imune, interações mais claras começam a surgir, ocorrendo uma resposta alérgica mediada por linfócito T *helper* 2 e imunoglobulina E específica[1].

EPIDEMIOLOGIA

Alguns fatores de risco estão associados ao aparecimento da rinite alérgica (RA), como: pertencer a uma família atópica, ser o primeiro filho, receber aleitamento materno por poucos meses, ter contato precoce com alérgenos domésticos e ser fumante passivo.

O número de filhos na família parece ter um efeito protetor para a RA. Apesar de os mecanismos envolvidos ainda serem desconhecidos, a hipótese da higiene pode ser aventada. Nas famílias com mais crianças, o aumento das infecções no início da vida deixaria a imunidade com perfil T *helper* 1, ao invés do T *helper* 2, com viés alérgico[1].

A RA é uma doença com elevada prevalência na população geral, acometendo, no Reino Unido, cerca de 30% da população geral, chegando a 40% na Suécia. No Brasil, segundo o *International Study of Asthma and Allergies in Childhood* (ISAAC), fica ao redor de 30%[2].

Dados epidemiológicos sobre rinites não-alérgicas e não-infecciosas são raros no Brasil. Devido à falta de definições claras nas pesquisas, as rinites não-alérgicas são, por vezes, incluídas nos dados de sinusite crônica, ou nos de RA (Tabela 14.1)[3].

Tabela 14.1 – Incidência de rinites no grupo de alergia da Disciplina de Otorrinolaringologia do HC-FMUSP

Tipos de rinite	Incidência (%)	
	Adultos	Crianças (< 12 anos)
Rinite alérgica	56	66
Rinite idiopática	20,5	20,5
Rinite eosinofílica não-alérgica	13,5	8,5
Outras rinites (irritativa, medicamentosa, do idoso, gestacional, do esporte, etc.)	10	10

Cortesia: Mion O, Mello Jr. JF.

ETIOPATOGENIA

Em um indivíduo geneticamente predisposto, a exposição prolongada a alérgenos, como ácaros, baratas, cachorro, gato ou pólens, leva à produção de IgE específica. A re-exposição aos alérgenos desencadeia uma infinidade de eventos que incluem a resposta de fase imediata e tardia que resulta nos sintomas da RA[4].

A fase imediata manifesta-se minutos após o contato com o alérgeno agressor, o qual se liga à IgE e ativa mastócitos e basófilos, resultando em sua degranulação, com a liberação de mediadores pré-formados, que incluem histamina e proteases. Além disso, levam à síntese e à liberação de mediadores, como as citocinas e os leucotrienos. Essa fase da RA é caracterizada pelo início súbito de episódios de espirros, prurido nasal e ocular, obstrução nasal e rinorréia.

A fase tardia ocorre cerca de 4 a 8 horas após o contato com o alérgeno, sendo um processo caracterizado por infiltração de eosinófilos, neutrófilos, basófilos, linfócitos T e macrófagos. Essas células liberam mais mediadores inflamatórios e citocinas, perpetuando a resposta inflamatória. Esta fase é a responsável pelos sinais e sintomas crônicos e persistentes da RA, particularmente, congestão nasal, anosmia, secreção nasal e hiper-reatividade nasal, tanto a alérgenos quanto a irritantes ambientais[4]. O contato continuado com o alérgeno leva a um estado de inflamação crônica sintomática, ou mesmo assintomática, chamado inflamação mínima persistente[1].

O nariz promove as suas funções homeostáticas e defensivas com respostas rápidas a estímulos físicos e químicos, por meio do complexo sistema nervoso que inclui nervos sensórios, simpáticos e parassimpáticos[5]. Os nervos sensoriais transmitem sinais da mucosa nasal, gerando sensações (prurido), reflexos motores (espirros), e reflexos simpáticos e parassimpáticos que afetam a secreção glandular e o aparato vascular do nariz. A função neural pode ser incrementada na presença de inflamação mucosa, agudamente com uma reação alérgica, ou mesmo na ausência de inflamação, como nos casos das rinites não-alérgicas.

MANIFESTAÇÕES CLÍNICAS

Os sintomas clássicos de rinite incluem espirros paroxísticos, prurido nasal e no palato, obstrução nasal e rinorréia, associados ou não a sintomas oculares. Outros sintomas incluem secreção retro nasal, cefaléia, tosse noturna e roncos. Irritabilidade e fadiga podem estar presentes, por vezes, em um grau debilitante. Os achados do exame físico sugestivos de RA são: respiração oral, mucosa nasal pálida e edemaciada, secreção nasal hialina, hiperplasia linfóide em forma de grânulos na faringe, drenagem pós-nasal, hiperemia e edema conjuntival. Nas crianças, encontram-se as linhas de Dennie Morgan nas pálpebras inferiores (sinal de atopia) e o sulco cutâneo no dorso nasal, característico da "saudação do alérgico"[6].

Nas crianças com menos de 1 ano, o mecanismo alérgico de sensibilização através dos linfócitos, dos plasmócitos e da IgE está ainda em formação e, conseqüentemente, não é relevante na gênese da rinite. Apesar de as rinites virais serem consideradas apenas doenças agudas, a possibilidade de as mudanças crônicas serem ocasionadas por elas deve ser levada em consideração. Mecanismos inflamatórios e não-inflamatórios inibem o *clearence* muco-ciliar e a depuração de bactérias e de vírus, levando à congestão e à rinorréia. Tosse crônica freqüentemente ocorre após uma infecção viral do trato respiratório superior. No nariz humano, infecções por vírus sincicial respiratório estão associadas com o aumento da reatividade ao ar frio e à histamina. RA e asma possuem mecanismos imunológicos semelhantes, caracterizados por inflamação dependente de T *helper* 2. O interferon gama, uma citocina típica do padrão T *helper* 1, participa na defesa contra infecções.

Entre o 1º ano de vida e os 3 ou 4 anos, a criança tem um sistema imune mais elaborado. Aquelas predispostas à atopia começam a expressar sua doença alérgica e a manifestar uma clara resposta T *helper* 2 quando expostas ao alérgeno[1]. Nessas idades, os sintomas são mais facilmente reconhecíveis e estão mais relacionados à exposição ao alérgeno. A sensibilização para alérgenos perenes (ácaros, pêlos de animais, baratas, etc.) pode se manifestar após vários meses de exposição. Não se deve esquecer de que, nessa faixa etária, existem crianças com rinite não-alérgica. No Grupo de Alergia da disciplina de Otorrinolaringologia da Faculdade de Medicina da Universidade de São Paulo (FMUSP), cerca de 34% das crianças com rinite têm rinite não-alérgica diagnosticada[3].

Nas crianças entre 3 e 4 anos, as comorbidades são mais prevalentes. Os efeitos crônicos do processo inflamatório já começam a afetar outros órgãos e sistemas. A RA pode facilmente levar a complicações, como sinusite aguda e crônica, otite média aguda e serosa crônica, agravamento da hipertrofia adenoideana e asma.

DIAGNÓSTICO CLÍNICO

O diagnóstico de rinite é essencialmente clínico. Deve-se avaliar seu tempo de evolução, seus sintomas e os de outras atopias, como asma e urticária, história familiar, e as características dos ambientes de habitação e trabalho[6].

O diagnóstico da RA inicia-se com uma história clínica cuidadosa, conjuntamente aos padrões de exposição aos alérgenos. A confirmação do diagnóstico é realizada pela presença da IgE alérgeno específica relacionada com a exposição e o posterior aparecimento dos sintomas.

A rinite não-alérgica consiste em uma variedade de síndromes que são somente algumas vezes distinguíveis por características clínicas e, até mesmo, laboratoriais. Um grande subgrupo de pacientes com rinite não-alérgica tem sintomas nasais na ausência de sinais inflamatórios típicos na mucosa nasal, sem quaisquer evidências de processo infeccioso, doença sistêmica ou metabólica. Muitos termos foram usados para descrever tais pacientes, incluindo rinites não-alérgica não-infecciosa, idiopática e vasomotora[2].

EXAMES COMPLEMENTARES

A utilização do otoscópio permite apenas visualizar o vestíbulo nasal e a cabeça das conchas nasais. Com uma fonte de luz e um espéculo nasal, avalia-se também a porção média das cavidades nasais, como o corpo das conchas e o meato médio; contudo, a melhor maneira de examinar-se é utilizando fibroscópios. A pesquisa de IgE específica irá complementar o tratamento e direcionar a prevenção contra os alérgenos específicos à farmacoterapia e à imunoterapia, quando necessário[2].

Os testes *in vivo* são feitos com a estimulação direta do antígeno sobre a pele do paciente. Os antígenos mais utilizados devem ser os mais comuns no meio em que o paciente vive, levando-se em conta seus hábitos e locais de moradia, de trabalho, de estudo, de lazer, etc. O *prick-test* é de fácil realização, apresenta pequeno índice de reações adversas, é pouco doloroso, possibilitando o teste de várias substâncias simultaneamente, e sua leitura é obtida em cerca de 20 a 30 minutos. Contudo, os extratos devem ser de boa qualidade e bem padronizados. Alguns medicamentos podem bloqueá-lo, como os corticosteróides sistêmicos e os anti-histamínicos[1]. O teste cutâneo é mais confiável em crianças com mais de 2 anos.

No *Radio Allergo Sorbent Test* (RAST), teste *in vitro*, existe um antígeno específico ligado a uma fase sólida. Ao se colocar o soro a ser testado, ocorrerá a fixação da IgE específica ao antígeno a este substrato. A seguir, um anticorpo anti-IgE marcado será adicionado, e sua quantidade presente, após lavagem, será mensurada.

O teste cutâneo é considerado mais sensível que os métodos *in vitro*[1], indicados nos casos em que não é possível realizar os testes cutâneos, como na presença de alguma doença na pele (dermografismo ou dermatites graves), na impossibilidade de parar o uso de medicação que influencie na resposta cutânea (anti histamínicos, corticosteróides, etc.), e no risco de reação grave ao teste cutâneo[2].

A eosinofilia sérica (mais de 5% dos leucócitos ou de 400 eosinófilos/mm^3) é comum nas doenças alérgicas, incluindo a rinite. Deve-se lembrar, porém, que as parasitoses intestinais, a escabiose, a dermatite vésico-bolhosa, as doenças linfoproliferativas, entre outras também podem causá-la. A presença de eosinófilos na secreção nasal corresponde a um marcador da atividade do processo inflamatório alérgico, ou da rinite eosinofílica não-alérgica[2].

A dosagem de imunoglobulinas (IgA, IgE, IgM e IgG) é utilizada nos casos de rinites infecciosas recorrentes, permitindo avaliar inclusive as subclasses de IgG. A dosagem de IgE sérica total é um método bastante sensível, porém pouco específico para o diagnóstico de doenças alérgicas. O aumento da IgE total também pode estar associado às parasitoses intestinais, varia de acordo com o sexo e a idade, e está se acentuando em tabagistas.

Os exames de imagem são utilizados apenas para confirmar suspeitas diagnósticas, como a suspeita de sinusite crônica. O raio X de seios paranasais é pouco específico, pois pode mostrar espessamento ou velamento, até mesmo em processos virais das vias superiores.

TRATAMENTO

No tratamento de pacientes com rinite, deve-se ter em mente que existem vários mecanismos de inflamações nasais; dentre elas a alérgica, a infecciosa e a irritativa, sendo todas passíveis de prevenção. A higiene ambiental para os alérgenos e irritantes (produtos de limpeza, produtos químicos, fumaça de cigarro, etc.) sempre deve ser orientada[1].

As soluções salinas intranasais têm sido usadas para o tratamento clínico das rinossinusites crônicas em geral, inclusive as rinites. Seus benefícios potenciais incluem a limpeza de muco, secreções purulentas, restos celulares e crostas[2].

Os descongestionantes levam ao alívio da congestão nasal. Podem ser administrados por via tópica ou sistêmica, sendo que ambas apresentam efeitos sistêmicos. Os de aplicação tópica têm início de ação muito rápido, não devendo ser utilizados por mais de 5 a 7 dias sob pena de desenvolvimento de rinite medicamentosa (efeito rebote), ao contrário dos sistêmicos, que podem ser usados por não apresentarem tal efeito. Seu início de ação é ao redor de 30 minutos, e os efeitos colaterais mais comuns são nervosismo, tremores, cefaléia, insônia, aumento da pressão sangüínea momentânea e retenção urinária em pacientes com hipertrofia da próstata. Contudo, não se deve esquecer que são causa importante de intoxicação em crianças[3].

O cromoglicato dissódico é capaz de estabilizar a membrana dos mastócitos diminuindo sua degranulação e, conseqüentemente, a liberação de histamina. Clinicamente, controla espirros, rinorréia e prurido, tendo pouca ação sobre a obstrução. Seu efeito pleno surge em aproximadamente 2 a 4 semanas e os principais efeitos colaterais são irritação local, gosto amargo e espirros. Apresenta baixíssimos índices de efeitos colaterais.

Os anti-histamínicos (H1) clássicos (primeira geração) estão relacionados a efeitos adversos indesejáveis, comos efeitos anticolinérgicos e sedação. Os anti-histamínicos não-clássicos (segunda geração) têm efeito no receptor H1 mais específico e redução de efeitos adversos (sedação). Apresentam ação antiinflamatória alérgica (*in vitro*). As drogas excretadas pela via hepática são metabolizadas pelo sistema do citocromo P450, que também é responsável pelo metabolismo de outras drogas, que competem entre si, pelo local ativo da enzima. Essas interações ocorrem principalmente com macrolídeos e cetoconazol[4].

Os inibidores dos leucotrienos são uma nova classe de drogas que bloqueiam a ação das substâncias envolvidas no processo inflamatório na asma e na RA. O montelucaste antagonista de receptor de leucotrieno tem indicação para o tratamento da RA. Apresenta ação antiinflamatória (anti-eosinofílicos), controlando a congestão nasal e a secreção glandular. Pode ser utilizado a partir de 6 meses de idade[1].

A medicação de referência para o tratamento da RA é o corticosteróide tópico. Todas as células do corpo humano possuem receptores em sua membrana plasmática para os corticosteróides. Ao ligar-se a estes receptores, encaminham-se ao núcleo onde irão estimular áreas de ácido desoxirribonucléico (DNA), resultando seu efeito antiinflamatório. Os corticosteróides tópicos são usados de forma preventiva; sua ação plena demora alguns dias para ser alcançada, quando então controlam os sintomas (espirros, rinorréia e congestão nasal). No caso da RA, a via sistêmica é muito pouco utilizada, sendo reservada para quadros muito graves, quando são empregados por curto espaço de tempo.

Existem no mercado vários corticosteróides tópicos para uso nasal, como a beclometasona, a budesonida, a fluticasona, a mometasona e a triamcinolona. Os efeitos colaterais mais freqüentemente encontrados, com a utilização dos anteriormente citados nas doses recomendadas, são irritação, espirros, sensação de mucosa seca, sabor desagradável e epistaxe. Todos os corticosteróides tópicos existentes para aplicação nasal são absorvidos e, excetuando-se a betametasona e a dexametasona, os outros não têm efeitos sistêmicos significativos quando utilizados nas doses recomendadas[2].

No Grupo de Alergia da Disciplina de Otorrinolaringologia da FMUSP, são utilizados anti-histamínico e corticosteróide tópico conjuntamente, no início do tratamento. Os anti-histamínicos têm início de ação muito rápido, sendo úteis para alívio imediato dos sintomas. Em relação ao corticosteróide tópico, seu início de ação pleno encontra-se dentro de 7 a 10 dias[3].

Quadro 14.1 – Fluxograma terapêutico da RA segundo a iniciativa ARIA

Intermitente Leve	Intermitente Moderada/grave	Persistente Moderada/grave
■ Sem ordem de preferência ■ Anti-histamínico H1 ■ Descongestionante ou antileucotrieno ■ Higiene ambiental específica (alérgenos) e inespecífica (irritantes)	■ Sem ordem de preferência ■ Anti-histamínico H1 ■ Descongestionante ou antileucotrieno ■ Cromonas ■ Corticosteróide tópico ■ Falha*: – Tratar como RA persistente moderada/grave ■ Imunoterapia alérgeno específica ■ Higiene ambiental específica (alérgenos) e inespecífica (irritantes)	■ Com ordem de preferência ■ Corticosteróide tópico ■ Anti-histamínico H1 ou antileucotrieno ■ Falha*: – Checar aderência/diagnóstico – Aumentar a dose da medicação: – se prurido/espirros + anti-histamínico – se rinorréia + *ipratropium* – se obstrução + descongestionante/ corticosteróide oral ■ Falha* → cirurgia ■ Imunoterapia alérgeno específica ■ Higiene ambiental específica (alérgenos) e inespecífica (irritantes)

Fonte: adaptado de Bousquet et. al[1]. *Acompanhamento de 2 a 4 semanas. RA: rinite alérgica, ARIA: Allergic Rhinitis and its Impact on Asthma.

Segundo a Organização Mundial da Saúde (OMS), a imunoterapia alérgeno específica é a única forma de terapia capaz de alterar a evolução natural da doença alérgica. Trata-se de uma terapia de longa duração, cujo objetivo é reduzir a sensibilidade do paciente aos antígenos. No caso de rinite, está indicada apenas naquelas mediadas por IgE (alérgica), desde que, mesmo com a higiene ambiental e a farmacoterapia correta, o paciente continue sintomático. Entende-se por falha na farmacoterapia a ausência de resposta ou desenvolvimento de efeitos indesejáveis ou não-aderência ao seu uso crônico. O esquema terapêutico adotado pela iniciativa *Allergic Rhinitis and its Impact on Asthma* (ARIA) está descrito no Quadro 14.1[1].

COMPLICAÇÕES

A RA está associada à apnéia obstrutiva do sono e aos roncos, à dificuldade de aprendizado, ao desenvolvimento de respiração bucal e à asma. A hiperatividade e o déficit de atenção também são mais comuns em crianças com RA.

CONCLUSÕES

O diagnóstico das rinites é clínico. A relevância da RA como causa de sintomatologia é maior nas crianças com mais de 2 anos. Os exames laboratoriais confirmam os alérgenos envolvidos. O tratamento baseia-se na higiene ambiental, na farmacoterapia e na imunoterapia, devendo ser realizado de forma preventiva para evitarem-se complicações.

REFERÊNCIAS BIBLIOGRÁFICAS

1. Bousquet J, Khaltaev N, Cruz AA, Denburg J, Fokkens WJ, Togias A, et al. Allergic rhinitis and its impact on asthma (Aria). Allergy. 2008;63(Suppl):8-160.
2. Sole D, Mello Jr. JF, Weckx LLM, Rosário Filho NA. II Consenso Brasileiro sobre Rinites. Rev Bras Alerg Imunopatol. 2006;29(1):28-58.
3. Mion O, Mello Jr. JF. Rinites não-alérgicas. In: Oliveira JAA, Cruz OL. Otorrinolaringologia: princípios e prática. 2ª ed. Porto Alegre: Artmed; 2006. p.632-42.
4. Mion O, Mello Jr. JF. Rinites: fisiopatologia e tratamento. Programa de atualização em otorrinolaringologia; 2006. v.1 p.11-56.
5. Mello Jr. JF, Mion O. Rinite alérgica. In: Campos CAH, Costa HOO. Tratado de otorrinolaringologia. São Paulo: Editora Roca; 2003. p.68-81.
6. Mello Jr. JF, Rocha FMN, Mion O. Rinite alérgica: diagnóstico diferencial e tratamento; 2006. p.624-31.

Rinossinusites agudas e suas complicações

15

Francini Grecco de Melo Pádua
Daniela Curti Thomé

Após ler este capítulo, você estará apto a:

1. Compreender a fisiopatologia das rinossinusites.
2. Reconhecer os melhores métodos diagnósticos.
3. Identificar as possíveis complicações das rinossinusites agudas.
4. Identificar as situações nas quais deve-se indicar o tratamento cirúrgico.

INTRODUÇÃO

Rinossinusite é todo processo inflamatório que acomete as estruturas do nariz e das cavidades paranasais[1-3]. Sabe-se que 90 a 95% das rinossinusites bacterianas são precedidas por um episódio de infecção viral das vias aéreas superiores (gripe/resfriado), e 0,5 a 2% das infecções virais podem evoluir para uma rinossinusite bacteriana. Cientes de que a população adulta pode apresentar de 2 a 5 episódios de rinossinusite viral no decorrer do ano, e a população pediátrica, de 6 a 10 episódios[2,3], pode-se prever que a incidência de rinossinusites virais e bacterianas é alta, e seu tratamento é fundamental para se evitar a infecção secundária e, conseqüentemente, o uso indiscriminado de antibióticos.

Os vírus são considerados o principal fator de risco para o desenvolvimento de uma rinossinusite bacteriana[4-6]; entender sua ação pode facilitar o tratamento do quadro infeccioso. Os vírus invadem as células epiteliais do nariz, replicam-se e promovem uma destruição celular que compromete o funcionamento dos cílios presentes nesse epitélio. Após a liberação de mediadores inflamatórios, ocorre a hipertrofia das conchas nasais, levando à sensação de obstrução nasal; há extravasamento de plasma dos vasos sangüíneos presentes no nariz, gerando a sensação de coriza. A congestão nasal impede a drenagem do catarro/muco produzido nos seios paranasais, e o paciente passa a ter a sensação de "peso" facial. A estimulação do nervo trigêmio também promove a sensação de dor de cabeça, e a liberação de mediadores inflamatórios pode elevar a temperatura corpórea do paciente[5-7]. Dessa forma, um quadro de rinossinusite viral (gripe ou resfriado) é instalado e, se não for tratado, pode haver infecção bacteriana, evoluindo para quadros de complicações das infecções virais, como rinossinusites bacterianas, otites, pneumonias, entre outros[7,8].

Uma das maiores dificuldades da prática clínica é diferenciar a rinossinusite viral das rinossinusites bacterianas. Esse é um ponto de extrema importância, uma vez que os antibióticos não alterarão o curso da rinossinusite viral. Além disso, o aumento da resistência bacteriana é uma preocupação mundial, que deve ser levada sempre em consideração[2,3]. Sabe-se que as rinossinusites correspondem ao quinto grupo em freqüência de doenças para as quais antibióticos são prescritos. Em um levantamento americano, observou-se que 9% dos antibióticos prescritos para a faixa pediátrica e 21% para a faixa adulta tinham como diagnóstico as rinossinusites[5,6].

DIAGNÓSTICO E CLASSIFICAÇÃO

O diagnóstico da rinossinusite é essencialmente clínico, baseado em sinais e sintomas do paciente, associados à evolução temporal da doença. Dessa forma, o paciente deve apresentar pelo menos dois dos seguintes sintomas: obstrução nasal, congestão facial, rinorréia anterior ou posterior, hiposmia ou anosmia, dor ou pressão facial; obrigatoriamente, um dos quatro primeiros sintomas descritos deve estar presente. Ao exame físico podem ser observados secreção purulenta no meato médio, edema ou obstrução deste, e pólipos nasais (no caso das rinossinusites crônicas com polipose nasal, não abordadas neste capítulo)[3]. Todos os pacientes com queixas nasossinusais, portanto, devem ser submetidos a exame nasal sob visão endoscópica.

Os sintomas das rinossinusites são os mesmos, tanto para as agudas (duração dos sintomas até 12 semanas) viral, bacteriana ou fúngica; quanto para a crônica (duração dos sintomas por mais de 12 semanas)[3]. A diferenciação é realizada pelo exame físico e pelo tempo de evolução da doença. Nas crianças, os sintomas podem variar de acordo com a idade, podendo se apresentar isolados ou associados. Rinorréia purulenta, tosse diurna com piora noturna, obstrução nasal, febre e halitose são os sintomas mais freqüentes nas crianças com rinossinusite aguda. A febre pode aparecer com maior freqüência nas crianças que nos adultos, sendo, às vezes, o único sintoma de rinossinusite. Em crianças maiores que 5 a 6 anos, a cefaléia e a dor em arcada dentária podem estar presentes. É importante lembrar que a febre e a secreção purulenta nas fossas nasais podem aparecer nas rinossinusites virais, não necessitando inicialmente de antibióticoterapia para eliminá-las.

Nas rinossinusites virais, os sintomas cessam em aproximadamente 10 dias. Quando há persistência dos sintomas por mais de 10 dias, ou piora destes após 5 dias, suspeita-se de rinossinusite bacteriana; somente nesse momento os antibióticos devem ser prescritos[2,3]. As rinossinusites agudas fúngicas geralmente ocorrem em pacientes imunodeprimidos, cursando, na maior parte das vezes, com quadro frustro, sem muita sintomatologia específica. A suspeita clínica é de extrema importância. O paciente pode cursar com necrose de mucosa nasal e necrose em palato, com evolução rápida dos sintomas[1,3]. O diagnóstico é realizado por meio do exame anátamo-patológico, que observa invasão fúngica da mucosa analisada[1].

Dentre as várias classificações propostas, a temporal (citada anteriormente) é muito utilizada. Recentemente, o paciente foi questionado sobre a severidade de seus sintomas, utilizando-se uma escala análogo-visual de 0 (zero) a 10. Assim, se o paciente marcar entre 0 e 3 cm, classificamos a rinossinusite como DISCRETA; se marcar entre 4 e 7, classificamos como MODERADA; e entre 8 e 10, como SEVERA. Essa escala tem implicação direta no tratamento a ser proposto, como será visto adiante[3].

EXAMES DE IMAGEM

Os exames de imagem não fazem parte da rotina diagnóstica das rinossinusites agudas, e são solicitados nos casos de suspeita de complicações, nas rinossinusites agudas de repetição (mais de 4 episódios no ano) e nas rinossinusites crônicas[3,4]. Sabe-se que o raio X dos seios paranasais apresenta baixa sensibilidade e baixa especificidade e é, portanto, considerado inadequado no diagnóstico das rinossinusites[2,3]. Alguns estudos mostram que aproximadamente 24,7 a 49,2% da população apresenta alguma alteração na tomografia computadorizada (TC) de seios paranasais, mesmo sem apresentar qualquer sintoma nasossinusal, e que aproximadamente 87% dos pacientes com resfriado comum apresentam alterações no seio maxilar, reforçando que a tomografia não auxilia no diagnóstico das rinossinusites agudas[2,3].

MICROBIOLOGIA

Vários microorganismos podem estar implicados na etiologia da rinossinusite aguda bacteriana. Estudos revelam que 50 a 70% das rinossinusites são causadas por *Streptococcus pneumoniae, H. influenzae* e *Moraxella catarralis,* enquanto *Streptococcus sp, Neisseria sp* e *Staphylococcus aureus* contribuem com menor freqüência. Em crianças, os agentes mais comuns são *H. influenzae* e *S. pneumoniae.* Outros estreptococos e estafilococos são menos freqüentes[4-8].

Os fungos podem estar implicados nos pacientes imunodeprimidos, sendo o *Aspergilus* sp muito freqüente[1,3].

TRATAMENTO CLÍNICO

A gripe e o resfriado apresentam evolução benigna, com duração de aproximadamente 10 dias, como comentado anteriormente. O uso de antibióticos nesta fase não altera o curso da doença. Dessa forma, o tratamento da gripe e do resfriado deve ser focado na prevenção da infecção viral, especialmente no controle dos sintomas já instalados, reduzindo a chance de uma infecção secundária. O uso de soluções nasais isotônicas ou hipertônicas ajudam na eliminação de crostas nasais, assim como na redução da viscosidade do muco, facilitando sua eliminação. Soluções hipertônicas atuam na redução do edema intersticial, auxiliando na melhora da obstrução nasal, e estimulando o transporte mucociliar. Os analgésicos e antitérmicos aliviam o quadro de dor e febre instalados e, consequentemente, melhoram o mal-estar e a astenia associados. O alívio dos sintomas da rinossinusite viral reduz a probabilidade da infecção bacteriana. Outras medicações coadjuvantes são os vasoconstritores tópicos, os descongestionantes sistêmicos e os corticosteróides orais e nasais, sempre levando em consideração seus efeitos colaterais, especialmente nas crianças[1-8].

No entanto, se os sintomas piorarem em 5 dias, apesar do tratamento clínico, ou persistirem por mais de 10 dias, suspeita-se de rinossinusite bacteriana; portanto, o tratamento com antibióticos deve ser iniciado[2,3].

O tratamento antimicrobiano das rinossinusites, sejam agudas ou crônicas, geralmente é realizado de maneira empírica, baseando-se em dados microbiológicos de trabalhos publicados na literatura (Quadro 15.1)[4-6].

Os objetivos do tratamento antimicrobiano nas rinossinusites agudas são: retorno dos seios paranasais ao seu estado normal; prevenir as complicações (orbitárias, intracranianas e ósseas) e evitar a cronicidade da doença.

Na seleção do antimicrobiano a ser usado, devem-se considerar a severidade da doença, o risco de complicações e o uso recente de antibióticos. O tempo de trata-

Quadro 15.1 – Recomendações para antibioticoterapia em crianças

Doença leve sem uso recente de antibióticos (4 a 6 semanas)

- Terapia inicial em crianças
  - amoxicilina
  - amoxicilina/inibidor de beta-lactamase
  - cefpodoxime proxetil
  - cefuroxime axetil
  - no caso de alérgicos a beta-lactâmicos: sulfametoxazol/trimetropim; azitromicina, claritromicina, eritromicina
- Opções terapêuticas (sem melhora ou piora dos sintomas em 72 h)
  - amoxicilina/inibidor de beta-lactamase
  - ceftriaxone
  - combinação de drogas
  - no caso de alérgicos a beta-lactâmicos: reavaliar paciente; combinação de drogas

Doença leve com uso recente de antibióticos (4 a 6 semanas) ou doença moderada/severa

- Terapia inicial em crianças
  - amoxicilina/inibidor de beta-lactamase
  - ceftriaxone
  - combinação de drogas
  - no caso de alérgicos a beta-lactâmicos: sulfametoxazol/trimetropim; azitromicina, claritromicina, eritromicina; clindamicina
- Opções terapêuticas (sem melhora ou piora dos sintomas em 72 h)
  - reavaliar paciente
  - no caso de alérgicos a beta-lactâmicos: reavaliar paciente; combinação de drogas

mento deve ser de 10 a 14 dias[5,6]. A falta de resposta em 72 horas ou mais, que é um tempo arbitrário, define a falha terapêutica, e outra classe de medicação pode ser introduzida. A não melhora do quadro implica na suspeita de complicação e a TC de seios paranasais deve ser realizada[5-7]. No Quadro 15.1 são apresentadas as opções terapêuticas de antimicrobianos em crianças e adultos, respectivamente.

A antibioticoterapia deve ser guiada para as bactérias mais comuns, lembrando a produção de beta-lactamase, principalmente pelo *Haemophilus influenzae* e *Moraxella catarrhalis*.

Em pacientes alérgicos aos beta-lactâmicos, podem-se considerar os macrolídeos (falha terapêutica pode ser de 20 a 25%) ou as quinolonas (pode levar a ruptura de tendão; portanto, deve ser evitada em crianças)[5,6].

Em pacientes imunocomprometidos, a possibilidade de infecções por bacilos gram-negativos aeróbicos deve ser considerada, especialmente *P. aeruginosa*[1-3]. Antifúngico intravenoso associado a debridamento cirúrgico deve ser realizado nos pacientes que apresentam fungos invadindo a mucosa no exame anátomo-patológico[1].

Outras medicações incluem os corticosteróides sistêmicos e tópicos, descongestionantes sistêmicos e vasoconstritores tópicos (devendo ser usado no máximo por 5 dias para diminuir o risco de efeito rebote). Os corticosteróides sistêmicos aliviam o quadro de dor associado, especialmente no início da sintomatologia. Os anti-histamínicos não apresentam eficácia documentada no tratamento da rinossinusite aguda, sendo prescritos quando houver um quadro alérgico associado. Os mucocinéticos modificam a consistência das secreções do aparelho respiratório, facilitando seu transporte e sua eliminação. Seus efeitos benéficos não chegam a superar as vantagens do uso de uma hidratação adequada[3-8].

TRATAMENTO CIRÚRGICO

Pode ser realizado por diversas técnicas, sendo a cirurgia endoscópica funcional nasossinusal muito eficiente e com bons resultados pós-operatórios. Está indicado nas rinossinusites agudas recorrentes (correção dos fatores predisponentes), nas crônicas após falha no tratamento clínico, nas crônicas agudizadas e nas complicadas[9-12].

Na rinossinusite fúngica invasiva aguda fulminante, o debridamento cirúrgico deve ser realizado com remoção de todas as áreas necróticas[1].

COMPLICAÇÕES DAS RINOSSINUSITES

Apesar da incidência das complicações das rinossinusites terem apresentado nítido decréscimo desde o advento da antibioticoterapia, o risco de acometimento tanto orbitário quanto intracraniano ainda é preocupante[12]. As altas taxas de morbidade e mortalidade associadas às complicações das sinusites justificam a avaliação cuidadosa dos casos de sinusopatias agudas ou crônicas, assim como a pronta investigação quando a evolução clínica não é satisfatória. Se não diagnosticadas prontamente e adequadamente tratadas, tais complicações podem provocar alterações visuais irreversíveis, comprometimento neurológico e ósseo importante e até a morte[12-20]. As sinusites agudas parecem ser a causa mais freqüente de infecções orbitárias, responsáveis por 50 a 75% dos abscessos intracranianos[12]. O diagnóstico é baseado na história, no exame físico e é confirmado pela TC de seios paranasais (com contraste). Na suspeita de envolvimento intracraniano, a ressonância magnética (RM) de crânio deve ser solicitada.

COMPLICAÇÕES ORBITÁRIAS

As complicacoes orbitárias são as mais freqüentes, representando cerca de 80% de todas as complicações das rinossinusites. A faixa etária mais acometida é a pediátrica, provavelmente relacionada à maior freqüência de IVAS e a presença de osso diplóico com maior grau de vascularização nas paredes dos seios paranasais de pacientes nesta faixa etária. Além disso, os ossos mais finos e a abertura das linhas de sutura são outros fatores contribuintes[12-18].

O comprometimento da órbita nas sinusites etmoidais pode ocorrer tanto por extensão direta da infecção sinusal por meio dos espaços perivasculares e deiscências ósseas da lamina papirácea, como por tromboflebite das veias oftálmicas (permitem a disseminação retrograda por êmbolos sépticos; tal disseminação é facilitada pela inexistência de válvulas neste sistema venoso).

Dentre as várias classificações propostas, as mais utilizadas são a de Chandler et al.[3] e Mortimore et al.[11] (baseada em achados tomográficos).

O septo orbital é uma deflexão da periórbita (periósteo), fina camada de tecido conjuntivo que reveste a cavidade orbital, e constitui uma barreira anatômica à propagação da infecção na direção posterior da órbita (Figura 15.1).

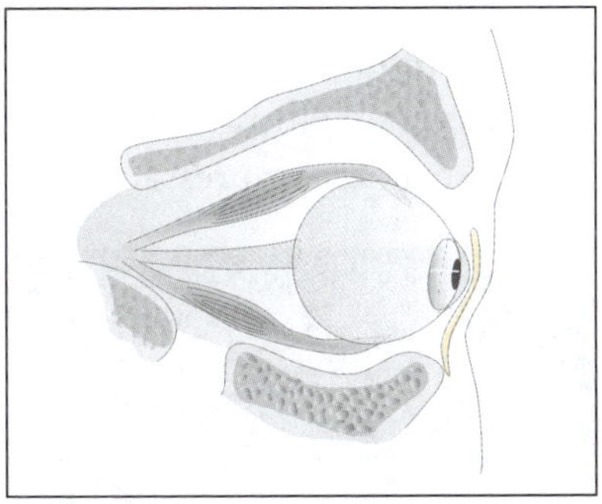

Figura 15.1 Representação esquemática do septo orbital.

As complicações orbitárias podem ser pré-septais ou pós-septais. Mortimore et al.[17] as classifica em três grupos:

- Grupo I (Infecção pré-septal): ocorre edema palpebral e dor local, ocasionando dificuldade para abertura ocular. Pode ser acompanhada por febre, cefaléia e rinorréia purulenta. Não ocorre proptose significativa, nem limitação de movimento ocular ou perda de acuidade visual (Figura 15.2). Desenvolve-se a partir de sinusite etmoidal, acometendo preferencialmente crianças, sendo seu principal agente é o *H. influenzae* tipo B. A TC pode ser realizada para afastar a possibilidade de abscesso palpebral. Neste caso, há acentuado edema da pálpebra superior, com maior probabilidade de ocorrência de febre e dor, porém sem oftalmoplegia. Em raros casos, pode haver fistulização com drenagem espontânea de material purulento.

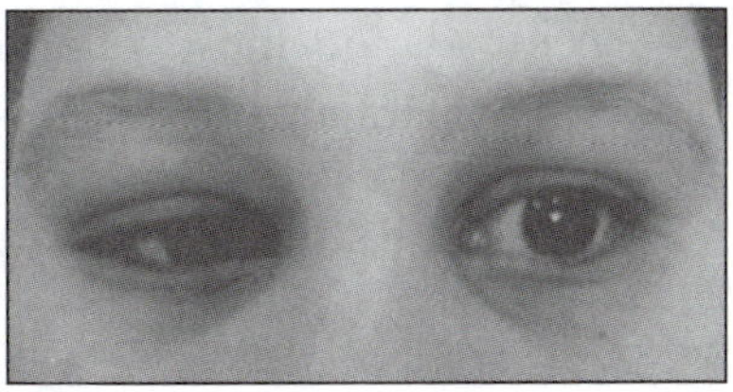

Figura 15.2 Complicação orbital pré-septal das rinossinusites: celulite palpebral. (Veja imagem colorida no encarte.)

- Conduta: introduzir antibioticoterapia via oral (VO) e corticoterapia sistêmica. Reavaliar diariamente; caso não esteja evoluindo bem, solicitar TC para descartar complicações pós-septais ou abscessos palpebrais.

- Grupo II (Infecção pós-septal subperiosteal):
  - No abscesso subperiosteal, há uma coleção purulenta na parede medial da órbita entre a periórbita e a lamina papirácea (lâmina óssea da órbita, Figura 15.3a), decorrente do envolvimento do seio etmoidal ou frontal. Pode haver limitação de movimentação da musculatura extra-ocular secundária ao edema ou espasmo da musculatura. Proptose, quemose e deslocamento do globo ocular latero-inferiormente são sinais usuais (Figura 15.3b). Não há alterações na acuidade visual, porém o paciente apresenta dor, sobretudo, na tentativa de movimentação ocular.
  - Conduta: solicitar TC de seios paranasais, introduzir antibioticoterapia e corticoterapia intravenosa. Solicitar avaliação do oftalmologista e indicar cirurgia para a descompressão da lâmina papirácea.

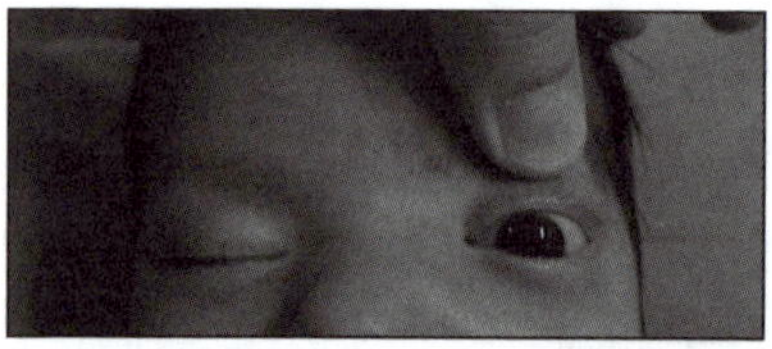

Figura 15.3a Foto de paciente com rinossinusite aguda complicada: abscesso subperiostal esquerdo. Complicação orbital pós-septal das rinossinusites: abscesso subperiosteal.

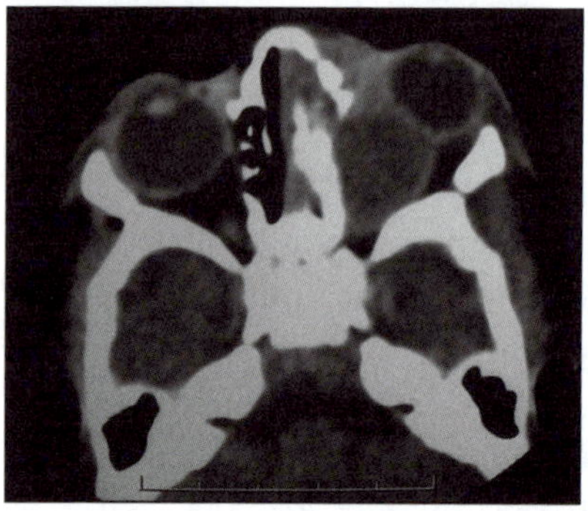

Figura 15.3b Corte axial em tomografia computadorizada em janela de partes moles: abscesso subperiosteal à esquerda deslocando a órbita anteriormente.

- Grupo III (Infecção pós-septal intraconal): o processo inflamatório ocorre dentro do cone orbitário, comprometendo o tecido adiposo e conjuntivo adjacente ao nervo óptico, assim como a acuidade visual.
  1. Celulite difusa: ocorre edema da gordura intraconal, promovendo proptose acentuada, quemose, oftalmoplegia e redução da acuidade visual, que pode evoluir para amaurose irreversível se não for instituído tratamento imediato (Figura 15.4a e 15.4b).
  2. Abscesso orbitário: a coleção purulenta envolve o tecido mole (adiposo e conjuntival) ao redor do globo ocular. Resulta de extensão da infecção para a gor-

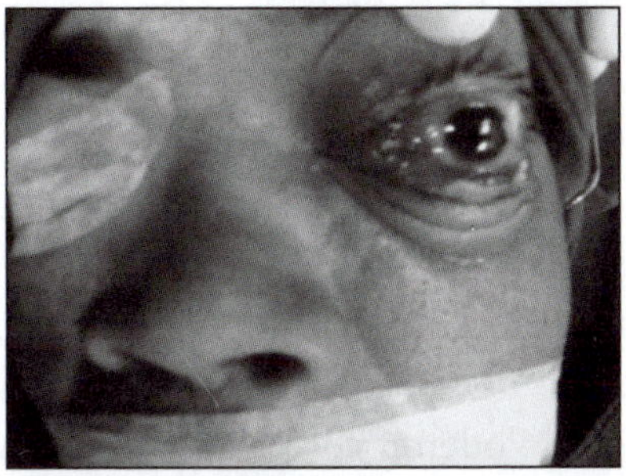

Figura 15.4a Complicação orbital pós-septal das rinossinusites: abscesso intraconal. (Veja imagem colorida no encarte.)

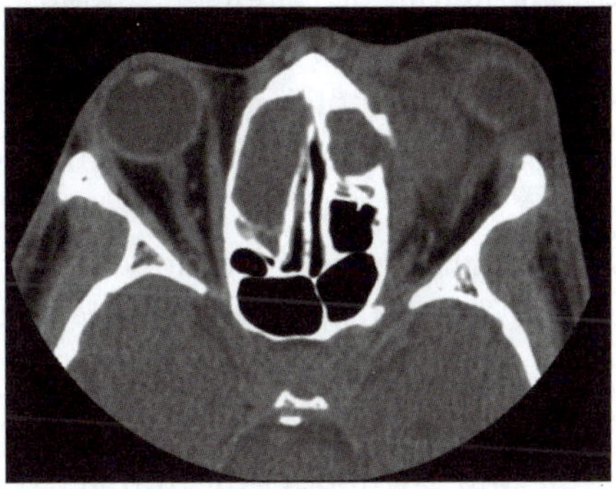

Figura 15.4b Abscesso orbitário esquerdo: coleções intraconais aumentando a pressão intraocular.

dura orbitária, com subseqüente edema, necrose e formação do abscesso. Proptose, quemose, dor ocular, ausência do reflexo pupilar e oftalmoplegia são evidentes. Pode evoluir rapidamente para amaurose se não ocorrer descompressão orbital imediata.

- O comprometimento da acuidade visual ocorre devido ao aumento de pressão orbitária ou neurite óptica. Outro mecanismo possível é a ocorrência de lesões tromboembólicas no suprimento vascular do nervo óptico, retina e coróide. No caso de aumento da pressão, ocorre oclusão da artéria retiniana. Se a oclusão da artéria retiniana perdurar por mais de 90 minutos, há degeneração irreversível do nervo óptico e da retina.
- Conduta: solicitar TC de seios paranasais, introduzir antibioticoterapia e corticoterapia intravenosa. Solicitar avaliação do oftalmologista e indicar cirurgia para a descompressão da lâmina papirácea.

Pode-se, ainda, encontrar uma celulite localizada com acometimento das estruturas vasculonervosas, que passam pela fissura orbital superior (síndrome da fissura orbitária superior) e pelo forame óptico (síndrome do ápex orbitário). Os processos infecciosos dos seios esfenoidal e etmoidal posterior apresentam um grande potencial de morbimortalidade em decorrência da sua proximidade com as estruturas orbitárias nobres, o seio cavernoso e o cérebro. A síndrome da fissura orbitária superior é conseqüência da compressão de estruturas que passam nessa região, resultando na paralisia dos pares cranianos III, IV e VI. O globo torna-se imóvel e as pupilas dilatadas e não reagentes à luz, ocorrendo ainda ptose e hipoestesia palpebral, de córnea e conjuntiva. A síndrome do ápex orbitário é similar à da fissura orbitária superior, mas inclui estruturas do forame óptico. Essa síndrome completa se manifesta por amaurose, oftalmoplegia, dor ocular intensa e distúrbios sensitivos no território do nervo oftálmico, que pode variar de anestesia a nevralgia (Figuras 15.5a, 15.5b e 15.5c). Podem ocorrer independentemente do cenário de progressão das complicações orbitárias de celulite à trombose do seio cavernoso, não sendo necessariamente acompanhadas de edema periorbitário ou proptose. Essas síndromes podem ser definidas como complicação de uma etmoidoesfenoidite; seu reconhecimento precoce é imperativo. O atraso do tratamento adequado pode levar à amaurose.

- Conduta: solicitar TC de seios paranasais, introduzir antibioticoterapia e corticoterapia intravenosa. Em caso de dúvida, deve-se recorrer à RM, que é de grande auxílio, principalmente nos casos de suspeita de trombose de seio cavernoso. Solicitar avaliação do oftalmologista e neurologista, e intervenção cirúrgica rápida com esfenoetmoidectomia e descompressão orbitária.

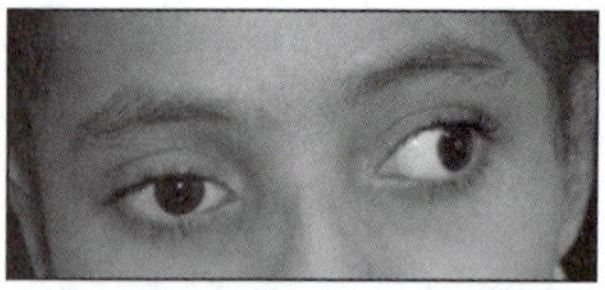

Figura 15.5a Oftalmoplegia direita em paciente com síndrome da fissura orbitária superior.

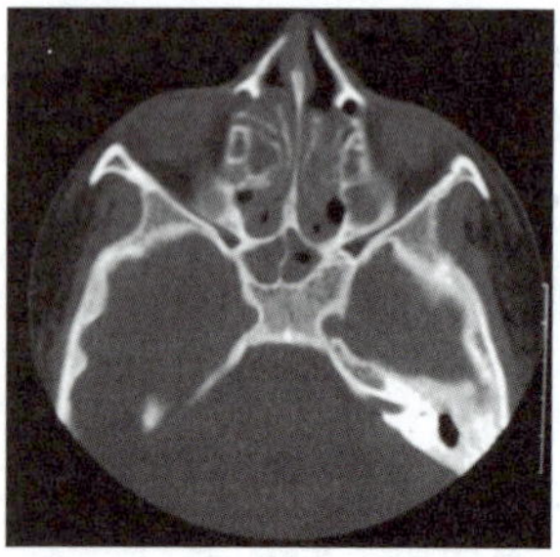

Figura 15.5b Corte axial em tomografia computadorizada de partes ósseas mostrando velamento de seios etmoidais e esfenoidais.

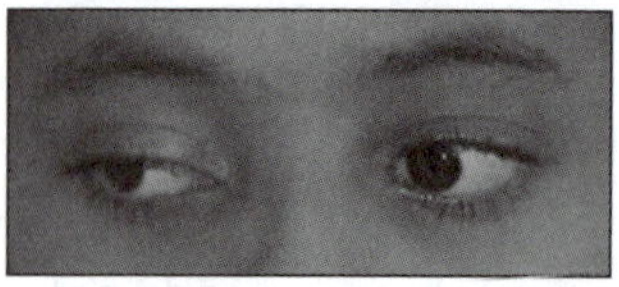

Figura 15.5c Melhora da mobilidade ocular após descompressão orbitária.

MICROBIOLOGIA

Além dos microorganismos mais freqüentes já comentados, deve-se pensar em *Staphyilococcus aureus* e anaeróbios e introduzir medicação com cobertura para eles, como a clindamicina. Na má-evolção com essa medicação, pode-se associar o ceftriaxone[12-18].

Tratamento Cirúrgico

A decisão acerca da necessidade de intervenção cirúrgica não pode ser baseada exclusivamente em achados radiológicos. Isto se deve ao fato de a TC muitas vezes subestimar a incidência de supuração orbitária, não sendo capaz de distinguir celulite de abscesso. Considera-se necessária à intervenção cirúrgica em algumas situações, tais como:

1. Evidência de abscesso em TC.
2. Alteração da acuidade visual: 20/60 ou pior na avaliação inicial.
3. Sinais de progressão do envolvimento ocular ou ausência de melhora clínica em 48 horas, apesar do tratamento.
4. Complicações orbitárias severas: cegueira ou alteração do reflexo pupilar à avaliação inicial.
5. Evidência de envolvimento do olho contralateral: decorrente de acometimento do seio cavernoso ou extensão da sinusite para ambos olhos.

Recomenda-se que, durante a drenagem de abscessos subperiostais, não seja feita a incisão da periórbita, a fim de evitar extravasamento de secreção purulenta para o restante do conteúdo orbitário.

Uma completa avaliação oftalmológica deve ser feita assim que possível, devendo ser repetida durante o curso do tratamento.

O retorno da acuidade visual pode ocorrer em poucos dias após a drenagem cirúrgica da órbita e do seio acometido. Se as condições gerais do paciente e a acuidade visual não retornarem, um abscesso orbitário persistente deve ser suspeitado. Nesses casos, uma investigação diagnóstica com TC de seios paranasais deve ser realizada. Entretanto, apesar de a acuidade visual retornar rapidamente, a proptose, a enduração periorbitária e a motilidade ocular retornam lentamente. A completa resolução do quadro pode levar de 2 a 3 meses[12-18].

Complicações Intracranianas

Dentre as complicações intracranianas, estão a meningite e os abscessos extradural, subdural e cerebral (Figura 15.6). Na suspeita delas, deve-se solicitar TC de crânio, fazer punção liquórica (na suspeita de meningite, sem massas intracranianas) e solicitar avaliação da equipe da neuroclínica ou neurocirurgia[12,13,18,19].

Complicações Ósseas

Encontram-se neste grupo a osteomielite e a osteíte. A osteomielite decorre freqüentemente de processos infecciosos do seio frontal, sendo mais rara nos demais seios. A via mais comum é a hematogênica. O processo inflamatório inicial causa tromboflebite das veias diplóicas, que pode disseminar o processo infeccioso para osso frontal e calota craniana. O tipo focal de osteomielite do osso frontal está relacionado à progressão do abscesso subgaleal/periostal, com eventual formação de fístula sino-cutânea (Figura 15.7)[12,13,18,20].

Dentre os agentes etiológicos mais comuns há: *Staphylococcus aureus, Staphylococcus hemolyticus, Staphylococcus epidermidis,* seguidos por estreptococos aeróbios ou anaeróbios, entre outros[12,13,18,20].

Cintilografia com tecnécio 99m e gálio 67m são úteis para estabelecer o diagnóstico, a progressão e a evolução da osteomielite. O tecnécio 99m é utilizado para o diagnostico precoce; o gálio 67m, para o seguimento. Outro exame importante e muito utilizado é a TC, que pode mostrar sinal de erosão óssea apenas 7 a 10 dias após a instalação da infecção[12,13,18,20].

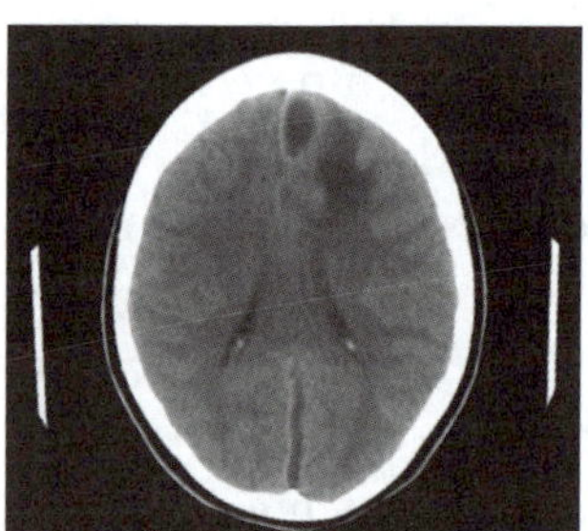

Figura 15.6 Abscesso cerebral em criança de 9 anos pós-sinusite.

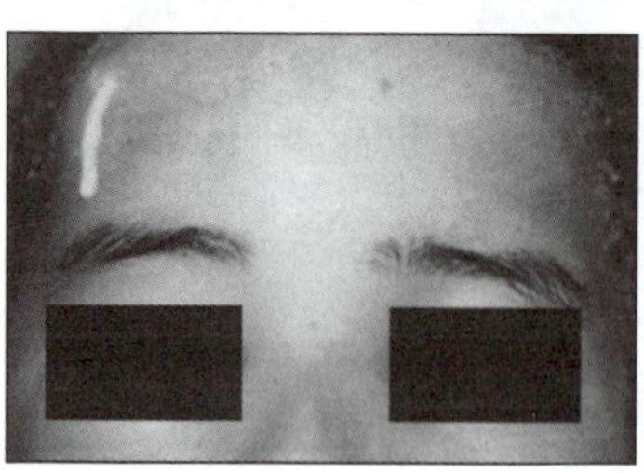

Figura 15.7 Paciente com osteomielite do osso frontal com fístula ósseo-cutânea. (Veja imagem colorida no encarte.)

O curso clínico pode ser agudo ou crônico. No agudo, cefaléia, rinorréia purulenta, febre e edema de pálpebras estão presentes. Um edema mole depressível e indolor do osso frontal (tumor de Pott) é patognomônico de osteomielite de seio frontal (Figura 15.8). O crônico é caracterizado por febre baixa, mal-estar geral, dor, edema, podendo ainda ocorrer fístulas sino-cutâneas, seqüestro e secreção através do osso, com exacerbação cíclica, bem como sintomas neurológicos devido a meningites, abscessos extradurais, subdurais ou intraparenquimatosos[12,13,18,20].

O envolvimento da tábua interna do osso frontal pode ser suspeitado quando existirem complicações intracranianas, como abscessos extradurais, subdurais ou intraparenquimatosos[12,13,18,20].

- Conduta: drenagem do seio paranasal acometido, debridamento do osso acometido, antibioticoterapia intravenosa e manutenção por via oral por tempo prolongado.

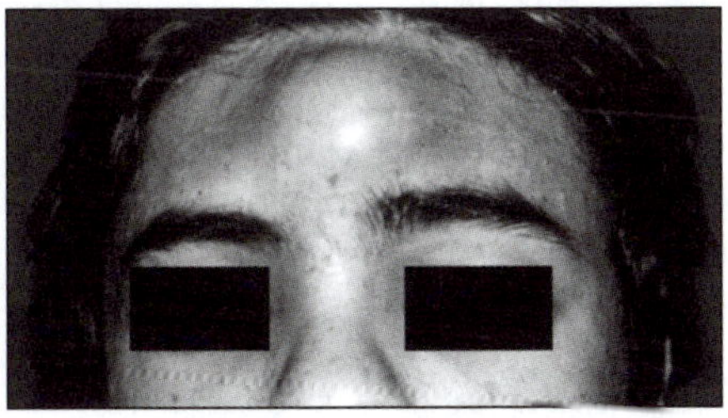

Figura 15.8 Paciente com edema mole do osso frontal (tumor de Pott). (Veja imagem colorida no encarte.)

CONCLUSÕES

- O diagnóstico das rinossinusites é clínico, baseado em sinais e sintomas.
- Exame de tomografia deve ser solicitado sempre que houver suspeita de complicações ou na dúvida diagnóstica.
- Pacientes imunodeprimidos podem apresentar quadro grave com sintomatologia frustra; portanto, a suspeita clínica é de extrema importância.
- O tratamento com antibióticos deve ser realizado somente quando há infecção secundária bacteriana.
- Nos casos de complicações das rinossinusites, inclusive a fúngica fulminante, o tratamento cirúrgico deve ser aventado, evitando possíveis graves conseqüências.

REFERÊNCIAS BIBLIOGRÁFICAS

1. Araújo E, Sakano, E, Weckx, LLM. I Consenso Brasileiro sobre Rinossinusite. Rev Bras Otorrinolaringol. 1999; 65(Supl):6-30.

2. Fokkens W, et al. European Position Paper on Rhinosinusitis and Nasal Polyps. Rhinology 2004;S18:1-87.
3. Fokkens W, Lund V, Mullol J. European Position Paper on Rhinosinusitis and Nasal Polyps. Rhinology. 2007;45(2):97-101.
4. Meltzer EO, et al. Rhinosinusitis: establishing definitions for clinical research and patient care. Otolaryngol Head Neck Surg. 2004;131(6):S1-62.
5. Rhinosinusitis. Otolaryngol Head Neck Surg. 2004;130(1):1-50.
6. Sinus and Allergy Health Partnership. Antimicrobial Treatment Guidelines for Acute Bacterial rhinosinusitis. Otoryngol Head Neck Surg. 2000;123(1pt2):5-31.
7. Desrosiers M, Duval M. Guidelines for management of acute bacterial rhinosinusitis: impact on Quebec physicians prescriptions for antibiotics. Otolaryngol Head Neck Surg. 2007;136(2):258-60.
8. Sharp H, Denman D, Puumala S, Leopold D. Treatment of acute and chronic rhinosinusitis in the United States, 1999-2002. Arch Otolaryngol Head Neck Surg. 2007;133(3):260-5.
9. Heinz Stammberger. Functional Endoscopic Sinus Surgery.1st ed. Philadelphia: B.C. Decker; 1991.
10. Pádua F, Voegels R. Cirurgia endoscópica funcional dos seios paranasais. In: Tratado de otorrinolaringologia. São Paulo: Roca, 2002.
11. Pádua F, Voegels R, Lessa M. Técnica Cirúrgica. In: Voegels RL, Lessa MM. Rinologia e cirurgia endoscópica dos seios paranasais. Rio de Janeiro: Revinter, 2006.
12. Neves M, Butugan O, Voegels,R. Complicações das rinossinusites. In: Voegels RL, Lessa MM. Rinologia e cirurgia endoscópica dos seios paranasais. Rio de Janeiro: Revinter, 2006.
13. Hytonen M, Atula T, Pitkaranta A. Complications of acute sinusitis in children. Acta Otolaryngol 2005;543(Suppl):154-157.
14. Voegels RL, Lorenzetti FTM, D'Antonio WEPA, Ikino CMY, Butugan O. Complicaçoes orbitárias em pacientes com sinusite aguda. Rev Bras Otorrinolaringol 2002;68:224-8.
15. Voegels RL, Bensadon RL, Ognibene RZ, ButuganO, Miniti A. Complicações periorbitárias das sinusites. Rev Bras Otorrinolaringol 1994;60:149-52.
16. Chandler JR, Langenbrunner DJ, Stevens ER. The Pathogenesis of orbital complications in acute sinusitis. Laryngoscope 1970;80:1414-28.
17. Mortimore S, Wormald PJ. The Groote Schuur hospital classification of the orbital complication of sinusitis. J Laryngol Otol, 1997;111(2):719-23.
18. Mortimore S, Wormald PJ, Oliver S. Antibiotic choice in acute and complicated sinusitis. J Laryngol Otol 1998;112(3):264-8.
19. Bensadon RL, Voegels RL, Ognibene RZ, Butugan O. Complicações intracranianas das sinusites. Rev Bras Otorrinol 1994;60:63-5.
20. Ramos AHC, Pirana S, Butugan O, Miniti A. Osteomielite frontal pós-sinusite frontal. Folha med. 1995;110(Supl 1):5-9.

Rinossinusite crônica na infância 16

Daniela Curti Thomé
Francini Grecco de Melo Pádua

Após ler este capítulo, você estará apto a:

1. Entender e pesquisar os diversos fatores anatômicos e funcionais relacionados à rinossinusite crônica.
2. Entender as abordagens terapêuticas, medicamentosas e cirúrgicas.

INTRODUÇÃO

A rinossinusite é um dos problemas mais comuns da Saúde Pública nos Estados Unidos, apresentando incidência e prevalência crescentes. A prevalência da rinossinusite aguda é estimada segundo a ocorrência de infecção da via aérea superior no decorrer do ano, e acredita-se que de 5 a 13% dos resfriados comuns evoluem para um quadro sinusal[1,2]. No entanto, a prevalência da rinossinusite crônica (RSC) permanece incerta, visto que sua diversidade de sintomas (também similares a outras doenças como adenoidites e rinopatias) dificulta o diagnóstico preciso[3]. Além disso, a sobreposição de infecções virais recorrentes e rinossinusites agudas podem ocultar o quadro[4].

A RSC pode ser definida como um grupo de doenças caracterizadas pela inflamação da mucosa do nariz e seios paranasais por, no mínimo, 12 semanas. Os sintomas mais comuns da RSC na infância incluem: rinorréia purulenta, obstrução nasal, secreção retrofaríngea, tosse, halitose, cefaléia e alterações de comportamento. A tosse associada à RSC é normalmente pior ao deitar ou durante a noite em crianças pequenas. A sensação de pressão na face pode ser relatada por crianças mais velhas, da mesma forma que a cefaléia, mesmo freqüente, é mais verbalizada com o passar dos anos. No estudo de Adappa et al.[5], com crianças de idade média de 5 anos apresentando RSC, os principais sintomas observados em ordem de freqüência foram rinorréia, tosse, tosse com piora ao deitar, secreção retrofaríngea, obstrução nasal, febre, cefaléia e dor facial.

DIAGNÓSTICO

Diferentemente da rinossinusite aguda, o diagnóstico do quadro crônico é normalmente amparado por exames complementares.

Em uma primeira avaliação, além da história clínica sugestiva e do exame otorrinolaringológico completo, a avaliação endoscópica da via aérea superior pode ser importante.

Exame Físico Otorrinolaringológico

No momento do exame físico e do exame endoscópico na RSC na infância, deve-se ficar atento para achados que ajudem na investigação etiológica da cronicidade ou da repetição de quadros agudos.

Oroscopia

Observar tamanho das amígdalas palatinas e a presença de secreção retrofaríngea (sinal da vela).

Rinoscopia anterior

Avaliar aspecto da mucosa, hipertrofia e coloração dos cornetos inferiores; presença de secreção (quantidade, coloração e aspecto).

Otoscopia

Observar sinais de acometimento de orelha média (otite média secretora).

Exame Endoscópico

A Figura 16.1 é um exemplo de videonasofibroscopia de uma criança de 3 anos com diagnóstico de RSC (após 3 ciclos de tratamento medicamentoso), em que se

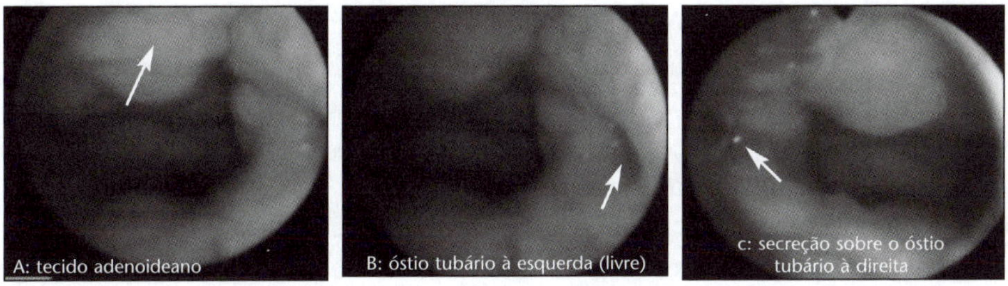

Figura 16.1 A e B: visualização da rinofaringe pela fossa nasal esquerda. C: visualização da rinofaringe pela fossa nasal direita. (Veja imagem colorida no encarte.)

observa a presença de tecido adenoideano que ocupa cerca de 25% da luz da rinofaringe, com o óstio tubário livre à esquerda e obstruído por secreção mucóide à direita (originária de meato médio direito).

A presença de secreção em meato médio ou superior sugere o acometimento de determinados seios, visto que os seios maxilares, etmoidal anterior e frontal drenam para meato médio, e os seios etmoidal posterior e esfenoidal para o meato superior. Lembrando que, na criança, os seios mais acometidos são os maxilares, os etmoidais, o esfenoidal e o frontal (em ordem de frequência[6]). No estudo de Tuncer et al.[7] com 30 crianças apresentando RSC e hipertrofia de adenóide, foi observado, por meio da tomografia computadorizada, acometimento maxilar e etmoidal em 100 e 50% dos casos, respectivamente.

Outros Exames Complementares na Rinossinusite Crônica

Tomografia computadorizada de seios paranasais

A história clínica superior a 12 semanas, associada ao exame físico e endoscópico, muitas vezes, é suficiente para o diagnóstico da RSC. A tomografia computadorizada de seios paranasais fornece dados importantes ao estabelecer os seios acometidos, a extensão do comprometimento e a existência de fatores anatômicos que podem colaborar para a instalação da RSC. Porém, algumas considerações devem ser feitas ao se pedir uma tomografia na infância:

a) Sedação: crianças muito pequenas podem não colaborar com o exame, tornando necessária a realização de anestesia. Nesses casos, o exame pode ficar para um segundo momento devido à falha terapêutica.
b) Radiação: muito se discute sobre a quantidade de radiação aceita na infância para que não se induza à iatrogenia. Porém, organizações internacionais que avaliam os riscos da radiação acreditam que nenhuma quantidade de radiação

deve ser considerada absolutamente segura, especialmente para crianças e indivíduos assintomáticos[8]. Esse tema é cada vez mais citado devido à grande quantidade de exames solicitados de forma indiscriminada nos últimos anos.

Nas crianças que, por outras doenças, são submetidas a tomografias periódicas (p.ex., a fibrose cística), a indicação do exame de seios paranasais deve ser considerada apenas para as sintomáticas e refratárias ao tratamento clínico. Uma alternativa, nesses casos, é a tomografia de baixa dose, cada vez mais recomendada[8,9].

Exemplos de tomografias computadorizadas de seios paranasais de crianças com RSC (Figuras 16.2 e 16.3):

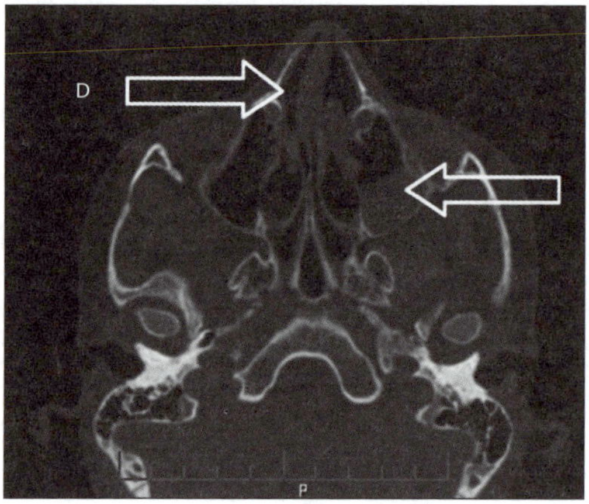

Figura 16.2 Corte axial em tomografia computadorizada dos seios paranasais de uma menina de 12 anos, com desvio septal para a direita (D) e velamento parcial de seio maxilar esquerdo.

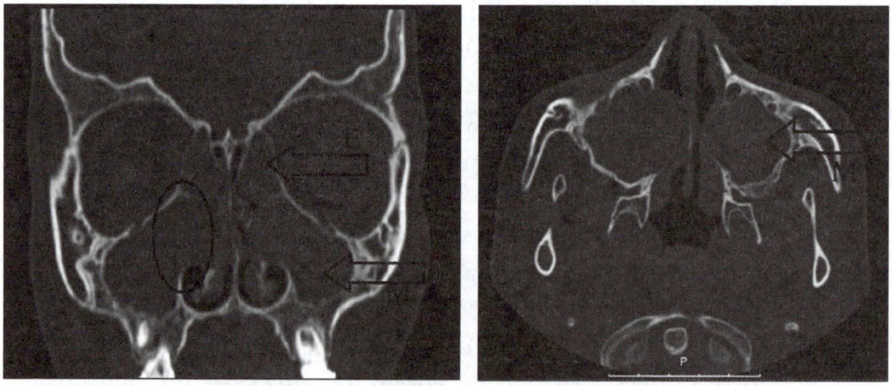

Figura 16.3 Corte coronal e axial de tomografia computadorizada de seios paranasais de um menino de 11 anos com fibrose cística, com velamento total dos seios maxilares (M) e etmoidais e alargamento do infundíbulo (oval) bilateralmente.

Para uma avaliação adequada e completa da RSC na infância, outros exames podem ser solicitados de acordo com a sintomatologia existente. É fundamental tentar identificar fatores que estejam contribuindo para a instalação da doença, o que ressalta a importância do trabalho em conjunto do pediatra e do otorrinolaringologista (Figura 16.4).

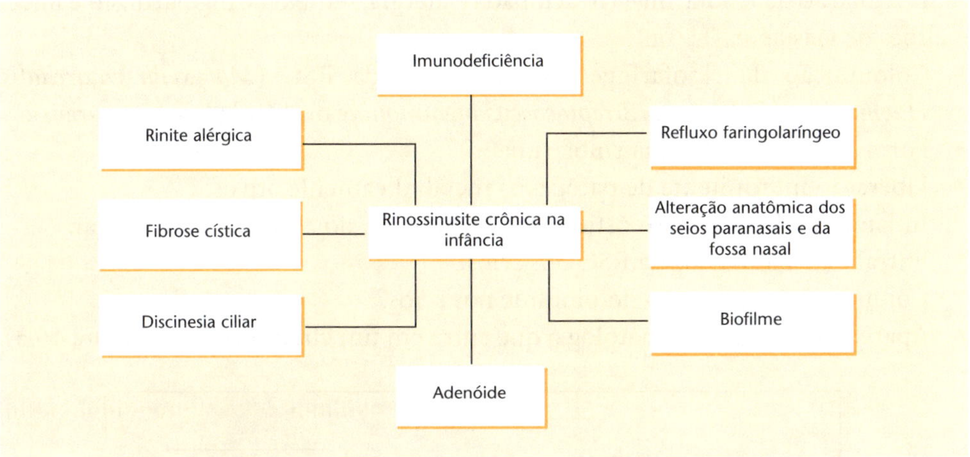

Figura 16.4 Fatores anatômicos e funcionais associados à rinossinusite crônica na infância.

ADENÓIDE E BIOFILME

Diversos autores citam a correlação entre aumento do volume do tecido adenoideano, adenoidite crônica e RSC. Classicamente, a adenóide pode predispor à infecção dos seios paranasais através da obstrução mecânica do fluxo nasal e/ou como reservatório de bactérias[9].

Sabe-se que a presença de tecido adenoideano, obstruindo grande parte da luz da rinofaringe, pode dificultar a drenagem das secreções das fossas nasais, causando estase e favorecendo infecções. No entanto, vem sendo questionado, o conceito mais tradicional da bactéria patogênica que adere à nasofaringe, penetra pelos óstios dos seios e estabelece a infecção sinusal. Alguns estudos, como o de Tuncer et al.[7], não observaram associação entre a cultura obtida do tecido adenoideano com a dos seios maxilares em crianças com hipertrofia adenoideana e RSC. Esses autores sugerem que o tamanho da adenóide deve ter maior impacto na fisiopatologia da RSC, mas não encontraram correlação entre o tamanho da adenóide e a positividade da cultura dos seios paranasais.

Porém, o crescente conceito do biofilme sobre as superfícies mucosas pode trazer uma nova maneira de correlacionar a adenóide e a RSC, explicando o benefício da adenoidectomia na RSC, mesmo em adenóides não-obstrutivas. Coticchia et al.[11] compararam a presença de biofilme na adenóide de crianças com RSC e com obstrução de via aérea superior. A detecção do biofilme ocorreu em apenas 1,9% das crianças com obstrução, contra 94,9% das com RSC. Estes autores sugerem uma nova sequência de fatos:

- Inflamação da rinofaringe (relacionada a alergia, refluxo faringolaríngeo e infecções de vias aéreas).
- Colonização da rinofaringe por patógenos da RSC (*Moraxella catarrhalis, Haemophilus influenzae, Streptococcus pneumoniae* ou *Staphyloccocus aureus*).
- Formação do biofilme na rinofaringe.
- Liberação intermitente de patôgenos metabolicamente ativos.
- Inflamação do complexo óstio meatal e prejuízo no *clearance* muco ciliar.
- Entrada de patôgenos da RSC nos seios.
- Colonização e formação do biofilme nos seios.
- Aparecimento da sintomatologia que entra em um círculo vicioso (Figura 16.5).

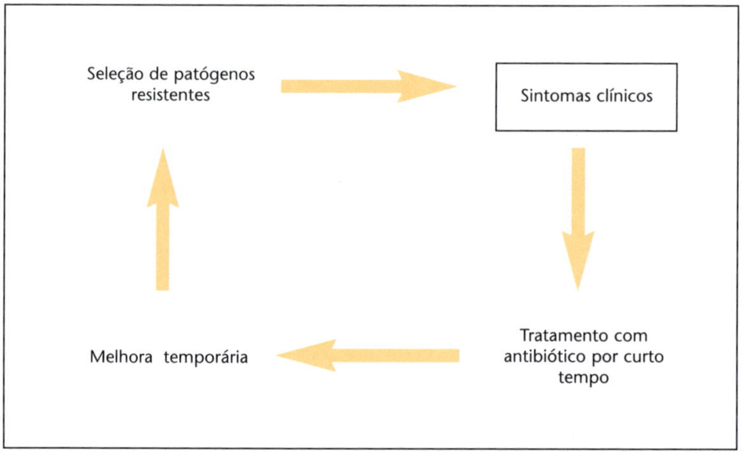

Figura 16.5 Seqüência de fatos após o aparecimento de sintomas clínicos da sinusopatia.

O esquema da Figura 16.5 é compatível com o achado de Sanclement et al.[12], que observaram a presença de biofilme na mucosa dos seios paranasais em 80% dos pacientes com RSC submetidos à cirurgia endoscópica nasossinusal.

A biologia do biofilme pode ser entendida através do seu ciclo de vida e interação com o meio ambiente. O ciclo de vida pode ser dividido em três partes: adesão, crescimento e dispersão. Durante a fase de adesão, o substrato deve ser adequado para a adesão bacteriana. Na fase de crescimento, ocorre a multiplicação das células que colonizam a superfície e a formação de uma matriz de polissacárides, atribuindo ao biofilme uma estrutura tridimensional[13]. Quando atinge a maturidade, bactérias se desprendem como êmbolos e iniciam o mesmo processo em outra região. Canais de água auxiliam no transporte de água e resíduos, e contribuem para a manutenção do pH do biofilme. Existe um gradiente de tensão de oxigênio dentro do biofilme, áreas superficiais são metabolicamente mais ativas do que as profundas, ocorrendo uma adaptação das bactérias a uma menor disponibilidade de oxigênio[14].

Ainda existem muitas dúvidas quanto à biologia do biofilme, as doenças correlacionadas e os possíveis métodos de diagnóstico e tratamento[12]. No entanto, a baixa resposta à antibioticoterapia convencional e a dificuldade de erradicar o biofilme pode explicar as inúmeras falhas da terapêutica medicamentosa nas infecções crônicas.

RINITE ALÉRGICA

O papel da alergia na RSC na infância ainda permanece incerto, com resultados contrastantes em diferentes estudos. Leo et al.[15] não acreditam que a pesquisa rotineira da alergia em crianças com RSC seja necessária. Estes autores pesquisaram a IgE total sérica e o teste cutâneo em 351 pacientes com RSC e idade média de 5,2 anos, e concluiram que o índice de sensibilização aos alergênicos inalatórios dessas crianças foi semelhante à população pediátrica em geral. De maneira similar, Ramadan e Hinerman[16] não observaram diferença no seguimento pós-operatório de um ano com crianças submetidas à cirurgia endoscópica nasossinusal devido a RSC, associada ou não à alergia. No entanto, as crianças com rinite que estavam recebendo tratamento antes da cirurgia apresentaram um maior índice de sucesso cirúrgico.

Lin et al.[17] estudaram a severidade da RSC na criança com os níveis de IgE total e antígeno específico, porém, também, não encontraram correlação entre o aumento desses índices com a severidade da doença sinusal avaliada por meio da tomografia. O único parâmetro estudado que parece estar associado à extensão do comprometimento dos seios paranasais na avaliação tomográfica é a eosinofilia periférica estudada por Poznanovic e Kingdom[18]. Estes autores também não detectaram associação quando utilizaram os níveis de IgE.

IMUNODEFICIÊNCIA

Nos últimos dez anos, diversos estudos destacam a importância da investigação imunológica nas crianças com RSC ou de repetição[12].

Chinratanapisit et al.[19] descrevem duas crianças de 6 e 8 anos com RSC e pólipos nasossinusais, nas quais foi feito o diagnóstico de imunodeficiência (baixos níveis de IgG2 e IgG3). A abordagem terapêutica trouxe grande auxílio para a doença nasossinusal. A deficiência de IgG3, em conjunto com a de IgG2 e IgA, também são apontadas por Vanlerberghe et al.[20] como as principais imunodeficiências encontradas na RSC, tanto no adulto quanto na criança. Estes autores observaram alteração imunológica em 22% dos 307 pacientes com RSC que foram estudados.

Visto por outro ângulo, crianças portadoras de imunodeficiência comum variável (ICV) possuem uma alta incidência de rinossinusite (75%), perdendo apenas para o acometimento pulmonar, que chega à 83%. Bernatowska et al.[21] também encontram uma incidência de 76% de RSC em crianças com ICV, incidência menor que a de 86% observada em pacientes com agamaglobulinemia. Rusconi et al.[22] observaram que 54% das 24 crianças avaliadas com imunodeficiência humoral primária (11 com agamaglobulinemia, 9 com deficiência isolada de IgA e 2 com ICV) tinham diagnóstico de sinusopatia crônica, com melhora significativa do quadro sinusal após o tratamento clínico imunológico.

REFLUXO FARINGOLARÍNGEO

Ainda existem dúvidas da real importância na associação entre refluxo faringolaríngeo (RFL) e manifestações otorrinolaringológicas na infância. A maioria dos estudos relata afecções laríngeas no adulto, com poucas referências do acometimento nasossinusal na criança. O refluxo gastroesofágico fisiológico deve ser diferenciado da doença do RFL, caracterizado por sinais e sintomas secundários ao retorno do conteúdo gástrico para o esôfago, podendo atingir as vias aéreas superiores.

Bouchard et al.[23] avaliaram retrospectivamente 3 mil exames de pHmetria, detectando 105 crianças com sintomas otorrinolaringológicos. Naquelas com história sugestiva de sinusopatia, 40% tiveram o diagnóstico de refluxo confirmado no exame. Sob outro ângulo, Barbero[24] observou 72,7% de resultados anormais na pHmetria de 24 horas em 22 crianças encaminhadas para sinusectomia, apontando a importância da pesquisa do refluxo nas crianças com RSC com indicação cirúrgica. Com diferentes critérios diagnósticos, Monteiro et al.[25] encontram apenas 10% de refluxo em crianças com RSC, alertando para dificuldade de se comparar os trabalhos, visto diversas padronizações de diagnóstico tanto para a RSC quanto para o RFL.

A dificuldade de se realizar a pHmetria em uma criança somada à dúvida do melhor exame para o diagnóstico preciso, que muitas vezes fica restrito à apenas um teste terapêutico, faz com que sejam necessários estudos para se avaliar melhor a correlação entre a RSC e o RGE.

ALTERAÇÃO ANATÔMICA DOS SEIOS PARANASAIS E FOSSAS NASAIS

Com o aprimoramento do diagnóstico radiológico da RSC nos últimos anos, estudos vêm sendo destinados à pesquisa das alterações anatômicas dos seios paranasais que podem predispor a RSC na infância. Costa Carvalho et al.[26] observaram obstrução do complexo óstio-meatal em 60% das 27 crianças com RSC ou de repetição estudadas. No estudo de Al-Qudah[27], com 65 crianças entre 5 e 16 anos, a variação anatômica mais encontrada foi a presença das células de *agger nasi* (63%), seguida da concha bulosa em 51% das crianças. Em ordem decrescente de freqüência também foi observada: pneumatização do septo posterior (38%), corneto médio paradoxal (28%), células de Haller (20%), desvio septal (18%), pneumatização do corneto superior (17%), pneumatização da crista de Galli (8%) e do processo uncinado (5%). No entanto, tanto este como outros estudos questionam o quanto as alterações anatômicas predispõem a RSC na infância, sugerindo que outros fatores, como as infecções de vias aéreas superiores, rinite alérgica, hipertrofia adenoideana, imunodeficiência, refluxo faringolaríngeo e fatores ambientais possuam um maior impacto. Por outro lado, o conhecimento dessas alterações anatômicas é de extrema importância para a abordagem cirúrgica.

TRATAMENTO

Abordagem Medicamentosa

O tratamento medicamentoso abrange diversas classes de medicamentos, que inclui antibióticos, anti-histamínicos, descongestionantes e corticosteróides. Além disso, para ter sucesso, o tratamento deve compreender a abordagem de todos os fatores predisponentes que possam estar associados.

A utilização de antibióticos é fortemente recomendada na RSC, que deve ter uma duração mínima de três semanas. É importante lembrar que as crianças, normalmente, são submetidas a diversos ciclos de antibioticoterapia, aumentando a chance de resistência bacteriana. Dessa forma, a escolha do antibiótico deve ser cautelosa e com amplo espectro de ação, podendo ser, em alguns casos, guiada pela cultura de meato médio. Em nosso meio, classicamente, a amoxacilina com clavulanato de potássio permanece sendo a droga de escolha, seguida da cefalosporina de segunda geração e os macrolídeos.

Os anti-histamínicos, normalmente, são reservados para crianças com história de alergia, e o uso de corticosteróides tópicos e sistêmicos, descongestionantes, lavagem nasal, mucolíticos e expectorantes, como terapia complementar. No estudo de Skorpinski et al.[29], o corticosteróide sistêmico foi a única droga que mostrou melhora radiológica (por meio de estudo comparativo de tomografia computadorizada) da obstrução do complexo óstio-meatal em crianças com RSC.

Como no adulto, a abordagem cirúrgica da RSC em crianças é normalmente indicada quando ocorre falha na terapêutica medicamentosa. Muito se discute sobre o tratamento "ideal", antes de indicar uma cirurgia e, se isso for feito, sobre qual procedimento cirúrgico é o mais adequado, principalmente na infância, fase em que é preciso ser o mais conservador possível.

Adenoidectomia

Alguns autores[30,31] acreditam que a adenoidectomia deve ser realizada em todos os casos com indicação cirúrgica para o tratamento da RSC na infância, seja devido ao aumento de seu volume (hipertrofia), dificultando a drenagem de secreção e favorecendo a instalação de infecção ou como um possível reservatório de infecção, mesmo quando pequena.

A adenoidectomia consiste na remoção do tecido adenoideano, que pode ser realizada por meio da técnica convencional da curetagem ou de forma endoscópica, com auxílio do microdebridador. Esta apresenta um custo mais elevado por necessitar de material especial, porém, possui a grande vantagem da visualização direta do leito cirúrgico, com identificação precisa dos orifícios das tubas auditivas, coanas e septo nasal, e um controle mais preciso da hemostasia.

A grande questão ainda indefinida é se, inicialmente, apenas a adenoidectomia deve ser realizada, ou deve ser associada à sinusectomia maxilar, etmoidal, lavagem de seio maxilar ou outra modalidade cirúrgica no mesmo ato. Essa dúvida também reflete o fato da adenoidectomia ser um procedimento mais simples, de curta duração, com baixo risco, de fácil execução e com mínimos cuidados e consultas pós-operatórias[31]. A cirurgia endoscópica dos seios paranasais necessita de um instrumental diferenciado (principalmente na população pediátrica), habilidade cirúrgica precisa e principalmente consultas pós-operatórias rotineiras para limpeza e debridamento, o que pode ser bastante trabalhoso na criança.

Ramadan e Tiu[32] observaram que 50% das 143 crianças submetidas à adenoidectomia devido a RSC obtiveram a resolução do quadro, e nas demais houve necessidade da abordagem sinusal endoscópica. As crianças com asma e idade inferior a 6 anos apresentam um pior prognóstico. A meta-análise de Brietzke e Brigger[31] aponta que as taxas de sucesso da adenoidectomia na RSC variam de 47 a 51,6% em estudos de Ramadan e 56% no de Takahashi, enquanto Rosenfeld, Vandelberg e Tuncer observaram melhora em 70, 80 e 85% da RSC nas crianças avaliadas, respectivamente.

Adenoidectomia associada a antibiótico endovenoso

Devido ao considerável número de falhas terapêuticas, Adappa et al.[5] sugerem a administração de antibiótico endovenoso por 5 semanas, guiado pela cultura de seio maxilar, associado à adenoidectomia. Os microorganismos mais encontrados na cultura dos seios foram *S. viridans, M. catarrhalis, H. influenzae, S. pneumoniae* e *Staphilococcus* coagulase negativa. O antibiótico mais usado foi ampicilina associada a sulbactam (73%), seguida pela associação de clindamicina mais ampicilina com sulbacytam. Em um seguimento mínimo de 12 meses, apenas 17% das crianças apresentaram episódios agudos de rinossinusite com resolução completa com tratamento antimicrobiano convencional via oral, e 83% não apresentaram mais nenhum episódio de RSC ou aguda.

Adenoidectomia associada à lavagem de seios maxilares

Ramadan e Cost[33] sugerem uma diferente abordagem cirúrgica das crianças com RSC ao associarem à adenoidectomia a lavagem dos seios maxilares, observando 87,5% de melhora do quadro sinusal após 12 meses de seguimento pós-operatório, comparado a 60,7% nas crianças que só realizaram a adenoidectomia. Essa diferença foi mais significativa nas crianças com maior comprometimento tomográfico.

Cirurgia Endoscópica dos Seios Paranasais Associada ou Pós-adenoidectomia

Como dito anteriormente, a abordagem dos seios paranasais na criança deve ser a mais conservadora possível, compreendendo, em geral, a antrostomia maxilar e a etmoidectomia. Essa terapêutica é mais indicada em pacientes com polipose associada à doença sinusal ou em crianças sintomáticas com fibrose cística ou imunodeficiência. Ramadan e Tiu[32] também observaram que as crianças com menos de 7 anos e asmáticas foram as que mais evoluíram para a cirurgia endoscópica dos seios paranasais após a tentativa de adenoidectomia.

CONCLUSÕES

Diferentemente da rinossinusite aguda na infância, a RSC é uma afecção que requer uma abordagem multifatorial, com a investigação de cada possível fator predisponente. Muitas vezes, essa pesquisa acaba sendo amparada por exames complementares e o tratamento de cada achado é fundamental para a melhora do quadro. A terapêutica cirúrgica abrange diferentes procedimentos, ficando reservada para um pequeno número de pacientes.

REFERÊNCIAS BIBLIOGRÁFICAS

1. Aitken M, Taylor JA. Prevalence of clinical sinusitis in young children followed by primary care pediatricians. Arch Pediatr Adolesc Med. 1998;152:244-8.
2. Wald ER, Guerra N, Byers C. Upper respiratory tract infections in young children: duration of and frequency of complications. Pediatrics. 1991;87:129-33.
3. Sobol SE, Samadi DS, Kazahaya K, Tom LWC. Trends in the management of pediatric chronic sinusitis: survey of the american society of pediatric otolaryngology. Laryngoscope. 2005;115:78-80.
4. Lusk RP, Bothwell MR, Piccirillo J. Long-term follow-up for children treated with surgical intervention for chronic rhinosinusitis. Laryngoscope. 2006;116:2099-2107.
5. Adappa ND, Coticchia JM. Management of refractory rhinossinusitis in children. Am J Otolaryngol Head Neck Surg. 2006;27:384-9.
6. Al-Qudah M. The relationship between anatomical variations of the sino-nasal region and chronic sinusitis extension in children. Int J Pediatr Otorhinolaryngol. 2008;72:817-21,
7. Tuncer U, Aydogan B, Soylu L, Simsek M, Akcali C, Kucukcan A. Chronic rhinosinusitis and adenoid hypertrophy in children. Am J Otolaryngol. 2004;25(1):5-10,
8. Iakovou I, Karavida N, Kotzassarlidou M. The computerized tomography scans and their dosimetric safety. Hell J Nucl Med. 2008;11(2):82-5.
9. Karabulut N, Ariyürek M. Low dose CT: practices and strategies of radiologists in university hospitals. Diag Interv Radiol. 2006;12(1):3-8.
10. Manning SC. Pediatric sinusitis. Otolaryngol Clin North Am. 1993;26:623-38.
11. Coticchia J, Zuliani G, Coleman C, Carron M, Gurrola J, Haupert M, et al. Biofilm surface area in the pediatric nasopharynx. Arch Otolaryngol Head Neck Surg. 2007;133:110-4.
12. Sanclement JA, Webster P, Thomas J, Ramadan HH. Bacterial biofilms in surgical speciments of patients with chronic rhinosinusitis. Laryngoscope. 2005;115:578-82.
13. Sutherland I. The biofilm matrix: an immobilized but dynamic microbial environment. Trends Microbiol. 2001;9:222-7.
14. DE Beer D, Stoodley P, Roe F. Effects of biofilm structure on oxygen distribution and mass transport. Biotechnol Bioeng. 1994;43:1131-8.
15. Leo G, Piacentini E, Incorvaia C, Consonni D, Frati F. Chronic rhinosinusitis and allergy. Pediatr Allergy Immunol. 2007;18:19-21.
16. Ramadan HH, Hinerman RA. Outcome of endoscopic sinus suergery in children with allergic rhinitis. Am J Rhinol. 2006;20(4):438-40.
17. LinYL, Huang JL, Chen LC, Wang CR. Correlation of total and specific serum immunoglobulin E levels with the severity of chronic sinusitis in children. Asian Pac Allergy Immunol. 2001;19(1):1-6.
18. Poznanovic SA, Kingdom TT. Total IgE levels and peripheral eosinophilia: correlation with mucosal disease based on computed tomographic imaging of the paranasal sinus. Arch Otolaryngol Head Neck Surg. 2007;133(7):701-4
19. Chinratanapisit S, Tunsuriyawong P, Vichyanond P, Visitsunthorn N, Luangwedchakarn V, Jirapongsananuruk O. Chronic rhinosinusitis and recurrent nasal polyps in two children with IgG subclass deficiency and review of the literature. J Med Assoc Thai. 2005;88:S251-8.
20. Vanlerberghe L, Joniau S, Jorissen M. The prevalence of humoral immunodeficiency in refractory rhinosinusitis: a retrospective analysis. B-ENT. 2006;2(4):161-6.
21. Bernatowaska E, Mikoluc B, Krzeski A, Piatosa B, Gromek I. Chronic rhinosinusitis in primary antibody immunodeficiency patients. Int J Otorhinolaryngol. 2006;70:1587-92.
22. Rusconi F, Panisi C, Dellepiane RM, Cardinale F, Chini L, Martire B, et al. Pulmonary and sinus diseases in primary humoral immunodeficiencies with chronic productive cough. Arch Dis Child. 2003;88(12):1101-5.

23. Bouchard S, Lallier M, Yasbeck S, Bensoussan A. The otolaryngologic manifestation of gastroesophageal reflux: when is a pH study indicated? J Pediatr Surg. 1999;34(7):1053-6.
24. Barbero Gj. Gastroesophageal reflex and upper airway disease. Otolaryngol Clin North Am. 1996;29(1):29: 27-38.
25. Monteiro VRSG, Sdepanian VL, Weckx L, Fagundes-Neto U, Morais MB. Twenty-four hour esophageal pH monitoring in children and adolescents with chronic and/or recurrent rhinosinusitis. Braz J Med Biol Res. 2005;38(2):215-20.
26. Costa Carvalho BT, Nagao AT, Arslanian C, Carneiro Sampaio MM, Naspitz CK, Sorensen RU et al. Immunological evaluation of allergic respiratory children with recurrent sinusitis. Pediatr Allergy Immunol. 2005;16: 534-8.
27. Al-Qudah M. The relationship between anatomical variations of the sino-nasal region and chronic sinusitis extension in children. Int J Pediatr Otorhinolaryngol. 2008;72: 817-21
28. Leo G, Piacentini E, Incorvaia C, Consonni D. Sinusitis and eustachian tube dysfunction in children. Pediatr Allergy Immunol. 2007;18:35-9.
29. Shorpinski EW, Vannelli PM, Yosef E, Brunell T, McGeady SJ. Radiological outcomes in children with chronic rhinosinusitisand ostiomeatal complex obstruction after medical management. Ann Allergy Asthma Immunol. 2008;100(6):529-32.
30. Ungkanont K, Damrongsak S. Effetct of adenoidectomyin children with complex problems of rhinosinusitis and associated diseases. Int J J Pediatr Otorhinolaryngol. 2004;68:447-51.
31. Brietzke SE, Brigger MT. Adenoidectomy outcomes in pediatric rhinosinusitis: A meta-analysis. Int J Pediatr Otorhinolaryngol. 2008;72:1541-5.
32. Ramadan, HH; Tiu, J. Failures of adenoidectomy for chronic rhinosinusitis in children: for whom and when do they fail? Laryngoscope. 2007;117:1080-3.
33. Ramadam HH, Cost JL. Outcome of adenoidectomy versus adenoidectomy with maxillary sinus wash for chronic rhinosinusitis in children. Laryngoscope. 2008;118:871-3.

17

Manifestações nasossinusais da fibrose cística e da discinesia ciliar

Daniela Curti Thomé
Fabio de Rezende Pinna

Após ler este capítulo, você estará apto a:

1. Investigar e avaliar adequadamente as manifestações nasossinusais de pacientes com fibrose cística e discinesia ciliar.
2. Entender as modalidades terapêuticas e saber quando tratar o acometimento nasossinusal nesses dois grupos de pacientes.

INTRODUÇÃO

Diante de um paciente com rinossinusite crônica na infância, duas afecções devem sempre ser lembradas e pesquisadas: a fibrose cística e a discinesia ciliar.

FIBROSE CÍSTICA

A relação entre fibrose cística (FC) e as patologias nasossinusais foi primeiramente observada e relatada por Bodian, em 1952[1]. Posteriormente, Lurie, em 1959[2], descreveu uma alta prevalência de polipose nasal nessa população, que em conjunto com a sinusite crônica representam as principais manifestações otorrinolaringológicas da doença.

CARACTERÍSTICAS DOS SEIOS PARANASAIS: COMPROMETIMENTO E DESENVOLVIMENTO

O acometimento sinusal é rotineiramente encontrado nos pacientes com FC, sendo a pan-opacificação dos seios paranasais (com exceção do seio frontal, que raramente se desenvolve nessa população) observada no estudo radiológico de quase todos os pacientes com mais de 8 meses de vida (92 a 100% dos casos[3-6]) (Figuras 17.1, 17.2 e 17.3). É interessante ressaltar que essa alteração é encontrada precocemente, porém os sintomas clínicos referentes à sinusite ou à polipose raramente são observados antes dos 5 anos[7,8]. Alguns autores relatam uma piora natural da doença sinusal com pico entre 8 e 12 anos de idade, seguido de melhora gradativa no final da adolescência.

A utilização mais rotineira da tomografia computadorizada tornou possível observar algumas características particulares na anatomia dos seios de pacientes com FC. Com certa freqüencia é possível visualizar hipoplasia ou o não-desenvolvimento dos seios frontal e esfenoidal[9-10] (Figuras 17.4 e 17.5). Também pode ser

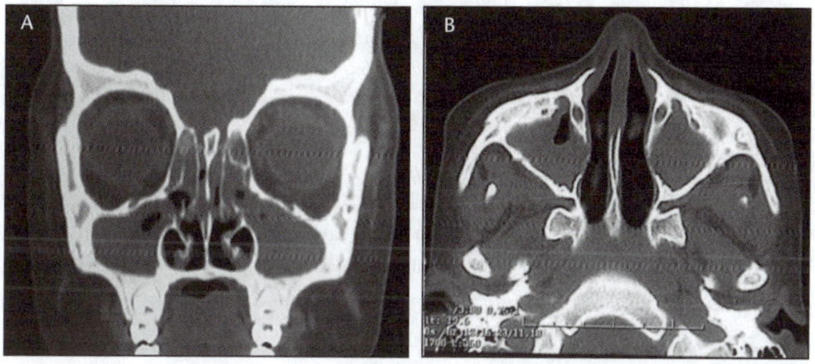

Figura 17.1 Cortes coronal (a) e axial (b) de tomografia computadorizada de seios paranasais de uma menina de 8 anos com FC, em que se observa velamento dos seios maxilares e etmoidais bilateralmente.

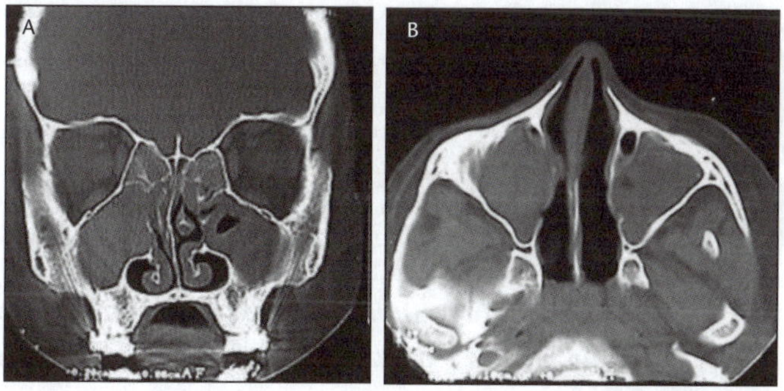

Figura 17.2 Cortes coronal (a) e axial (b) de tomografia computadorizada de seios paranasais de um menino de 10 anos com FC, em que se observa velamento dos seios maxilares e etmoidais bilateralmente.

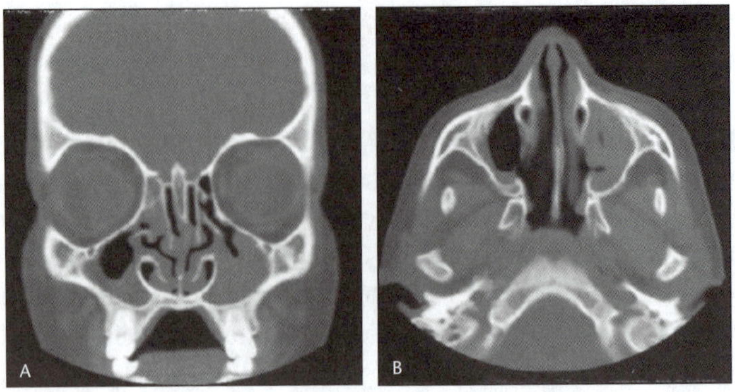

Figura 17.3 Cortes coronal (a) e axial (b) de tomografia computadorizada de seios paranasais de um menino de 13 anos com FC, em que se observa velamento dos seios maxilares e etmoidais bilateralmente.

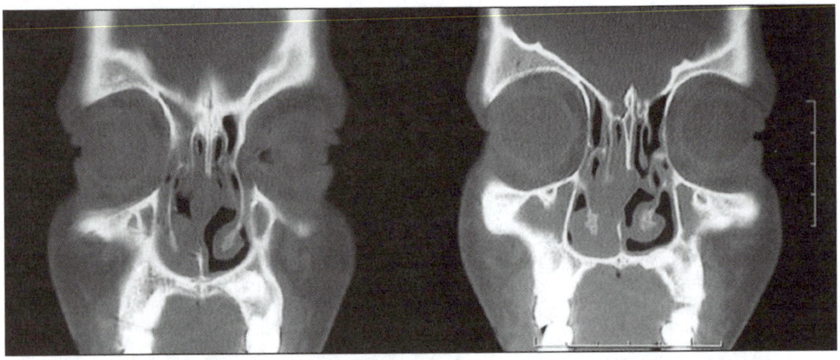

Figura 17.4 Cortes coronais de tomografia computadorizada de seios paranasais de um menino de 16 anos com FC, mostrando um precário desenvolvimento do seio frontal.

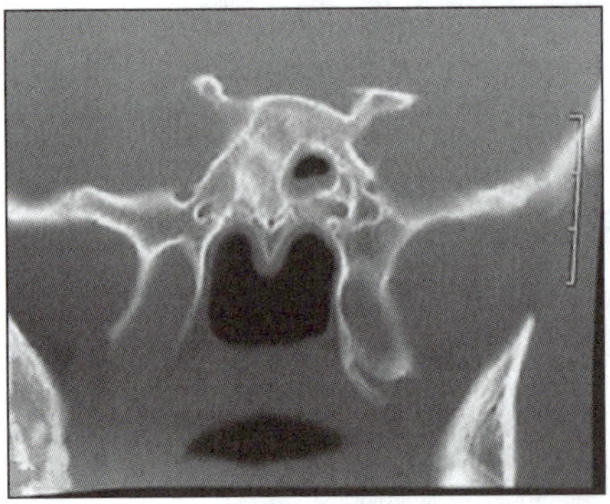

Figura 17.5 Corte coronal de tomografia computadorizada de seios paranasais mostrando hipodesenvolvimento do seio esfenoidal de um menino de 17 anos.

observado um crescimento mais rápido do seio etmoidal anterior quando comparado ao posterior, gerando uma inversão na relação da extensão do labirinto etmoidal; e que a hipoplasia do seio frontal está freqüentemente associada à hipoplasia do esfenóide. Kim et al.[11] observaram que, com o avanço da idade, o aumento das dimensões dos seios maxilares em pacientes normais e com sinusite crônica não foi observado com a mesma proporção em pacientes com FC.

A severidade da doença nasossinusal nas crianças com FC é uma possível explicação para essas características anatômicas dos seios paranasais, pois as infecções sinusais podem ser vistas desde o primeiro ano de vida. Provavelmente, o maior comprometimento dos seios frontal e esfenoidal relaciona-se ao fato de desenvolverem-se, predominantemente, no período pós-natal.

Além da FC, a discinesia ciliar primária é a outra patologia que está claramente associada ao hipodesenvolvimento dos seios frontais[12].

AVALIAÇÃO DOS SEIOS PARANASAIS: TOMOGRAFIA E RESSONÂNCIA

Uma importante questão está na dificuldade geralmente encontrada no diagnóstico etiológico do velamento dos seios paranasais detectado em exames de imagem. A radiografia simples não fornece dados significativos em pacientes com FC devido ao velamento praticamente constante dos seios diante da cronicidade das afecções. A tomografia é um exame bastante sensível, porém apresenta limitações na diferenciação entre espessamento mucoso e outros materiais (fluido, pólipos), sendo mais utilizada para esclarecer a extensão e a localização do acometimento nasossinusal. Muitas vezes é necessário obter amostras dos seios para exame histopatológico e microbiológico para um melhor esclarecimento sobre a origem do velamento. Recentemente, Eggesbo et al.[13] observaram que a imagem da ressonância nuclear magnética é superior à da tomografia computadorizada (TC) na diferenciação de tecido mole nos seios paranasais de pacientes com FC. O tecido mostrou-se homogêneo na tomografia e heterogêneo na ressonância, sendo que, em uma determinada sequência de imagens da ressonância (*coronal short time inversion recovery images*), as áreas de espessamento mucoso puderam ser facilmente diferenciadas de outros materiais, e áreas sem sinal, denominadas "sinais do ponto preto", também foram descritas. Essas áreas, localizadas tanto interna quanto externamente à mucosa espessada, foram mais freqüentemente encontradas nos pacientes que apresentaram crescimento de *P. aeruginosa* na aspiração do seio maxilar. Dessa forma, os autores acreditam que esse sinal pode ser explicado por propriedades paramagnéticas relacionadas a agentes bacterianos.

COLONIZAÇÃO BACTERIANA DOS SEIOS PARANASAIS

As bactérias mais encontradas nos seios de pacientes com FC são a *P. Aeruginosa, o S. aureus e o H. Influenzae.* Não resta dúvida que a *P. Aeruginosa* é a bactéria mais observada nos seios desses pacientes[13-15], porém, os estudos não são uniformes no que se refere ao segundo agente mais comum (*S. aureus*[13]/*H. influen-*

zae[15]). Destaca-se aqui o raro encontro de *S. pneumoniae e M. catarrhalis.* Shapiro et al.[15] observaram 95% de positividade na punção de pelo menos 1 seio maxilar entre 20 pacientes com FC. Desses, 95% mostraram alteração na radiografia e apenas 3 pacientes apresentaram sintomatologia. O crescimento de 1, 2 ou 3 microorganismos ocorreu em 53, 21 e 3% dos seios, respectivamente. Não foi observada associação entre as espécies bacterianas provenientes dos seios e as predominantes no escarro e na naso e orofaringe. Esta correlação entre agentes bacterianos encontrados na cultura de secreções dos seios maxilares, orofaringe, escarro e brônquios de pacientes com FC é controversa. Jaffe et al.[16] também não observaram uma relação positiva entre a cultura dessas secreções, enquanto Eggesbo et al.[13] detectaram a mesma bactéria nas amostras do escarro, seio maxilar e nasofaringe.

O achado freqüente de bactérias nos seios de pacientes com FC e alteração radiográfica, porém sem sintomatologia, sugere que a colonização bacteriana dos seios é comum nessa população. A combinação de alguns fatores pode ser responsável pela criação de um ambiente favorável para essa colonização, como:

a. Secreção viscosa dos seios.
b. Comprometimento da drenagem normal dos seios.
c. Perda do transporte mucociliar normal dos seios.
d. Mudanças no pH e pO2 dos seios.
e. Acometimento de outras defesas do hospedeiro (Figura 17.6).

Além disso, a pequena quantidade de células inflamatórias e a raridade de sintomas decorrentes do comprometimento sinusal sugerem que a colonização bacteriana, em geral, não desencadeia uma resposta inflamatória. Quando ocorre e provoca um "verdadeiro" quadro de sinusite, obstrução nasal, rinorréia purulenta, secreção retrofaríngea, respiração bucal, halitose e roncos passam a ser queixas comuns em crianças com FC; e crianças mais velhas e adolescentes também podem referir cefaléia. Esses sintomas, quando presentes, geralmente são mais severos do que em pacientes que não apresentam a doença. No entanto, é importante ressaltar que complicações de sinusite, como osteomielite e abcessos orbitário ou cerebral, são raramente observados nessa população.

DOENÇA SINUSAL E ACOMETIMENTO PULMONAR

A relação entre a doença sinusal e o acometimento pulmonar é ainda uma questão bastante discutida. Não se sabe ao certo se os seios paranasais servem como um reservatório para a via aérea inferior[17-21] ou se a sinusite e as infecções da via aérea inferior são entidades separadas[15,22]. No entanto, alguns pacientes com FC submeti-

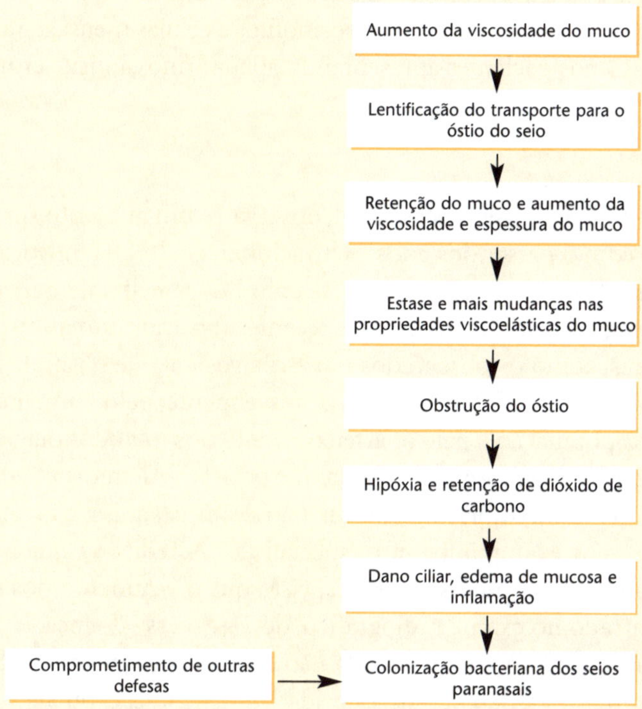

Figura 17.6 Seqüência de fatos que levam à colonização bacteriana dos seios paranasais.

dos a transplante pulmonar morrem no pós-operatório devido a pneumonia, e acredita-se que a fonte dessa infecção sejam os seios paranasais. Consequentemente, alguns autores sugerem cirurgia endoscópica com antrostomias amplas no nível do meato médio, seguida de irrigação dos seios com tobramicina e solução salina hipotônica antes do transplante[23]. Porém, essa questão ainda requer estudos para um melhor esclarecimento.

AFECÇÕES NASOSSINUSAIS

Sinusite Crônica

A sinusite crônica é descrita, juntamente com a polipose, como uma das manifestações nasossinusais mais freqüentes na FC. Como dito anteriormente, algum grau de comprometimento dos seios é esperado nesses pacientes, porém com características celulares da mucosa diferentes de pacientes com rinossinusite crônica. Sobol et al.[24], por meio de um estudo imunohistoquímico da mucosa dos seios de pacientes com rinossinusite crônica com e sem FC, observaram um maior número de neutrófilos, macrófagos e células mensageiras de RNA para interferon y e IL-8 na vigência de mucoviscidose, e um maior número de eosinófilos e células mensageiras de RNA para IL-4, IL-5 e IL-10 nos pacientes apresentando apenas rinossinusite crônica.

Polipose

Com relação à polipose nasossinusal, observa-se um aumento surpreendente na sua incidência com o passar dos anos. Schwachman et al.[25] diagnosticaram esta afecção em apenas 43 (6,6%) de 650 pacientes com FC, semelhante à incidência de 6% relatada por Magid et al.[37]. Estudos mais recentes mostram um aumento significativo nesses valores, como os observados por Brihaye et al.[12] e Nishioka et al.[3], de 57 e 67%, respectivamente. Esse fato se deve, provavelmente, pelo aumento da expectativa de vida dessa população e pelo aperfeiçoamento nos métodos diagnósticos, representados, em especial, pela endoscopia nasal e pela TC. Além disso, em estudos mais antigos, as queixas otorrinolaringológicas não eram pesquisadas como rotina, e os pacientes não eram examinados por especialistas. Acredita-se que a incidência da polipose possa ser maior nesses pacientes, visto que o velamento dos seios, freqüentemente encontrado no exame radiográfico, deve-se a essa doença.

A etiologia da polipose na FC ainda não está completamente esclarecida. Tos et al.[27] não encontraram diferença na densidade, distribuição ou na arquitetura das glândulas de pólipos desses pacientes, quando comparados a pacientes sadios; e também não observaram diferenças histológicas na superfície do epitélio ou no estroma. Esses achados divergem dos encontrados por Oppenheimer e Rosenstein[28], que apontam diferenças histológicas nos pólipos quando associados à FC. É importante lembrar que a incidência de alergia nesses pacientes é a mesma da população em geral, e não parece desempenhar um papel importante na formação da polipose.

De acordo com a faixa etária, a polipose sinusal parece apresentar dois comportamentos diferentes. O primeiro, caracterizado pelo abaulamento da parede lateral da fossa nasal, é visto em lactentes e crianças mais novas; o segundo, associado à polipose nasal, é observado em crianças mais velhas e adultos. Acredita-se que isso ocorra por causa da resposta à pressão intraluminal exercida pelos pólipos e secreções. No primeiro grupo, a maior elasticidade do osso da parede lateral da fossa nasal gera uma deformação, enquanto no segundo, a pressão ulcera e depois destrói o osso, permitindo a invasão dos pólipos sinusais na cavidade nasal (Figura 17.7 e 17.8).

Alguns estudos comprovam a baixa incidência de polipose nasal nas crianças mais novas. Brihaye et al.[12] detectaram apenas 2 casos (1,7%) dessa doença em crianças com menos de 5 anos. Coste et al.[29] observaram a idade média de 13,5 anos para pacientes com polipose e FC, sendo 4 anos a menor idade. Além disso, Jaffe et al.[16] relatam um pico de incidência de polipose entre 4 e 12 anos. Dessa

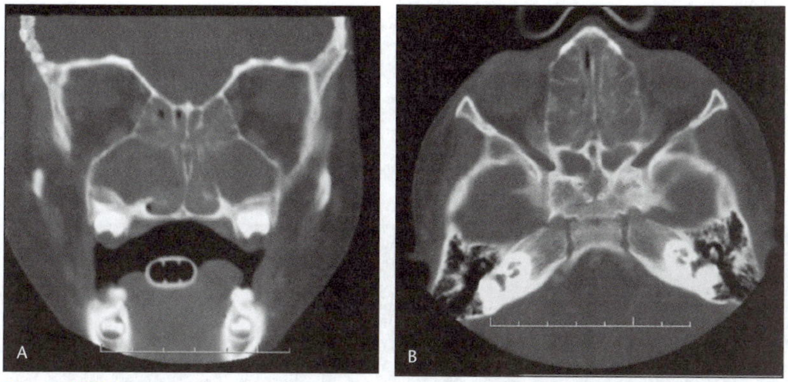

Figura 17.7 Cortes coronal (a) e axial (b) de tomografia computadorizada de seios paranasais de um menino de 11 anos com FC e polipose nasossinusal maciça.

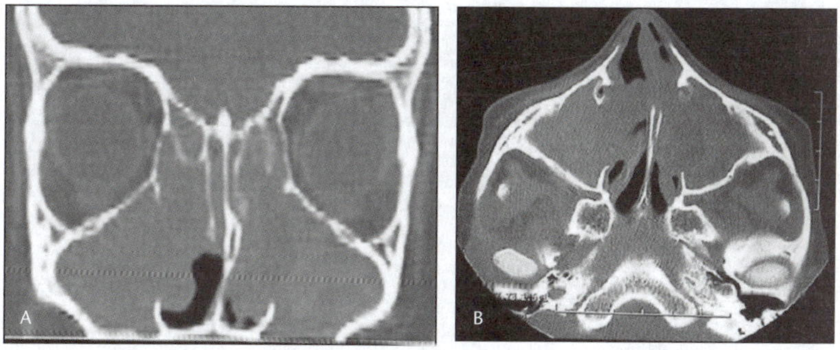

Figura 17.8 Cortes coronal (a) e axial (b) de tomografia computadorizada de seios paranasais de um paciente de 11 anos com FC, com velamento de seios maxilares e etmoidais decorrentes de polipose.

forma, aparentemente, crianças mais novas com FC manifestam a doença sinusal por meio da opacificação dos seios, que pode estar associada à medialização da parede lateral da fossa nasal. Essa deformidade, associada à desmineralização do processo uncinado, foi observada em 100% das crianças com FC estudadas por April et al.[30], e pode ser atribuída à polipose sinusal (como já assinalado), pseudomucocele, mucopiosinusite, ou mucocele/mucopiocele.

Pseudomucele

O primeiro relato sobre pseudomucocele data de 1995, quando Coste et al.[29], ao estudar a tomografia dos seios paranasais de pacientes com FC, observaram uma imagem com 2 atenuações (centro hiperdenso e heterogêneo com contorno relativamente hipodenso) com tendência a expansão em 87% dos casos. Nesses pacientes os seios maxilar, etmoidal e esfenoidal estavam acometidos em 100, 55 e 60% dos casos, respectivamente. Esse fenômeno foi denominado pseudomucocele (Figura 17.9), sugerindo que essa entidade fosse uma doença sinusal característica da FC. O achado intra-operatório desses pacientes mostra uma cápsula inflamatória espessa e resistente seguindo os contornos das paredes do seio, o que corresponde ao contorno hipodenso observado na TC.

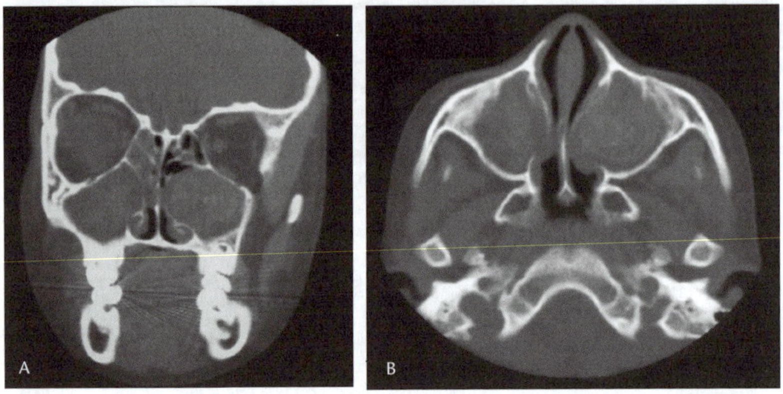

Figura 17.9 Cortes coronal (a) e axial (b) de tomografia computadorizada dos seios paranasais de uma menina de 8 anos com FC, revelando pseudomucocele maxilar bilateral, com medialização das paredes laterais das fossas nasais.

A prevalência dessa lesão parece estar relacionada à idade, tendo sido encontrada em todas as crianças menores de 5 anos, em 85% dos pacientes entre 5 e 8 anos e em apenas 60% de adolescentes com FC no estudo de Bryahe et al.[12]. Segundo esses autores, a fisiopatogenia da pseudomucocele está relacionada com a estase de secreção viscosa dentro do seio maxilar e manifesta-se de forma bilateral (>80%) na maioria dos casos. Ambos estudos observaram no exame endoscópico a medialização da parede lateral da fossa nasal no nível do meato inferior, e principalmente do meato médio, estreitando a cavidade nasal. Destaca-se que, muitas vezes, esse achado é subvalorizado ao exame, despertando atenção apenas ao se realizar a TC dos seios paranasais. Bryahe et al.[12] acreditam que a diminuição da incidência da pseudomucocele, com o passar dos anos, sugere que o processo tenha uma resolução espontânea, e que sua presença isolada não justifique uma abordagem cirúrgica. No entanto, quando ocorre o aparecimento de polipose dentro do seio acometido, a doença não é mais considerada auto-limitada, e a infecção purulenta crônica associada caracteriza o quadro de mucopiosinusite.

O termo mucopiosinusite também é utilizado por alguns autores para descrever grandes coleções de pus e material caseoso (geralmente multilobuladas), envoltas por mucosa polipóide, observadas na tomografia e no intra-operatório. Sendo assim, nem sempre há uma uniformidade na terminologia utilizada para descrever algumas lesões dos seios paranasais em pacientes com FC; porque nem todos os estudos possuem estudo radiológico apropriado, avaliação endoscópica intranasal e achado intra-operatório para uma diferenciação exata do acometimento sinusal. Algumas imagens diagnosticadas como mucopiosinusite, como no estudo de Nishioka et al.[3], em que esse processo envolveu os seios maxilares e/ou etmoidais em 52% dos casos, poderiam ser definidas como pseudomucocele para outros autores.

Mucocele

A mucocele é outra manifestação sinusal, menos freqüente, associada à FC. Corresponde a um cisto secretor envolto por epitélio respiratório, que pode aumentar seu volume por meio do acúmulo de secreção, provocando expansão do seio. Cresce lentamente e pode erodir o osso que a circunda, comprimindo estruturas adjacentes, em especial a fina lâmina papirácea. Quando o conteúdo da mucocele se infecta, passa a ser denominada mucopiocele ou piocele. Nos adultos, o seio mais acometido é o frontal, que muitas vezes não se desenvolve ou é hipoplásico em pacientes com FC. Três casos (de 20, 22 e 28 anos de idade) de mucopiocele frontal são relatados por Sharma et al.[31] nessa população. A baixa expectativa de vida desses pacientes até alguns anos, provavelmente é uma explicação para o pequeno número de relatos encontrados na literatura sobre mucocele em adultos com FC. Na população pediátrica, 14 casos são descritos[32-41], com idade variando de 5 meses a 9 anos, sendo o etmóide o seio mais envolvido (Figura 17.7), seguido do seio maxilar (acometimento bilateral em apenas 3 casos). Na verdade, a FC e a presença de atopia parecem ser os dois fatores relacionados a ocorrência de mucocele na infância. Alguns autores chegaram a acreditar que a mucocele ocorresse apenas em crianças com FC[35]. Essa hipótese, no entanto, não tem sido confirmada em estudos mais recentes, ou pelo menos, a mucocele parece não se relacionar sempre a casos típicos de FC. Além disso, algumas crianças nao apresentam diagnóstico da doença no momento da descoberta da lesão (Figura 17.10), e é realizado apenas o teste do suor. Muitas vezes a mucocele está associada a polipose, que pode se desenvolver no pós-operatório (Figura 17.11).

CORRELAÇÃO GENÓTIPO-FENÓTIPO NA DOENÇA SINUSAL

Do ponto de vista genético, alguns estudos se propuseram a pesquisar a correlação genótipo-fenótipo da doença sinusal na FC. Recentemente, Jorissen et al.[41] publicaram o primeiro estudo mostrando claramente a relação entre as mutações da CFTR e diferentes manifestações nasais e dos seios paranasais. Os autores observa-

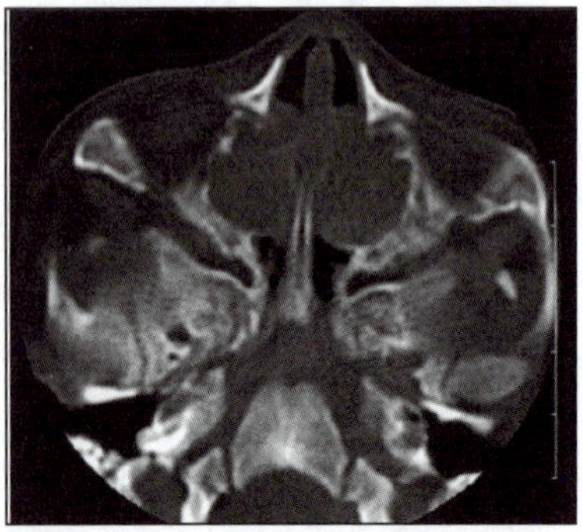

Figura 17.10 Corte axial de tomografia computadorizada de seios paranasais de um paciente de 10 meses e FC com mucocele etmoidal bilateral.

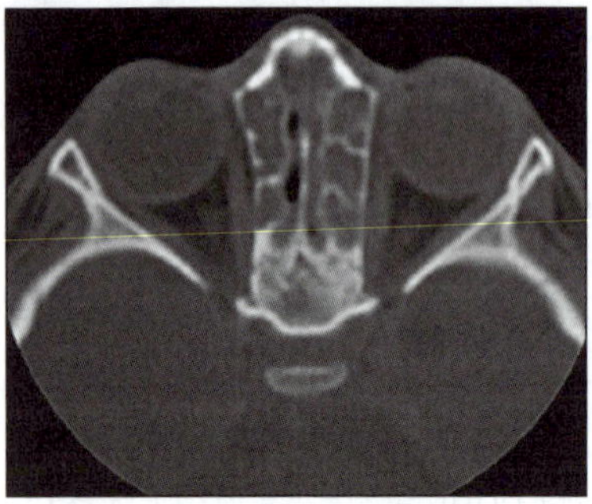

Figura 17.11 Corte axial de tomografia computadorizada de seios paranasais do mesmo paciente da Figura 17.7, que após 6 meses (com 1 ano e 4 meses de vida) da exérese endoscópica das mucoceles, evolui com polipose que também poderia ser conferida pela endoscopia nasal (pólipos em ambos meatos médios).

ram um risco aumentado para doença e cirurgia paranasal em pacientes homozigotos para a mutação DF508. Um terço desses pacientes foram submetidos à cirurgia sinusal, comparado a apenas 1/7 da associação de pacientes heterozigotos para a DF508 e pacientes que não apresentavam essa mutação. Kingdom et al.[42] também relataram a correlação entre cirurgia para pólipos nasais e a mutação DF50[8].

TRATAMENTO NASOSSINUSAL

A abordagem terapêutica das patologias nasossinusais, em pacientes com FC, é bastante controversa. É fundamental ter em mente que a normalização da mucosa sinusal não é possível devido à patologia de base.

Tratamento Clínico

Em geral, a abordagem inicial da doença sinusal não é cirúrgica. Antimicrobianos sistêmicos são simultaneamente utilizados para infecções das vias aéreas superior e inferior. A duração do tratamento é variável, mas dificilmente são administrados por um período curto. Alguns antimicrobianos são mais apropriados devido à contaminação pela *P. aeruginosa* e pelo *S. aureus*. A ciprofloxacina, por via oral, é utilizada no tratamento ambulatorial de pacientes com mais de 2 anos. Oxacilina, amicacina, tobramicina e as cefalosporinas de terceira geração são as drogas mais freqüentemente administradas, de acordo com a sensibilidade dos microorganismos. Novas drogas antipseudomonas, como meropenem; e antiestafilocócicas, como vancomicina e teicoplamina são empregadas quando há resistência ou ausência de resposta clínica. Antifúngicos também podem ser indicados.

Devido à ineficácia do tratamento clínico da pan-opacificação dos seios, essa tentativa terapêutica deve ser apenas utilizada na presença de sintomatologia significativa, e nunca com base no achado radiológico. Alguns fatores parecem estar relacionados à ineficácia do uso crônico de antimicrobianos na erradicação das bactérias encontradas nos seios:

a. Difusão prejudicada dessas substâncias nos seios da face.
b. Fatores inibitórios locais.
c. Altas concentrações de bactérias.
d. Resposta prejudicada do hospedeiro devido à infecção.

Rotineiramente, a lavagem nasal com solução salina é recomendada de 1 a 3 vezes/dia. Antibimicrobianos tópicos podem ser adicionados durante ou após as lavagens, pois a sua utlização mostra-se eficaz na melhora da função pulmonar, na diminuição da quantidade de bactérias nasais e na resolução do processo inflamatório da mucosa[23]. Com o intuito de diminuir a viscosidade da secreção, agindo no distúrbio de base da FC, Raynor et al.[13] utilizaram a DNAse recombinante humana (*dornase* alfa) via inalatória no pós-operatório de cirurgia endoscópica funcional dos seios, observando uma diminuição significativa na necessidade de revisões cirúrgicas.

Agentes mucolíticos não têm se mostrado efetivos no tratamento da doença nasossinusal, e os anti-histamínicos devem ser evitados, pois podem aumentar a viscosidade das secreções. Isso é particularmente verdadeiro para drogas de geração mais antiga, que também possuem efeito anticolinérgico.

Corticosteróides tópicos são prescritos com o objetivo de diminuir ou mesmo cessar o crescimento da polipose nasal. Diversos autores relatam um efeito positivo em aproximadamente 2/3 dos casos[8,44,45]. Hadfield et al.[46], por meio de um estudo prospectivo, randomizado e duplo-cego, mostraram uma diminuição significativa no tamanho dos pólipos com o uso de gotas nasais de betametasona (2 gotas [100mcg], 2x/dia, por 6 meses). No entanto, quando a polipose torna-se extensa, os esteróides não são efetivos, mesmo administrados sistemicamente. Esses esteróides oferecem alguns riscos para pacientes com FC, como predisposição à contaminação pulmonar fúngica, pré-diabete e agravamento de diabete clinicamente conhecida.

Tratamento Cirúrgico

De todos os pacientes com FC, 10 a 20% poderão eventualmente requerer cirurgia sinusal[47], porém a decisão de quando intervir cirurgicamente pode ser bastante difícil. Alguns fatores característicos da FC contribuem para isso:

a. O comprometimento dos seios paranasais é praticamente universal nos pacientes com FC.
b. As queixas dos pacientes geralmente não se correlacionam com a severidade da doença sinusal. Normalmente, os pacientes relatam sintomatologia mínima ou ausente, apesar de doença significativa. Essa discrepância entre os sintomas e os achados endoscópico e/ou tomográfico torna a decisão terapêutica um dilema.
c. O processo da doença na FC permanece inalterado independente de abordagem clínica ou cirúrgica. Espera-se encontrar algum grau de doença sinusal na endoscopia ou na tomografia após o procedimento cirúrgico. Dessa forma, a opção pela cirurgia deve ter como principal objetivo o controle da sintomatologia (Figura 17.12), já que a normalização da cavidade nasal e dos seios não parece ser uma meta atingível.

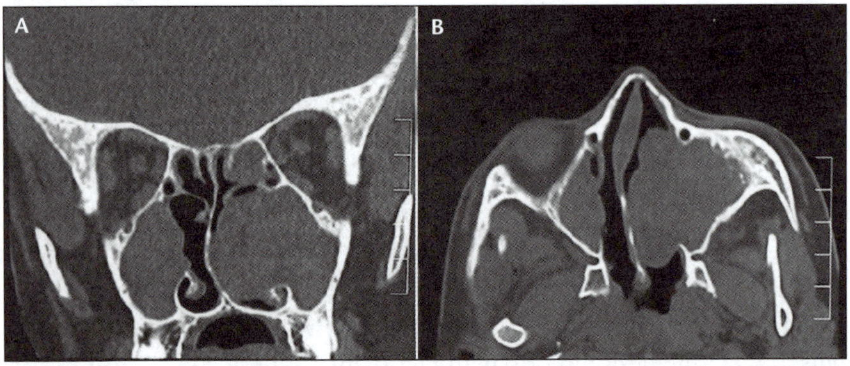

Figura 17.12 Cortes coronal (A) e axial (B) de tomografia computadorizada de seios paranasais de um menino. Observa-se importante abaulamento da parede lateral da fossa nasal esquerda, com sintomatologia obstrutiva e indicação cirúrgica.

Sendo assim, dois pontos são questionados:

a. A cirurgia nasossinusal melhora significativamente os sintomas, a qualidade de vida ou a função pulmonar desses pacientes?
b. Longos procedimentos cirúrgicos são seguros em pacientes com FC?

O estudo prospectivo de Nishioka et al.[3] demonstrou uma melhora significativa dos sintomas, após procedimento cirúrgico nasossinusal de maneira similar a outros estudos retrospectivos[48]. No entanto, a recidiva da sintomatologia parece ser freqüente. Schulte e Kasperbauer[47] observaram que 86% dos pacientes submetidos a cirurgia nasossinusal apresentaram sintomas recidivantes (tempo médio de recidiva de 17 meses), e 71% necessitaram de outro procedimento cirúrgico. A melhora observada nos sintomas respiratórios e a diminuição significativa de hospitalizações após cirurgia dos seios paranasais em pacientes com envolvimento pulmonar severo também é relatada. No entanto, Umetsu et al.[49] e Madonna et al.[50] não encontraram melhora na função pulmonar de pacientes submetidos a cirurgia endoscópica nasossinusal no pós-operatório de 3 e 6 meses, respectivamente. Com referência à segunda questão, alguns autores sugerem que cirurgias extensas que requerem anestesia geral de longa duração ou procedimentos com mais de 1 hora para cirurgia nasossinusal não são seguros para essa população, devido ao maior risco de sangramento (malabsorção de vitamina K) e pela presença de secreção pulmonar, tornando-se um problema durante a intubação laringotraqueal prolongada. Porém, essa idéia não é uniformemente aceita. Schulte e Kasperbauer[47] observaram que as cirurgias sob anestesia geral com duração superior a 1 hora foram seguras, independente da idade, peso e severidade da doença pulmonar.

Quanto à técnica cirúrgica, a polipectomia nasal isolada mostra-se ineficaz e é acompanhada de uma alta taxa de recorrência. Ceppero et al.[43] relatam 69% de recediva em pacientes com FC submetidos a este procedimento. A polipectomia nasal deve ser combinada à abordagem cirúrgica dos seios, seja por meio de cirurgia de Caldweel-Luc, etmoidectomia externa ou cirurgia endoscópica. O advento da cirurgia endoscópica funcional permite uma abordagem funcional de todos os seios paranasais, evitando incisões externas e proporcionando uma abordagem mais fisiológica aos seios. Essa técnica é bem tolerada, segura, possui baixa morbidade e permite outros procedimentos subseqüentes sem destruir a anatomia normal do nariz e dos seios; quando realizada por cirurgião familiarizado com a técnica. Porém, em casos de polipose nasossinusal severa com destruição dos parâmetros anatômicos normais, cirurgias externas mais tradicionais dos seios podem ser necessárias. Com o intuito de ajudar na aeração e na drenagem dos seios maxilares, a antrostomia no meato inferior está indicada nesses pacientes (Figura 17.13).

Alguns fatores influenciam na escolha da abordagem cirúrgica:

a. Obstrução nasal persistente, particularmente com roncos e respiração bucal, associada à polipose nasal e/ou medialização da parede lateral da fossa nasal após tratamento clínico intensivo.
b. Agravamento do quadro pulmonar que parece se correlacionar à piora sinusal, principalmente com um componente reativo de via aérea e a presença de

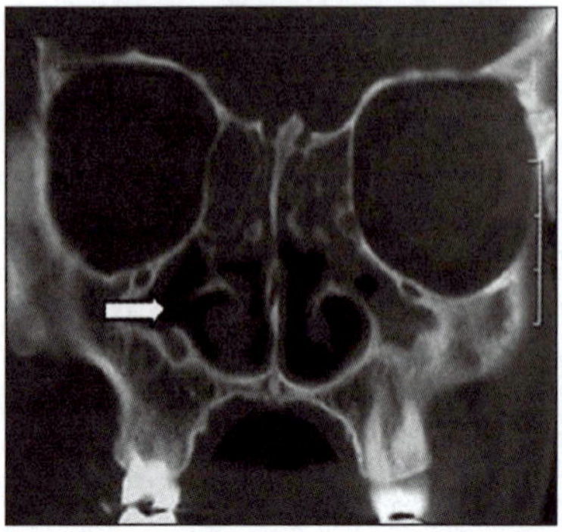

Figura 17.13 Corte coronal de tomografia computadorizada de seios paranasais de um menino de 16 anos com FC em pós-operatório tardio, em que foi realizado antrostomia inferior (seta).

secreção purulenta retrofaríngea; ou se o quadro pulmonar ou o nível de atividade do paciente se deteriorar apesar de tratamento clínico apropriado.

c. Dor facial e/ou cefaléia que não apresentam nenhuma outra causa aparente, afetando a qualidade de vida do paciente.
d. Desejo de uma melhora mais significativa da sintomatologia que a proporcionada pelo tratamento clínico em um paciente com sintomas importantes.

É importante ressaltar que a polipose nasossinusal possui um caráter recidivante, apresentando uma alta taxa de recorrência após o procedimento cirúrgico (46%), como observado por Nishioka et al.[3]. No entanto, a resolução espontânea de pólipos em crianças com FC já foi descrita tanto quanto a remissão em longo prazo, seguida de apenas um procedimento cirúrgico (polipectomia)[8]. O prognóstico da abordagem cirúrgica da mucocele em pacientes com FC parece ser excelente. Alvarez et al.[40] não observaram recidiva da lesão em 9 crianças com mucocele etmoidal associada à FC, independente da técnica cirúrgica adotada. Porém, 29% das crianças continuaram a apresentar sinusite crônica, e 43% polipose nasal recorrente.

DISCINESIA CILIAR

Alterações do batimento ciliar devem ser consideradas em pacientes da faixa pediátrica ou adulta com história de infecções sinusais ou pulmonares crônicas ou intratáveis. Contudo, algumas outras síndromes como fibrose cística, imunodeficiência comum variável e granulomatose de Wegener são mais comumente encontradas que discinesia ciliar primária. A não ser que haja uma associação com *situs inversus*, os outros diagnósticos diferenciais devem ser explorados antes de uma pesquisa específica por alterações da função ciliar[59,60].

O diagnóstico precoce da doença é importante para iniciar o tratamento mais adequado e evitar exames desnecessários[61]. A Figura 17.14 propõe um algoritmo para avaliação diagnóstica em casos de suspeita de discinesia ciliar primária.

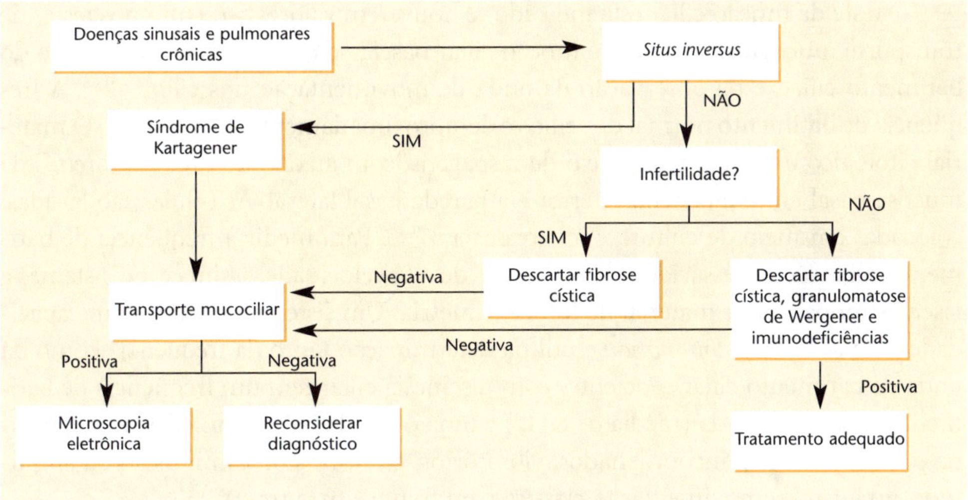

Figura 17.14 Algoritmo para avaliação diagnóstica em casos de suspeita de discinesia ciliar primária. Fonte: adaptado de Cowan MJ, Gladwin MT, Shelhamer JH[5].

A maioria dos autores recomenda inicialmente uma avaliação da mobilidade ciliar e do transporte mucociliar[59].O transporte mucociliar é um dos mecanismos de proteção das vias aéreas mais importantes e indispensáveis contra partículas do ar ambiente[61,64].

A avaliação da função mucociliar pode ser dada pelo teste da sacarina[64]. Esse teste pode contar com mínimas variações técnicas entre um serviço e outro. Segundo Andersen et al., um grânulo de sacarina deve ser colocado na mucosa septal na localidade correspondente à borda ântero-inferior da concha média. O paciente deve permanecer sentado e não lhe é permitido comer ou beber durante o teste. O tempo que o grânulo leva para chegar à faringe, ou seja, o tempo que o paciente leva para sentir o gosto doce é então medido. Um teste de sacarina é considerado normal quando apresenta valores até 30 min[64]. Pacientes com discinesia ciliar levam mais de 60 min para sentir o gosto doce da sacarina. A vantagem desse teste é a facilidade de realização, o custo e a sensiblidade para o diagnóstico de discinesia ciliar[59]. No entanto, considerando-se que a maioria desses pacientes são crianças, é difícil mantê-los imóveis e colaborativos por, no mínimo, 30 min. Dessa forma, esse teste não é completamente confiável e não pode ser aplicado em crianças com menos de 5 anos[64].

O transporte mucociliar também pode ser avaliado pelo *clearence* de radioisótopos, como albumina marcada com 99mTc. Ela é colocada na concha inferior e visualizada por cintilografia. Esses marcadores não se moverão em pacientes com discinesia. De outra forma, esses radioisótopos em forma salina de aerossol podem ser inalados, sendo que o *clearence* pulmonar pode ser mensurado por câmeras cintilográficas[59].

O teste da função ciliar está indicado se houverem valores > 60 min nos testes de transporte mucociliar. O teste de função ciliar baseia-se na medida da freqüência do batimento ciliar, e na observação da onda de movimentação dos cílios[59-61,66]. A freqüência de batimento normal dos cílios é de, aproximadamente, 12 a 14 Hz[60]. O material citológico é coletado por meio de raspagens, com auxílio de uma "*cuturette*", da mucosa nasal entre a concha inferior e a parede nasal lateral. As células são lavadas, colocadas em meio de cultura e incubadas a 37°C. Para medir a freqüência de batimento ciliar são necessários vídeos e filmes de alta velocidade, assim como sistemas a laser, estroboscopia e material de fotoeletrimetria. Um sistema de vídeo com capacidade para *slow and stop motion* é útil na determinação tanto da freqüência como da onda de batimento ciliar. Pacientes com discinesia ciliar têm um freqüência de batimento ciliar diminuída (média de 8 Hz) e uma onda de batimento ciliar caracterizada por movimentos incoordenados, vibratórios, giratórios ou diminuição da amplitude, no lugar da movimentação clássica para frente e para trás[59,60,66].

No paciente com função ciliar e *clearence* mucociliar anormais, um estudo detalhado da ultra-estrutura do cílio, por meio de microscopia eletrônica é obrigatório. Nessa técnica, o epitélio ciliar é obtido pela biópsia da mucosa nasal no nível da concha inferior. Esse tecido é fixado em glutaraldeído 2,5%, preparado e processado para microscopia eletrônica. Essas amostras de tecido não devem ser coletadas após qualquer infecção respiratória, porque podem haver adições ou desaparecimento de microtúbulos centrais ou periféricos da estrutura do cílio. Na análise da ultra-estrutura ciliar pode-se avaliar a presença ou não de braços internos ou externos de dineína, conexões de dineína, filamentos radiais, configuração anômala de microtúbulos e orientação do batimento ciliar[59,60].

O óxido nítrico (NO) é produzido nos tratos respiratório superior e inferior. Pode ser detectado no ar expirado e medido por quimioluminescência[60,67]. Parece estar envolvido tanto na regulação da movimentação ciliar quanto na defesa do hospedeiro por suas propriedades bacteriostáticas[67]. Em pacientes com discinesia ciliar, o NO nasal e o exalado estão muito baixos[60].

O NO é produzido nas vias aéreas respiratórias superiores pela NO sintase, a partir do substrato L – arginina. Três formas de NO sintase têm sido descritas: a endotelial, a neuronal e a forma induzida. As duas primeiras são continuamente produzidas, enquanto que a última é expressa a partir da ação de algumas citocinas ou lipopolissacarídeos de algumas bactérias. Também tem sido demonstrado que o NO é produzido particularmente nos seios paranasais, uma vez que altas concentrações foram detectadas especificamente nos seios maxilares. Por estudos de imunohistoquímica, tem-se notado a presença da NO sintase, principalmente do tipo induzido, na parte apical das células epiteliais ciliadas dos seios paranasais[67]. É prematuro sugerir que a medida de NO pode diagnosticar ou excluir DCP, mesmo como um teste de rastreamento. Entretanto, se for encontrado NO inesperadamente muito baixo em pacientes considerados portadores de asma incontrolada ou bronquiectasia de causa inexplicada, então, o diagnóstico de DCP deve ser excluído[60].

Um dos testes mais confiáveis é o elaborado por Jorissen e Bertrand, em que o material retirado da biópsia do epitélio nasal é cultivado em cultura[61]. É realizada uma avaliação funcional e ultra-estrutural do cílio após a ciliogênese em cultura. Esse tipo de avaliação é muito útil na diferenciação entre discinesia ciliar primária e secundária[60]. Após a ciliogênese, se não houver batimento ciliar, tem-se um paciente com discinesia ciliar primária. Se, após a ciliogênese, houver batimento ciliar, tem-se um paciente com discinesia ciliar secundária, provavelmente causada por toxinas bacterianas[61].

TRATAMENTO E PROGNÓSTICO

O tratamento da discinesia ciliar é essencialmente sintomático[59,60]. Os pilares do tratamento respiratório são antibioticoterapia, fisioterapia respiratória e vacinação contra vírus, *S. pneumoniae e H. influenzae.*

Drogas antimicrobianas são úteis na supressão da colonização bacteriana e de infecções recorrentes e devem ser administradas freqüente ou continuamente. A administração intravenosa de antibióticos pode ser necessária em casos de exacerbações bacterianas agudas[60]. A escolha de drogas antimicrobianas deve basear-se na flora identificada em culturas do trato respiratório[59,60]. *H. influenzae* é o microorganismo mais comumente identificado (58% de positividade nas culturas).

Especificamente as toxinas produzidas por *H. influenzae, P. aeruginosa e S. pneumoniae* e a resposta inflamatória causarão discinesia ciliar secundária, e eventualmente levarão à destruição do epitélio ciliar e de tecidos subepiteliais, e, por fim, bronquiectasia. Drogas broncodilatadoras são úteis na restrição da hiper-reatividade das vias aéreas.

Inflamação e infecção dos seios paranasais geralmente apresentam-se como um problema muito difícil. A cirurgia endoscópica funcional nasossinusal pode ajudar em pacientes refratários ao tratamento clínico, mesmo em crianças[60].

CONCLUSÕES

Diante de uma criança com RSC a pesquisa da FC e da discinesia ciliar é de extrema importância. O acometimento dos seios paranasais desses pacientes é freqüente, porém com manifestação clínica variável. Dessa forma, o tratamento das afecções nasossinusais deve ser criterioso e baseado, em especial, na presença de sintomas e nunca apenas no achado radiológico.

REFERÊNCIAS BIBLIOGRÁFICAS

1. Bodian M. Pathology in fibrocystic disease of the pancreas. Heineman Medical Books, London, 1952.
2. Lurie MH. Cystic fibrosis of the pancreas and nasal mucosa. Ann Otol. 1959;68:478.
3. Nishioka GJ, Barbero GJ, König P et al. Sypmtom outcome after functional endoscopic sinus surgery in patients with cystic fibrosis: A prospective study. Otolaryngol Head Neck Surg. 1995;113:440-5.
4. Hui Y, Gaffney R, Crysdale WS. Sinusitis in patients with cystic fibrosis. Eur Arch Otorhinolaryngol. 1995;252:191-6.
5. Ramsey B, Richardson MA. Impact of sinusitis in cystic fibrosis. J Allergy Clin Immunol. 1992;90:547-51.
6. Drake-Lee AB, Morgan DW. Nasal Polyps and Sinusitis in Children with Cystic Fibrosis. J Laryngol Otol 1989;103:753-5.
7. Neely JG, Harrinson GM, Jenger JF et al. The otolaryngologic aspects of cystic fibrosis. Trans Am Acad Ophthalmol Otolaryngol. 1972;76:313-24.
8. Stern RC, Boat TF, Wood RE et al. Treatment and prognosis of nasal polyps in cystic fibrosis. Am J Dis Child. 1982;136:1067-70.
9. Gentile V, Isaacson G. Patterns of sinusitis in cystic fibrosis. Laryngoscope. 1996;106:1005-9.
10. Ledesma-Medina J, Osman M, Girdany B. Abnormal paranasal sinuses in patients with cystic fibrosis of the pancreas. Pediatr Radiol. 1980;9:61-4.
11. Kim HJ, Friedman EM, Sulek M et al. Paranasal sinus development in chronic sinusitis, cystic fibrosis, and normal comparison population: a computerized tomography correlation study. Am J Rhinol. 1997;11:275-81.
12. Brihaye PB, Jorrisen M, Clement PAR. Chronic rhinosinusitis in cystic fibrosis (mucoviscidosis). Acta Oto-Rhino-Laryngologica Belg. 1997;51:323-37.
13. Eggesbo HB, Ringetz S, Haanaes OC et al. CT and MR imaging of the paranasal sinuses in cystic fibrosis. Correlation with microbiological and histopathological results. Acta Radiol. 1999;40:154-62.
14. Duplechain JK, White JÁ, Miller RH. Pediatric sinusitis. Arch Otolaryngol Head Neck Surg. 1991;117:422-6.
15. Shapiro ED, Milmoe GJ, Wald ER et al. Bacteriology of the maxilary sinuses in patients with cystic fibrosis. J Infec Dis. 1982;146:589-93.
16. Jaffe BF, Strome M, Khaw K-T et al. Nasal polypectomy and sinus surgery for cystic fibrosis: a 10-year review. Otolaryngol Clin North Am. 1977;10:81-90.
17. Bert F, Lamberg-Zechovshy N. Sinusitis in mechanically ventilated patients and its role in the pathogenesis of nosocomial pneumonia. Eur J Clin Microbiol Infect Dis. 1996;15:533.
18. Snell GI, de Hoyos A, Krajden M et al. Pseudomonas cepacia in lung transplant recipients with cystic fibrosis. Chest. 1993;103:446.
19. Taylor RFH. Extrapulmonary sites of Pseudomonas aeruginosa in adults with cystic fibrosis. Thorax. 1992;47:426.
20. Umetsu DT, Moss RB, King VV et al. Sinus disease in patients with cystic fibrosis. Relation to pulmonary exacerbation. Lancet. 1990;335:1077.
21. Walter S, Gudowius P, Bosshammer J et al. Epidemiology of chronic pseudomonas aeruginosa infections in the airways of lung transplant recipients with cystic fibrosis. Thorax. 1997;52:318.
22. Taylor CJ, McGaw J, Howden R et al. Bacterial reservoirs in cystic fibrosis. Arch Dis Child. 1990;65:175.
23. Davidson TM, Murphy C, Mitchell M et al. Management of chronic sinusitis in cystic fibrosis. Laryngoscope. 1995;105:354-8.
24. Sobol SE, Christodoulopoulos P, Manoukian JJ et al. Cytokine profile of chronic sinusitis in patients with cystic fibrosis. Arch Otolaryngol Head Neck Surg. 2002;128:1296-8.

25. Schwachman H, Kulezycki LL, Mueller HL. Nasal polyposis in patients with cystic fibrosis. Am J Dis Child. 1962(30):389-401.
26. Magid SL, Smith CC, David AD. Nasal mucosa in pancreatic cystic fibrosis. Arch Otolaryngol. 1967;86:212-6.
27. Tos M, Mogensen C, Thomsen J. Nasal polyps in cystic fibrosis. J Laryngol Otol. 1977;91:827-35.
28. Oppenheimer EH, Rosenstein BJ. Differential pathology of nasal polyps in cystic fibrosis and atopy. Lab Invest. 1979;40:445-9.
29. Coste A, Gilian L, Roger G et al. Endoscopic and CT-scan evaluation of rhinosinusitis in cystic fibrosis. Rhinology. 1995;33(3):152-6.
30. April MM, Zinreich SJ, Baroody FM et al. Coronal CT scan abnormalities in children with chronic sinusitis. Laryngoscope. 1993;103:985-90.
31. Sharma GD, Doershuk CF, Stern RC. Erosion of the wall of the frontal sinus caused by mucopyocele in cystic fibrosis. J Pediatr. 1994;124(5):745-7.
32. Mendelsohn RS, Cohen BM. Otorhinolaryngologic Aspects of Cystic Fibrosis. Arch Otolaryngol. 1964;79:312-7.
33. Stool S, Kertesz E, Sibinga M et al. Exophthalmos due to pyocele of the sinus in children with cystic fibrosis. Tr Am Acad Ophth Otol. 1966;811-6.
34. Robertson DM, Henderson JW. Unilateral proptosis secondary to orbital mucocele in infancy. Am J Ophth. 1969;68(5):845-7.
35. Moller NE, Thomsen J. Mucocele of the paranasal sinuses in cystic fibrosis. J Laryngol Otol. 1978;92:1025-7.
36. Guttenplan MD, Wetmore RF. Paranasal sinus mucocele in cystic fibrosis. Clin Pediatr. 1989;28:429-30.
37. Schutle T, Buhr W, Brassel F et al. Mucocele of paranasal sinuses in a young infant with cystic fibrosis. Pediatr Radiol. 1990;20:600.
38. Castro HE, Carrasco MVL, Aguilar VA et al. Mucocele: Una forma de presentación de la fibrosis quística en la infancia. Revisión de la literatura. An Esp Pediatr. 1992;37(4):327-30.
39. Kurlandsky LE. Recognition of a paranasal sinus mucocele in a child with cystic fibrosis. Clin Ped. 1997;595-7.
40. Alvarez RJ, Liu NJ, Isaacson G. Pediatric ethmoid mucoceles in cystic fibrosis: long term follow-up of reported cases. ENT- Ear, Nose Throat J. 1997;76(8):538-46.
41. Jorissen MB, Boeck K, Cuppens H. Genotype-phenotype correlations for the paranasal sinuses in cystic fibrosis. Am J Res Crit Care Med. 1999;159:1412-16.
42. Kingdom TT, Lee KC, FitzSimmons SC et al. Clinical characteristics and genotype analysis of patients with cystic fibrosis and nasal polyps requiring surgery. Arch Otolaryngol Head Neck Surg. 1996;122:1209-13.
43. Raynor EM, Butler A, Guil M et al. Nasally inhaled dornase alfa in the postoperative management of chronic sinusitis due to cystic fibrosis. Arch Otolaryngol Head Neck Surg. 2000;126:581-3.
44. Ceppero R, Smith RJH, Catlin FI et al. Cystic fibrosis: An otolaryngologic perpective. Otolaryngol Head Neck Surg. 1987;97(4):356-60.
45. Donaldson J, Gillespie C. Observations on the efficacy of intranasal beclomethasone diproprionate in cystic fibrosis patients. J Otolaryngol. 1988;17:43-5.
46. Hadfield PJ, Rowe-Jones JM, Mackay IS. A prospective treatment trial of nasal polyps in adults with cystic fibrosis. Rhinology. 2000;38(2):63-5.
47. Schulte DL, Kasperbauer JL. Safety of paranasal sinus surgery in patients with cystic fibrosis. Laryngoscope. 1998;108:1813-5.
48. Jones JW, Parsons DS, Cuyler JP. The results of functional endoscopic sinus (FES) surgery on the symptons of patients with cystic fibrosis. Int J Pediatr Otorhinolaryngol. 1993;28:25-32.
49. Umetsu DT, Moss RB, King VV et al. Sinus disease in patients with severe cystic fibrosis: relation to pulmonary exacerbation. Lancet. 1990;335:1078-80.

50. Madonna D, Iaacson G, Rosenfeld RM, et al. Effect of sinus surgery on pulmonary function in patients with cystic fibrosis. Laryngoscope. 1997;107:328-31.
51. REBRAM – Registro Brasileiro de Fibrose Cística – 1995 – Análise clínica e nutricional de 594 pacientes – Resúmenes del VIII Congresso Latino Americano de Fibrosis Quística (Mucoviscidosis) y III Jornada Hispanolatinoamericana – 53-54, Havana, Cuba, 1997.
52. Rosenstein BJ, Cutting GR. for the Cystic Fibrosis Consensus Panel. The diagnosis of cystic fibrosis: A consensus statement. J Pediatr. 1998;132:589-95.
53. Farrel PM, Koscik RE. Sweat chloride concentrations in infants homozygous or heterozygous for F508 cystic fibrosis. Pediatrics. 1996;97(4):524-8.
54. Wallis C. Diagnosing cystic fibrosis: blood, sweat, and tears. Arch Dis Childhood. 1997;76:85-91.
55. Todres ID. Diseases of the respiratory system. In: Katz J, Steward, DJ. Anesthesia and uncommon pediatric diseases. W B Saunders. 1987;5:65-92.
56. France NK, Beste DJ. Anesthesia for pediatric ear, nose and throat surgery. In: Gregory GA. Pediatric Anesthesia Churchill Livingstone V.2, 2nd Ed. 31:1097-148, 1989
57. Roizen MF. Anesthetic implantations of concurrent diseases. In: Miller RD. Anesthesia. 3rd Ed. Churchill Livingstone 25:793-894, 1990
58. Albritton FD, Kingdom TT. Endoscopic sinus surgery in patients with cystic fibrosis: na analysis of complications. Am J Rhinol. 200014:379-85.
59. Cowan MJ, Gladwin MT, Shelhamer JH. Disorders of ciliary motility (symposium). Am J Med Sci. 2001;32(1)3-10.
60. Patrocínio LG, Patrocínio JÁ .Discinesia Ciliar Primária. In: Tratado de Otorrinolaringologia. V.3. São Paul: Roca, 2002.
61. Afzelius BA. Thorax. V.53 (10) October 1998. p. 894-897.
62. V d Baan S, Veerman AJP, WulfraatN, Bezemer PD, Feenstra L. Primary ciliary diskinesia: ciliary activity. Acta Otolaryngol (Stockh) 1986;102:274-81.
63. Nadel HR, Stringer DA, Levinson H, et al. The immotile cilia syndrome: Radiologic manifestations. Radiology. 1985;154:651-55.
64. Sakakura Y, Majima Y, Harada T, Hattori M, Ukai K. Nasal mucociliary transporto of chronic sinusitis in children. Arc Otolaryngol Head and Neck Surg. 1992;118(11)1234-37.
65. Anderesn I, Camner P, Jensen PL, Philipson K, Proctor DF. Nasal clearance in monozygotic twins. Am Rev Respir Dis. 1974; 110:301-5.
66. Ahmad I, Drake-Lee A. Nasal ciliary studies in children with chronic respiratory tract symptoms. Rhinology. 2003;41:69-71.

Seção VI

Distúrbios da cavidade oral, faringe e laringe

Distúrbios de deglutição 18

Elza Maria Lemos
Cristina Lemos Barbosa Fúria
Patrícia Paula Santoro

Após ler este capítulo, você estará apto a:

1. Compreender os mecanismos fisiopatológicos dos distúrbios da deglutição na infância.
2. Compreender a patogênese da aspiração e da penetração laríngea.
3. Identificar as manifestações clínicas com as quais o paciente se apresenta.
4. Reconhecer as vantagens e desvantagens dos métodos de diagnóstico mais comuns dos distúrbios da deglutição.
5. Entender os meios de tratamento clínico, cirúrgico e terapêutico.
6. Entender a necessidade do trabalho interdisciplinar nos distúrbios da deglutição.

INTRODUÇÃO

A deglutição é um processo neuromuscular dinâmico que compreende, didaticamente, quatro fases: pré-oral e oral (voluntárias); faríngea e esofágica (involuntárias). A primeira função da criança é a respiração, seguida da alimentação suficiente para a sobrevivência. Qualquer distúrbio de sucção – coordenação, sucção, deglutição e respiração – ou no controle neuromuscular para a propulsão do leite materno para a faringe, esôfago e estômago pode desencadear uma situação de risco, que deverá ser identificada e controlada. Com o avanço tecnológico de medicações, equipamentos e aprimoramento técnico das equipes que atuam junto aos pacientes, aumentou a sobrevivência de crianças pré-termo e/ou a termo com seqüelas neonatais. A disfagia neurogênica compreende as alterações da deglutição que ocorrem em virtude de uma doença neurológica, com os sintomas e as complicações decorrentes do comprometimento sensório-motor dos músculos envolvidos no processo da deglutição, e a disfagia mecânica, apesar da integridade do sistema nervoso central (SNC), apresenta ausência ou seqüelas de estruturas do sistema estomatognático, ocasionando distúrbios alimentares nas crianças. As disfagias mecânica e, principalmente, neurogênica são debilitantes, com conseqüente desnutrição e problemas pulmonares crônicos, decorrentes da aspiração traqueal e internações reincidentes. Várias afecções neurológicas cursam com disfagia orofaríngea, a qual é subdiagnosticada. As mais comuns são as encefalopatias crônicas, não-progressivas e progressivas, acompanhadas de crises epilépticas de difícil controle, síndromes, doenças neuromusculares degenerativas, tumores cerebrais e traumatismo cranioencefálico[1,2]. Das afecções estruturais faciais, as mais comuns em berçários de alto-risco são as fissuras lábio-palatais, seqüência de Pierre Robin, hipoplasias e atresias de coanas. Portanto, os pacientes com essas afecções deverão ser investigados quanto aos distúrbios da deglutição, mesmo antes das suas manifestações.

PATOGÊNESE

A disfagia orofaríngea deve ser entendida como um distúrbio de deglutição com sinais e sintomas específicos, caracterizados por alterações em qualquer etapa e/ou entre as etapas da dinâmica da deglutição. A disfagia pode trazer prejuízo aos aspectos nutricionais, de hidratação, no estado pulmonar, prazer alimentar e social do indivíduo[3]. Sendo assim, o sinal de penetração (saliva ou alimento acima das pregas vocais) ou aspiração laringotraqueal é um ponto crítico para avaliação da saúde pulmonar das crianças. A patogênese da aspiração e penetração laríngea em crianças disfágicas de origem neurogência ou mecânica tem relação com coordenação entre as fases da deglutição. A aspiração pode acontecer antes, durante e após a deglutição, com causas que podem ser relacionadas a cada um desses momentos[4] (Quadro 18.1). O escape precoce do alimento para a faringe, ou a entrada em vestíbulo laríngeo, a reduzida contração faríngea, a presença de resíduo, as alterações estruturais e funcionais laríngeas, a incoordenação entre mobilidade orofaríngea e o fechamento glótico podem estar associados com a aspiração[5]. A ocorrência de aspiração pode ser dependente não somente de anormalidades específicas da fase faríngea, como também da coordenação da deglutição com a respiração, ou proveniente de dismotilidade esofágica ou refluxo gastroesofágico, que levam à aspiração do conteúdo gástrico. Apesar de controverso, muitas crianças encefalopatas com pneumonias de repetição beneficiam-se com o tratamento medicamentoso ou cirúrgico (fundoplicatura) para o refluxo gastroesofágico[6].

Quadro 18.1– Etiologia da aspiração

■ Antes da deglutição	Redução do controle motor oral Atraso ou ausência do reflexo de deglutição
■ Durante a deglutição	Redução do fechamento laríngeo Redução da retroversão da epiglote Redução da elevação e anteriorização laríngea
■ Após a deglutição	Redução da contração faríngea Disfunção do esfíncter esofágico superior ou inferior Redução da elevação laríngea Alterações estruturais

Fonte: adaptado de Gaziano[4].

MANIFESTAÇÕES CLÍNICAS

As manifestações clínicas dos distúrbios da deglutição não são específicas de cada etiologia, porém queixas e características comuns são observadas, como vômitos, recusa alimentar, irritabilidade e/ou fadiga durante a alimentação, escape oral, regurgitação nasal, engasgos, sufocação, cianose, tosse durante a alimentação, alteração da qualidade vocal (voz úmida) e emagrecimento.

DIAGNÓSTICO

A avaliação clínica é imperiosa; o fonoaudiólogo caracteriza a avaliação estrutural e funcional global e específica da criança, definindo as próximas condutas e o planejamento (Quadros 18.2 e 18.3) .

Sendo segura, a avaliação da deglutição deverá ser feita com diferentes consistências e quantidades: 3, 5 e 10 mL. Esta deve usar líquido, líquido espessado, pastoso e sólido, além de utilizar utensílios que já estão sendo usados, como bicos de mamadeira, colheres, chupetas, entre outros.

Quadro 18.2 – Avaliação clínica funcional

Anamnese	Avaliação clínica funcional
Nascimento, intercorrências, incubadora, internações	Motora global, cognição e linguagem
Ventilação mecânica, traqueostomia, intubação e/ou extubação	Postura Sensibilidade e toque
Tratamentos cirúrgicos e clínicos (radio e quimioterapia)	Sistema sensório motor oral: aspecto, tônus e mobilidade
Saúde pulmonar, estridor respiratório	Reflexos orais
Peso ao nascimento e atual	Respiração
Dieta oral e enteral: sintomas, volume e consistência	Voz/choro
Medicações	Fala/diadococinesia
Atenção, cognição e compreensão	Sucção, mastigação e deglutição

Quadro 18.3 – Ficha de avaliação das funções: sucção, mastigação e deglutição

Fase oral/faríngea	presente	ausente
▪ Captação		
▪ Preparo		
▪ Reflexo de procura		
▪ Voracidade		
▪ Vedamento labial		
▪ Sucção (coordenação sucção/deglutição/respiração)		
▪ Nº sucções/deglutições		
▪ Nº pausas		
▪ Engasgo e/ou tosse		
▪ Dispnéia ou cansaço		
▪ Voz (choro) molhado		
▪ Ausculta cervical (estetoscópio)		
▪ Saída de alimento pela traqueostomia		

O protocolo da avaliação funcional da deglutição faz parte da rotina do Serviço de Disfagia da Clínica Otorrinolaringológica do Hospital das Clínicas da Faculdade de Medicina da Universidade de São Paulo (HC-FMUSP). Sendo assim, a partir da avaliação clínica fonoaudiológica, o bebê e/ou a criança são encaminhados para avaliação da videoendoscopia da deglutição (VED)**, realizada pelo médico otorrinolaringologista e fonoaudiólogo, na qual, em conjunto, discutem e definem a severidade da disfagia e as condutas terapêuticas clínicas e/ou cirúrgicas.

EXAMES COMPLEMENTARES

A avaliação objetiva da disfagia deve ser feita pelo estudo das suas etapas oral, faríngea e esofágica. Se, durante a avaliação clínica, por meio dos sintomas, sinais e doença de base, houver indicação de disfagia orofaríngea, os exames mais utilizados no HC-FMUSP são a VED e o videodeglutograma (videofluoroscopia). É necessário conhecer as indicações, as limitações, os riscos e o grau de invasão inerente a cada procedimento, para que se estabeleça um critério de escolha da opção mais adequada para cada caso[7].

***Casos encaminhados* para a VED: alterações estruturais e funcionais do trato aéreo digestivo, crianças hipersecretivas e sialorréicas (não deglutem a saliva), crianças com pneumonias de repetição e com restrição de alguma consistência.

***Casos não encaminhados* para a VED: recusa ao toque e alimentar, avaliação clínica é suficiente para evoluir o caso.

Videoendoscopia da Deglutição

Permite a caracterização dos eventos orofaríngeos da deglutição, a classificação da severidade da disfagia e a discussão dos critérios nutricionais e pulmonares para decisão terapêutica do caso. Trata-se de um método seguro, amplamente realizado pelos otorrinolaringologistas, pouco invasivo, que não envolve a radiação ionizante e pode ser repetido quantas vezes forem necessárias, o que facilita a observação da eficiência da terapêutica instituída. Pode ser realizado em paciente de qualquer idade, andante, cadeirante ou à beira do leito. A avaliação deve seguir critérios e o avaliador deve ter conhecimentos que lhe permitam fazer definições de acordo com a idade, a doença de base, as condições clínicas e cognitivas. Inicia-se com a avaliação estrutural e funcional, fornecendo informações da região das vias aéreas e digestivas superiores, realizada por nasofibrofaringolaringoscópio de 2,2 ou 3,2 mm, seguida da avaliação propriamente dita da deglutição. Todos os exames deverão ser gravados em DVD, permitindo revisões das imagens obtidas.

A rotina de realização do exame de VED segue o protocolo descrito por Langmore et al.[8]: inicialmente, realizam-se avaliação da rinofaringe, visão panorâmica faringo-laríngea e visão laríngea (Figura 18.1).

Posteriormente, observam-se as capacidades e as limitações relacionadas à deglutição, ofertando-se amostras alimentares de acordo com a idade, nas consistências líquida, engrossada, pastosa e sólida, preparadas com espessante alimentar

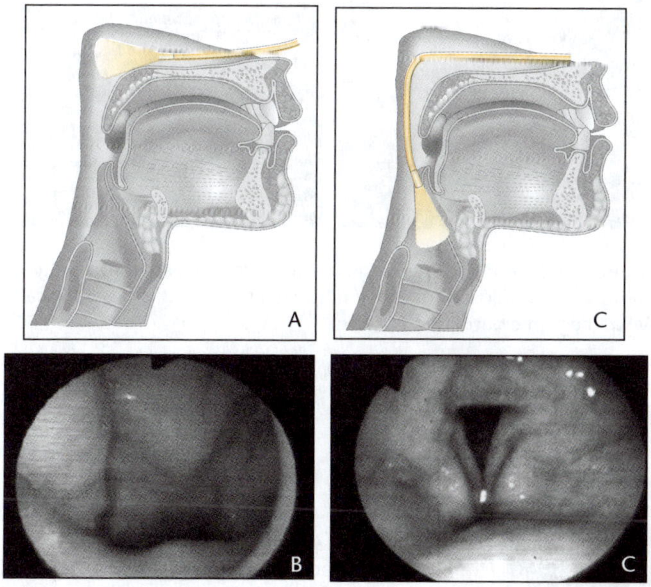

Figura 18.1 A. Rinofaringe. B. Fechamento velo-faríngeo. C. Visualização faringo-laríngea. (Veja imagem colorida no encarte.)

de amido modificado adicionado à água filtrada em temperatura ambiente, coradas com azul de anilina (corante comestível), ou alimentos da rotina do paciente. Avaliam-se as questões referentes aos principais eventos da fase faríngea, detectam-se objetivamente a aspiração laringo-traqueal e a necessidade de aplicar manobras de proteção, limpeza e/ou alternância de consistências (Figuras 18.2 e 18.3). Por fim, as observações feitas da VED permitiram a classificação endoscópica da severidade da disfagia orofaríngea: deglutição normal, disfagia leve, disfagia moderada e disfagia grave.

Pode ser observada ainda aspiração maciça, microaspiração ou aspiração silenciosa (definida como a penetração de saliva ou alimento abaixo do nível das pregas vocais, sem haver resposta de tosse ou qualquer indicativo de dificuldade de deglutição)[9].

Videodeglutograma

As vantagens desse exame é que são avaliadas todas as fases da deglutição, bem como a transição faringoesofágica. Por outro lado, as desvantagens em relação à VED são a necessidade de transporte do paciente à unidade radiológica, a exposição à radiação[10], a utilização do bário como meio de contraste e a impossibilidade da avaliação macroscópica da anatomia e sensibilidade faringo-laríngeas. O proto-

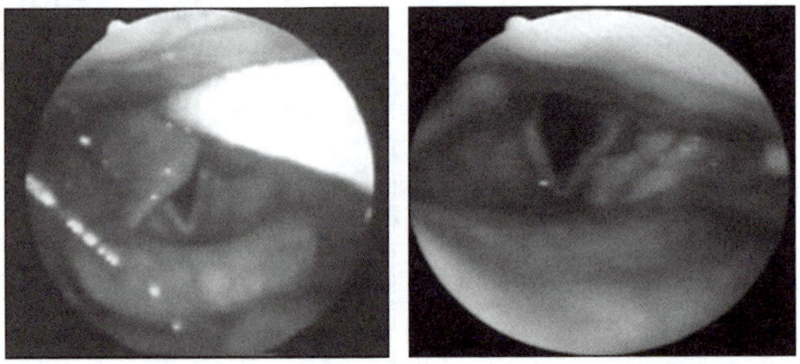

Figura 18.2 Penetração laríngea. Chegada do alimento a algum ponto do vestíbulo laríngeo sem ultrapassar o nível das pregas vocais. (Veja imagem colorida no encarte.)

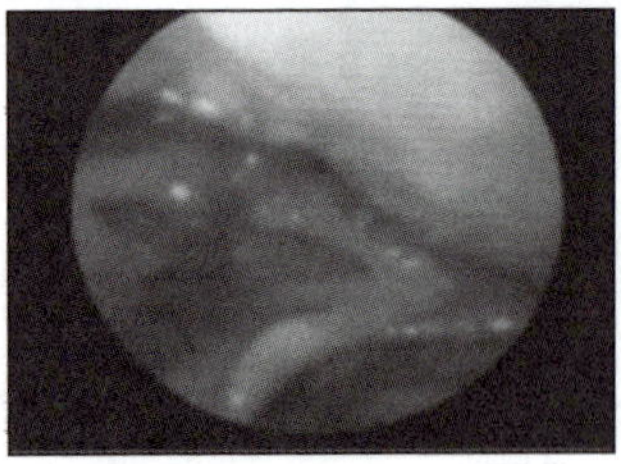

Figura 18.3 Aspiração laringo-traqueal. Corresponde à passagem do alimento abaixo do nível das pregas vocais. (Veja imagem colorida no encarte.)

colo básico consta da análise qualitativa decorrente da observação do exame. Deve ser realizado por um médico radiologista, de preferência, em conjunto com um fonoaudiólogo (Figura 18.4).

TRATAMENTO CLÍNICO E CIRÚRGICO

A sialorréia relativa, definida como salivação excessiva, é determinada por falhas no mecanismo de deglutição, e não uma sialorréia absoluta, por aumento de produção.

O tratamento clínico pode ser iniciado por modificações posturais; medicações xerostômicas como: atropina sublingual, 0,06 mg/kg/dose SL a cada 4 horas; amitriptilina, aprovada para uso em crianças a partir de 4 anos; nortriptilina, apresentação em suspensão, menor sedação, contudo menor xerostomia; medicações anticolinérgicas como escopolamina, 1 gota/kg/dose a cada 8 horas, são eficazes para a redução da salivação; no entanto, sua utilização é limitada devido aos efeitos colaterais.

O uso de toxina botulínica tipo "A" (Botox®), com aplicação em glândulas parótidas e submandibulares, guiado por ultra-sonografia (USG), 5 a –10 U/kg, não deve ultrapassar 100 U (Figura 18.5).

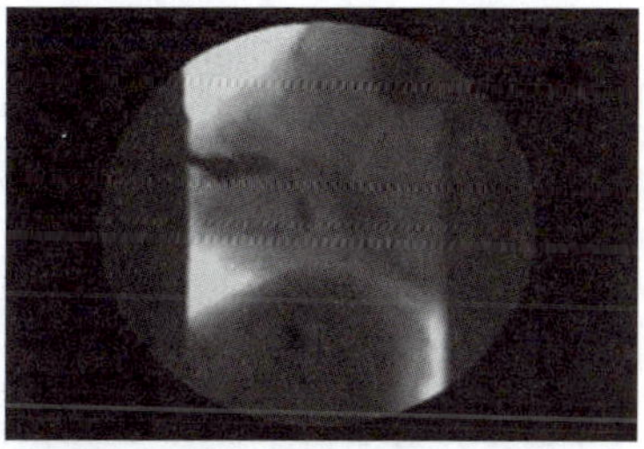

Figura 18.4 Videodeglutograma. Bebê: oferta na mamadeira.

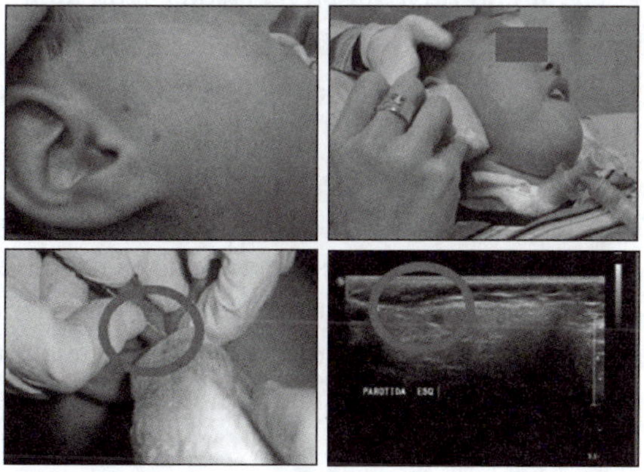

Figura 18.5 Aplicação de Botox® nas glândulas parótidas guiada por ultrasonografia. (Veja imagem colorida no encarte.)

O tratamento cirúrgico proporciona os resultados mais efetivos e permanentes, com evidente impacto na qualidade de vida dos pacientes, familiares e cuidadores[11,12].

A submandibulectomia e a ligadura dos ductos parotídeos são consideradas as melhores opções terapêuticas em todas as diferentes modalidades de abordagens cirúrgicas das glândulas salivares[13]. Após a cirurgia, Gerber et al.[14] observaram redução significante no número de pneumonias e hospitalizações, melhora da qualidade de vida e diminuição dos cuidados diários necessários em 85 a 87% dos pacientes. A taxa de complicações pós-operatórias recentes é baixa (Figura 18.6).

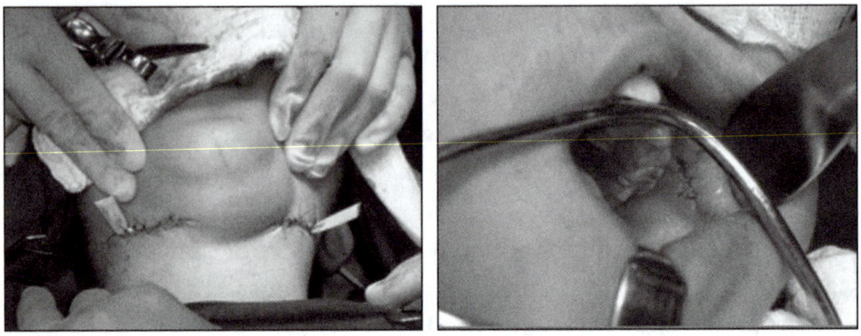

Figura 18.6 Submandibulectomia e ligadura dos ductos parotídeos. (Veja imagem colorida no encarte.)

A traqueostomia tem indicações em casos específicos, podendo-se utilizá-la com o balonete insuflado e válvula da fala. A indicação da traqueostomia como modalidade de tratamento cirúrgico para controle da disfagia é conceitualmente incorreta, uma vez que a traqueostomia favorece a aspiração por:

- Fixação mecânica do complexo laringotraqueal à região cervical.
- Compressão esofágica pelo balonete.
- Desvio do fluxo aéreo da laringe com alteração de sensibilidade.
- Perda do reflexo de fechamento glótico.
- Redução da pressão subglótica para uma tosse eficaz[15].

O fechamento subglótico (separação laringo-traqueal, separação da via aérea da via digestiva, sem afetar supraglote ou glote) (Figura 18.7), descrito por Lindeman em 1975[16], é um procedimento de escolha para o controle da aspiração crônica em muitas instituições; é tecnicamente simples, passível de ser realizado em pacientes traqueostomizados e potencialmente reversível. Contudo, sua grande desvantagem é o desfuncionamento total da laringe, o que elimina a capacidade de fala do paciente[17].

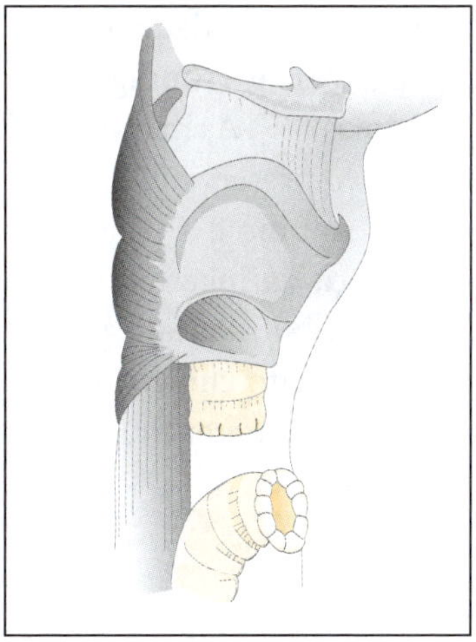

Figura 18.7 Fechamento subglótico: separação laringo-traqueal. Secção da traquéia ao nível do 2º ou 3º anéis, com fechamento da porção proximal em fundo cego. Fonte: adaptado de Wisdom G, Blitzer A[18].

REABILITAÇÃO FONOAUDIOLÓGICA

O raciocínio terapêutico ocorre por meio da fusão da avaliação funcional global e específica, de exames complementares e investigação do sistema estomatognático relacionando à dinâmica da deglutição e ao quadro clínico. Muitas vezes, os sintomas clínicos observáveis não se correlacionam com a fisiopatologia, mas permitem classificar a disfunção em uma das fases da deglutição.

O programa de reabilitação das crianças disfágicas envolve orientação e terapia indireta e direta, com a participação efetiva dos familiares ou cuidadores.

As orientações durante a alimentação envolvem postura corporal (ísquios, pés, tronco e cabeça), postura do cuidador durante a oferta, utensílio (mamadeira, colher ou copo), consistência (a mais segura), volume oferecido por porção, colocação do alimento em língua ou molares para facilitar a captação e significação da atividade por meio da linguagem oral, além do reforço da higiene oral.

A terapia indireta envolve o controle postural global e da função respiratória, bem como a adequação funcional da deglutição, relacionando o corpo e o sistema orofacial cervical. O trabalho ocorre sem o alimento, com manipulação externa e interna oral, estímulo sensorial térmico e tátil e atividade motora por meio de estiramento, indução e/ou exercícios miofuncionais voluntários de mobilidade e/ou força. Nessa fase, pode-se iniciar treino da deglutição com estímulos gustativos. Nas crianças traqueostomizadas que conseguem permanecer com *cuff* desinsuflado, o treino com a válvula de fala permitirá o aumento da pressão subglótica, a mobilidade das pregas vocais e a deglutição das secreções e da própria saliva[19-25].

A terapia direta envolve o treino com alimento, no qual todos os itens de orientação são contemplados, como manobras facilitadoras posturais (cabeça para baixo, cabeça rodada, cabeça inclinada e cabeça para trás) e/ou protetivas da via aérea superior (supraglótica, supersupraglótica, esforço, Mendelson e deglutições múltiplas)[26,27]. As manobras de proteção de via aérea são treinadas em crianças com cognitivo preservado e que auxilie no processo terapêutico.

O volume e a consistência serão modificados de acordo com a aceitação e a segurança da ingestão via oral, considerando a saúde pulmonar e nutricional da criança. Muitas crianças poderão ter como meta a deglutição de saliva que, aliada ao tratamento clínico e/ou cirúrgico, facilitará a abordagem do fonoaudiológico; a dieta enteral garantirá o suporte nutricional da criança.

CONCLUSÕES

A partir do diagnóstico da disfagia oral, faríngea e/ou esofágica, bem como o grau de severidade, o trabalho da equipe interdisciplinar do pediatra, intensivista, pneumologista, neurologista, gastroenterologista, nutrólogo, nutricionista, fisiatra, fisioterapeuta, enfermeiro, otorrinolaringologista e fonoaudiólogo é fundamental para a evolução dos casos.

REFERÊNCIAS BIBLIOGRÁFICAS

1. Furkim AM, Behlau MS, Weckx LLM. Avaliação clínica e videofluoroscópica da deglutição em crianças com paralisia cerebral tetraparética espástica. Arq Neuropsiquiatr. 2003;61(3-A):611-6.
2. Rosado CV, Amaral LKM, Galvão AP, Guerra SD, Furia CLB. Avaliação da disfagia em pacientes pediátricos com traumatismo crânioencefálico. Rev CEFAC. 2005;7(1):34-41.
3. Furkim AM, Silva RG. Programas de reabilitação em disfagia neurogênica. São Paulo: Frôntis; 1999. p.189.
4. Gaziano JE. Evaluation and management of oropharyngeal dysphagia in head and neck cancer. Cancer Control. 2002;9(5):400-9.
5. Manrique D, Melo ECM, Bühler RB. Alterações nasofibrolaringoscópicas da deglutição na encefalopatia crônica não progressiva. J Pediatr (Rio J). 2002;78(1):67-70.
6. Jesus LE, Monteiro PCC, Siqueira RR, Marinho EB, Nogueira PAV. Gastrostomias e fundoplicaturas: estudo retrospectivo de 5 anos em pacientes pediátricos no Hospital Municipal Jesus/RJ. Rev Col Bras Cir. 2003;30(2):84-91.
7. Bastian RW. Contemporary diagnosis of the dysphagic patient. Otolaryngol Clin North Am. 1998;31(3):489-506.
8. Langmore SE, Schatz MA, Oslen N. Fiberoptic endoscopic examination of swallowing safety: a new procedure. Dysphagia. 1988;2(4):216-9.
9. Horner J, Massey EW. Silent aspiration following stroke. Neurology. 1988;38(2):317-9.
10. Wright RER, Boyd CS, Workman A. Radiation doses to patientes during pharyngeal videofluoroscopy. Dysphagia. 1998;13(2):113-5.
11. De M, Adair R, Golchin K, Cinnamond MJ. Outcomes of submandibular duct relocation: a 15-year experience. J Laryngol Otol. 2003;117(10):821-3.
12. Hockstein NG, Samadi DS, Gendron K, Handler SD. Sialorrhea: a management challenge. Am Fam Physician. 2004;69(11):2628-34.

13. Shott SR, Myer CM, Cotton RT. Surgical management of sialorrhea. Otolaryngol Head Neck Surg. 1989;101(1):47-50.
14. Gerber ME, Gaugler MD, Myer CM, Cotton RT. Chronic aspiration in children. When are bilateral submandibular gland excision and parotid duct ligation indicated? Arch Otolaryngol Head Neck Surg. 1996;122(12):1368-71.
15. Manrique D. Cirurgia para controle da aspiração. In: Campos CAHC, Costa HOO. Tratado de Otorrinolaringologia. São Paulo: Roca; 2003. p.477-91.
16. Lindeman RC. Diverting the paralyzed larynx: a reversible procedure for intractable aspiration. Laryngoscope. 1975;85(1):157-80.
17. Paixão RM. Quais as indicações e técnicas cirúrgicas para o tratamento da aspiração persistente? In: Castro LP, Savassi-Rocha PR, Melo JRC, Costa MMB. Tópicos em gastroenterologia – deglutição e disfagia. Rio de Janeiro: Medsi; 2000. p.215-23.
18. Wisdom G, Blitzer A. Surgical therapy for swallowing disorders. Otolaryngol Clin N Am. 1998;31(3):537-60.
19. Tessitore A. Abordagem mioterápica com estimulação de pontos motores da face. In: Marchesan IQ, Bolaffi C, Gomes ICD, Zorzi JL. Tópicos em fonoaudiologia II. São Paulo: Lovise; 1995. p.75-82.
20. Kaatzke-McDonald MN, Post E, Davis PJ. The Effects of Cold, ,Touch, and Chemical Stimulation of the Anterior Faucial Pillar on Human Swallowing. Dysphagia. 1996;11(3):198-206.
21. Morales, C.R. Terapia de regulação orofacial. São Paulo: Memnon; 1999. 195p.
22. Hägg M, Larson B. Effects of motor and sensory stimulation in stroke patients with long-lasting dysphagia. Dysphagia. 2004;19(4):219-30.
23. Frazão YS. Disfagia na paralisia cerebral. In: Ferreira LP, Befi-Lopes DM, Limongi SCO (orgs.). Tratado de fonoaudiologia. São Paulo: Roca; 2004. p.375-85.
24. Forte AP, Forte V. O Impacto da traqueostomia na deglutição. In: Ferreira LP, Befi-Lopes DM, Limongi SCO (orgs.). Tratado de fonoaudiologia. São Paulo: Roca; 2004. p.405-15.
25. Seidel RO, Nusser Müller-Busch R,Hollweg W, Westhofen M, Ernst. A Pilot study of a neurological dysphagia therapy for neurological patients. Clin Rehab. 2007;21(8):686-97.
26. Logemann JA. Evaluation and treatment of swallowing disorders. 2ª ed. Austin: Pro-Ed; 1998. 455p.
27. Furia CLB. Disfagias mecânicas. In: Ferreira LP, Befi-Lopes DM, Limongi SCO (orgs.). Tratado de fonoaudiologia. São Paulo: Roca; 2004. p.386-404.

19 Disfonias

Domingos Hiroshi Tsuji
Luciana Miwa Nita Watanabe

Após ler este capítulo, você estará apto a:

1. Compreender a fisiopatologia da disfonia.
2. Compreender a importância do diagnóstico e tratamento precoces da disfonia na infância.
3. Realizar a avaliação inicial de uma criança disfônica.
4. Compreender os principais métodos diagnósticos utilizados na avaliação da criança disfônica.
5. Identificar as principais causas da disfonia na infância e os tratamentos indicados.

INTRODUÇÃO

Disfonia é um termo descritivo, que significa distúrbio ("dis") de fonação ("fonia"). Uma vez que a fonação corresponde à emissão de sons por meio das cordas vocais, a disfonia pode ser definida como distúrbio vocal decorrente de problemas na produção do som glótico. O conhecimento do significado desses termos é importante para a compreensão dos mecanismos fisiopatológicos envolvidos nas alterações vocais. A voz é o resultado da transformação da energia mecânica, proveniente do fluxo de ar expelido pelos pulmões, em energia sonora, por meio da vibração das cordas vocais. Esta energia sonora sofre influência do trajeto por onde passa, ou seja, a ressonância do trato vocal supraglótico (supraglote, faringe, cavidade oral e fossas nasais) e da articulação de lábios, língua e palato. Assim, alterações em qualquer região desse trajeto, desde a glote até os lábios e as narinas, podem resultar em alterações vocais (um exemplo descritivo seria a voz hipernasal, ou "fanhosa", na qual a principal característica é decorrente do fluxo aéreo nasal excessivo durante a fala)[10]. Portanto, neste capítulo, são descritas somente alterações vocais relacionadas a doenças das cordas vocais.

A importância do diagnóstico precoce de disfonia na infância deve-se a dois fatores principais:

1. A disfonia pode ser o primeiro sinal de uma afecção que evoluiu para obstrução de vias aéreas ou de uma doença sistêmica potencialmente grave.
2. A identificação e o tratamento precoces da criança disfônica podem evitar possíveis danos estruturais e psicológicos, assim como prejuízo da comunicação e, conseqüentemente, da socialização.

EPIDEMIOLOGIA

A presença de disfonia em crianças é relativamente comum. Dados da literatura internacional indicam incidência de disfonia de 6 a 23% em crianças com idade escolar; tal discrepância pode ser atribuída a diferenças de metodologia utilizada nos estudos[1-4].

Quanto à prevalência e aos fatores de risco, um estudo recente de corte transversal realizado no Reino Unido, com 7.389 crianças de 8 anos, indicou prevalência de 6% de disfonia neste grupo[5]. Os estudos anteriores indicaram prevalência variando de 6 a 9% de disfonia[6,7], com predomínio significativamente maior no sexo masculino, concordando com dados de publicações anteriores – provavelmente, os meninos apresentam atividades sociais e físicas que exigem uso de voz mais intensa. Porém, a presença de asma ou antecedente de cirurgias otorrinolaringológicas, como adenoamigdalectomia, não foi identificada como fator de risco para disfonia. Um fato interessante é o de que a presença de irmãos mais velhos foi considerada como fator de risco (embora o número total de irmãos ou de irmãos mais novos não seja significativo)[5].

Quanto às principais causas de disfonia, os dados da literatura nacional indicam que a grande maioria das crianças disfônicas apresenta nódulos vocais[8,9].

Em 2005, foi realizado um levantamento dos casos de disfonia em crianças atendidas no Grupo de Laringologia e Voz do Hospital das Clínicas da Faculdade de Medicina da Universidade de São Paulo (HC-FMUSP). Vale ressaltar que esta descrição não corresponde à prevalência de doenças na comunidade. Por se tratar de um serviço de atendimento terciário, a maioria dos pacientes é proveniente de encaminhamentos de outros serviços (Tabela 19.1 – dados não publicados).

Tabela 19.1 – Causas de disfonias em crianças atendidas no Grupo de Laringologia e Voz do HC-FMUSP

Afecção	nº	%	Masculino	%	Feminino	%
Papiloma	30	17,2	15	16,1	15	18,5
Nódulos	27	15,5	12	12,9	15	18,5
Cisto	26	14,9	16	17,2	10	12,3
Trauma	17	9,8	8	8,6	9	11,1
Web	15	8,6	10	10,8	5	6,2
Outros	13	7,5	7	7,5	6	7,4
Sulco	10	5,7	4	4,3	6	7,4
Estenose	9	5,2	4	4,3	5	6,2
Sem diagnóstico	8	4,6	5	5,4	3	3,7
Alterações estruturais mínimas	7	4	3	3,2	4	4,9
Paralisia	6	3,5	3	3,2	3	3,7
Falsete mutacional	6	3,5	6	6,5	0	0
TOTAL	174	100	93	100	81	100

PATOGÊNESE

O estágio inicial da produção da voz é um fenômeno puramente mecânico, no qual o fluxo de ar proveniente dos pulmões é cortado em sopros na glote fechada, enquanto a corda vocal vibra, transformando, assim, energia mecânica em sonora. Para que ocorra uma vibração das cordas vocais adequada e, conseqüentemente, a produção de um som de boa qualidade, algumas condições são necessárias:

1. Fechamento adequado da glote durante a fonação.
2. Mobilidade adequada da mucosa da corda vocal.
3. Pressão subglótica adequada[10].

Assim, qualquer fator que impeça a ocorrência de alguma dessas condições pode levar à disfonia. Isso inclui tanto fatores orgânicos (lesões que impedem o fechamento glótico, fibroses teciduais ocasionando rigidez da mucosa da corda vocal, lesões neurais acometendo a mobilidade da corda vocal e, conseqüentemente, afetando o fechamento glótico), quanto funcionais (uso inadequado do aparelho fonador na ausência de lesões orgânicas).

HISTÓRIA E EXAME FÍSICO

Diante de uma criança disfônica, é importante uma avaliação completa, incluindo uma avaliação geral do ambiente familiar. Os dados mais relevantes são:

- Início do sintoma: súbito, insidioso ou desde o nascimento.
- Fatores desencadeantes: traumas vocais intensos, como grito ou quadro de tosse.
- Outros sintomas associados: dispnéia, estridor, sintomas alérgicos ou sintomas gerais.
- Hábitos vocais da criança: fala com intensidade elevada, gritos freqüentes (p.ex., durante atividades esportivas).
- Fatores ambientais: ambiente familiar onde todos têm o hábito de falar ao mesmo tempo, familiares, principalmente pai ou mãe, disfônicos.

Deve ser realizado o exame otorrinolaringológico completo, assim como o exame físico geral, com atenção especial a sinais de dificuldades respiratórias ou estridor. O exame específico da laringe pode ser feito por meio da laringoscopia indireta com espelho de Garcia, embora em crianças seja mais difícil. Em geral, é necessária a avaliação complementar com exames endoscópicos.

DIAGNÓSTICO/EXAMES COMPLEMENTARES

O diagnóstico clínico etiológico, na maioria dos casos, é feito pelo exame endoscópico da laringe, que possibilita avaliar as características macroscópicas das lesões, além da configuração da laringe e das cordas vocais durante a fonação. Há situações em que o diagnóstico só é possível com a avaliação direta da laringe, ou seja, realizando-se a laringoscopia direta em centro cirúrgico sob anestesia geral, cujas cordas vocais são avaliadas microscopicamente, com palpação complementar. Além da avaliação endoscópica da laringe, outros exames podem ser necessários durante a investigação etiológica, como tomografia computadorizada (TC) ou ressonância nuclear magnética (RNM)[6].

Exames Endoscópicos da Laringe

Os exames endoscópicos devem ser realizados de preferência com a criança consciente, para que a laringe seja examinada tanto durante a respiração quanto durante a fonação. Também é recomendável que o exame seja gravado.

Videonasofibrolaringoscopia flexível

Por se tratar de fibra óptica flexível, em geral, é bem tolerável, podendo ser realizada até em recém-nascidos (principalmente quando utilizadas fibras com menor diâmetro). Além disso, permite a observação da laringe em situação mais próxima à da fisiológica. A desvantagem consiste no fato de a imagem não apresentar resolução tão alta, impossibilitando a identificação correta de algumas lesões muito pequenas.

Videolaringoscopia com endoscópio rígido de 70°

Algumas crianças maiores toleram bem o exame que é realizado por meio da introdução do equipamento até a orofaringe, após o uso de lidocaína *spray* 10% para inibir o reflexo nauseoso. O exame com endoscópio rígido apresenta imagem com maiores luminosidade e definição, permitindo a detecção de lesões mínimas[6].

Videolaringoestroboscopia

A vibração das cordas vocais ocorre, em geral, com uma freqüência de 100 a 300 Hz, uma velocidade altíssima. Assim, a observação visual dos fenômenos que ocorrem em cada ciclo pode ser quase impossível. O estroboscópio pode ser descrito como um instrumento utilizado para estudar as fases de um movimento cíclico e repetitivo, por meio de uma fonte luminosa periodicamente intermitente ou pulsátil. Quando a luz estroboscópica é utilizada para a observação de um corpo em vibração periódica, cada pulso luminoso incide sobre uma determinada fase do ciclo. Cada uma das fases iluminadas é visualmente conectada, oferecendo uma ilusão óptica do padrão vibratório. Quando há uma pequena diferença entre a freqüência dos disparos luminosos e a da vibração, os pulsos luminosos incidem sucessivamente em diferentes fases de cada ciclo desenvolvido. Esse fenômeno resulta em um efeito visual de câmera lenta da vibração. Assim, este exame é de grande utilidade para avaliação da vibração das cordas vocais.

ETIOLOGIA E TRATAMENTO

As disfonias possuem inúmeras causas e existem várias classificações para as mesmas. Quanto às disfonias crônicas, de um modo geral, podem ser classificadas como orgânicas, na presença de qualquer lesão ou alteração anatômica, resultando em funcionamento inadequado da laringe, ou funcionais, quando ocorre a disfonia na ausência de qualquer fator orgânico que justifique o sintoma[8].

Nódulos Vocais

Os nódulos vocais constituem a principal causa de disfonia nas crianças. São lesões nodulares bilaterais, quase sempre simétricas, que se localizam na extremidade livre, próxima ao ponto médio da porção membranosa das cordas vocais (Figura 19.1). Podem se apresentar de tamanhos diferentes em decorrência de assimetrias anatômicas e/ou vibratórias entre as cordas vocais. Resultam de trauma vocal contínuo sobre a mucosa das cordas vocais devido principalmente ao abuso ou ao uso incorreto da voz[8,9].

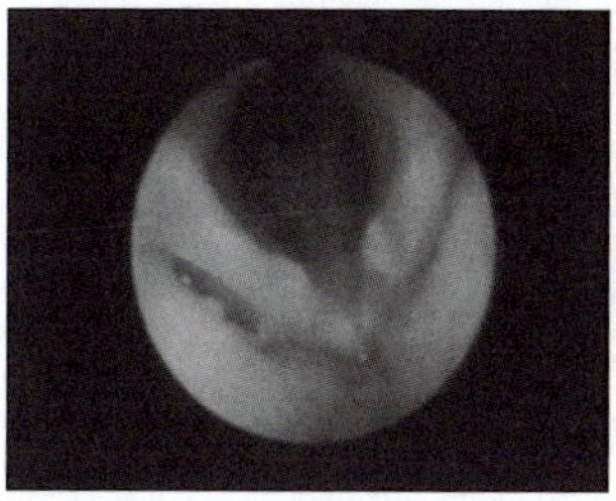

Figura 19.1 Nódulos de pregas vocais. (Veja imagem colorida no encarte.)

Quadro clínico

As crianças com nódulos vocais geralmente falam alto, apresentam disfonia persistente ou recorrente e aguda, acompanhada de história de abuso vocal.

Tratamento

Fonoterapia é o tratamento de escolha, mas devem ser identificados e corrigidos os fatores predisponentes para o desenvolvimento de nódulos, tais como: comportamento vocal incorreto, alergia de vias aéreas superiores, infecções recorrentes, refluxo gastroesofágico, hidratação insuficiente e orientação familiar. Raramente é indicado o tratamento cirúrgico. Um ponto importante no tratamento dos nódulos vocais é a conscientização dos pais da criança quanto à benignidade das lesões e do prognóstico favorável (alto índice de melhora após puberdade, quando ocorre a muda vocal), uma vez que algumas crianças podem não aderir ao tratamento e que se pode criar uma apreensão dos pais quanto ao desaparecimento das lesões[7]. O principal fator que deve ser levado em consideração nesses casos é o impacto da disfonia sobre a criança.

Pólipos

Os pólipos vocais são lesões incomuns em crianças. Consistem em lesões exofíticas, geralmente unilaterais, de tamanho variável, com implantação séssil ou pediculada, sendo possível neste último a presença de movimentos pendulares da lesão durante a respiração. Apresentam grande variabilidade quanto à forma, ao tamanho e à coloração (Figura 19.2). Podem ser mucosos (gelatinosos ou fibrosos) ou angiomatosos. Acredita-se que o desenvolvimento de pólipos vocais esteja relacionado com trauma vocal. Não é rara a associação entre pólipos vocais com outras lesões benignas na corda contralateral; sulcos, sulcos-bolsas, pontes mucosas e cistos são alguns exemplos de lesões associadas[7].

Quadro clínico

Disfonia persistente associada a períodos de afonia aguda. Geralmente, há história de trauma vocal intenso e agudo (como grito ou demanda vocal episódica e intensa) que desencadeou a disfonia persistente.

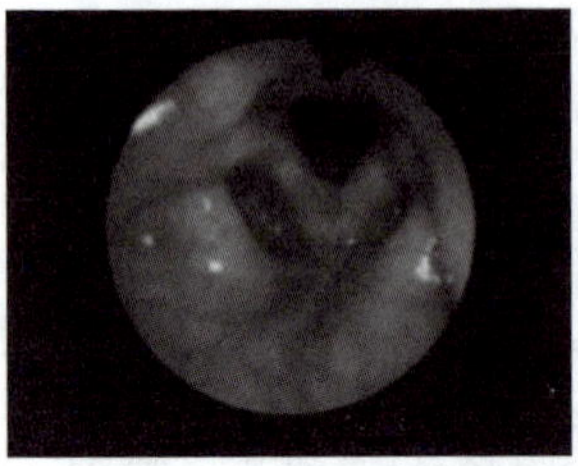

Figura 19.2 Pólipo em prega vocal direita. (Veja imagem colorida no encarte.)

Tratamento

O tratamento do pólipo vocal é essencialmente cirúrgico, por meio de microcirurgia de laringe. Fonoterapia após o tratamento cirúrgico é importante na identificação, no reconhecimento e na remoção de hábitos vocais indesejáveis, além de eliminar mecanismos compensatórios previamente adquiridos[9].

Papilomatose Laríngea

Consistem em lesões exofíticas que acometem o epitélio da laringe (mas podem estar presentes em qualquer região das vias aéreas), descritas com aspecto de "cachos de uvas", podendo ser sésseis ou pediculadas (Figura 19.3).

É causada pelo papiloma vírus humano (HPV). Alguns estudos mostram associações de HPV tipos 18 e 31 com displasia, 16 com câncer e 11 no geral, porém estudos mais recentes evidenciam relação entre vários tipos de HPV (mesmo os considerados de baixo risco de malignização) e neoplasias malignas. De forma geral, os mais comuns na laringe são HPV-6 e HPV-11[11]. A malignização para carcinoma espinocelular é rara, mas pode ocorrer principalmente nas formas altamente recidivantes[11-13]. Propõe-se que, em crianças, a transmissão do HPV seja vertical, ocorrendo no canal de parto, embora sejam relatados casos de neonatos com papilomatose laríngea nascidos por parto cesariana de mães sem infecções pelo HPV[14].

A laringe é o sítio mais comum de papilomatose, sendo as cordas vocais e a subglote os locais mais acometidos. A incidência de papilomatose laríngea vem aumentando muito e, portanto, deve sempre fazer parte do diagnóstico diferencial na avaliação de uma criança disfônica por se tratar de doença potencialmente perigosa pelo risco de obstrução das vias aéreas.

Quadro clínico

Crianças com papilomatose laríngea podem apresentar rouquidão e estridor. A disfonia é o sintoma inicial mais comum, mas, dependendo da extensão das lesões, podem ocorrer obstrução das vias aéreas e dificuldade respiratória.

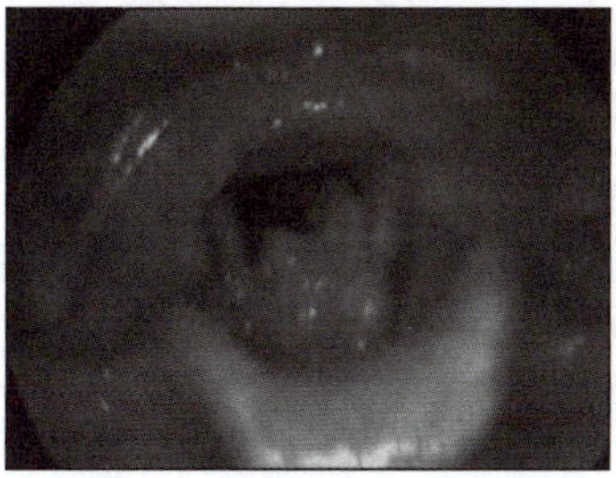

Figura 19.3 Papilomatose laríngea. (Veja imagem colorida no encarte.)

Tratamento

É eminentemente cirúrgico e deve-se realizar biópsia em todos os casos, pelo risco de malignidade. Diferentes modalidades terapêuticas têm sido aplicadas, como vacinas, interferon, fotodinâmica, hormônios, criocirurgia, porém a comparação dos resultados é difícil, devido à característica variável da doença. Atualmente, o uso de cidofovir (injeção nos sítios da lesão após exérese das mesmas) nos casos de lesões recorrentes tem apresentado resultados satisfatórios[15-18]. Não é produzida no Brasil e, atualmente, só pode ser obtida por importação, apresentando custo elevado.

Alterações Estruturais Mínimas

As alterações estruturais mínimas (AEM) da laringe constituem um grupo de lesões da cobertura mucosa das cordas vocais, provavelmente congênitas, que podem ou não estar associadas a alterações vocais, dependendo da demanda vocal. Dentre as AEM, estão descritos: cisto epidermóide, sulco vocal, ponte mucosa, microdiafragma, vasculodisgenesias e AEM inespecíficas. Dentro desse grupo de lesões, o cisto epidermóide é o mais comumente diagnosticado em crianças.

Cisto epidermóide

Consiste em lesão intracordal (localizada no plano subepitelial ou submucoso), que apresenta uma cápsula revestida por tecido epitelial, tendo em seu interior acúmulo de produto de descamação epitelial, como queratina e cristais de colesterol.

A lesão típica do cisto vocal é descrita como uma lesão de coloração amarela esbranquiçada, localizada em plano submucoso, provocando abaulamento na borda da corda vocal, que pode ser visualizada por transparência do epitélio mucoso (Figura 19.4). Em crianças, pelas dificuldades técnicas diagnósticas, pode ser difícil a diferenciação visual entre nódulos vocais e cisto vocal, com reação contralateral[9].

Quadro clínico

Geralmente, a criança apresenta disfonia persistente, com instabilidade vocal.

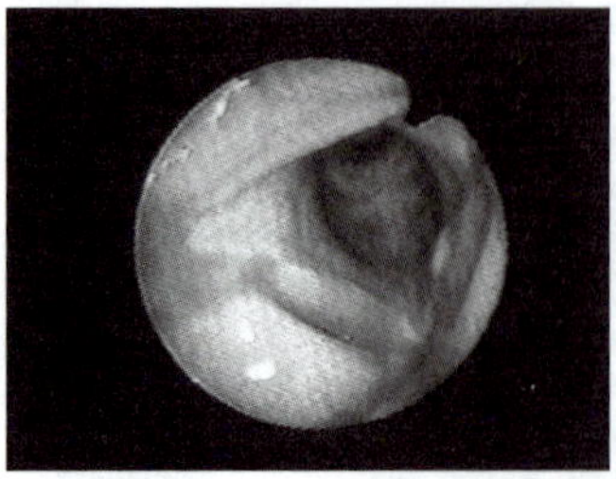

Figura 19.4 Cisto epidermóide em prega vocal esquerda. (Veja imagem colorida no encarte.)

Tratamento

O tratamento de escolha depende essencialmente da repercussão clínica da lesão. Geralmente, lesões de grande tamanho exigem tratamento cirúrgico, enquanto a fonoterapia é indicada quando a lesão é pequena o suficiente para não comprometer o fechamento glótico ou deformar a borda livre da corda vocal. Nesses casos, a diminuição do trauma local reduziria o processo inflamatório ao redor do cisto e, portanto, haveria uma melhora da voz do paciente. Entretanto, ainda persistem controvérsias sobre a indicação de microcirurgias em crianças[9].

Disfonias Funcionais por Alterações Psicogênicas

As disfonias funcionais psicogênicas são distúrbios da voz que decorrem exclusivamente de alterações no funcionamento do processo de emissão vocal, ou seja, não há lesão estrutural ou orgânica das cordas vocais. Geralmente há fatores psicogênicos associados. Existem várias subdivisões em grupos conforme a manifestação clínica, porém neste capítulo descrevemos somente a categoria com relevância para a faixa etária pediátrica. O tratamento no caso das disfonias funcionais psicogênicas é feito basicamente por meio de fonoterapia, mas em muitos casos há necessidade de tratamento psicológico conjunto.

Distúrbios da muda vocal

Na puberdade, ocorrem mudanças físicas que incluem o crescimento da laringe, ocasionando uma voz mais grave. Essas alterações têm início aos 13 anos e completam-se por volta dos 17 anos, e o período de muda dura de 3 a 6 meses. A muda vocal aparece tanto no sexo feminino quanto no masculino, mas os distúrbios da muda vocal ocorrem quase que exclusivamente neste último grupo, pelo fato de a transição vocal ser muito mais evidente. As principais alterações durante esse processo são irregularidades de intensidade vocal, com flutuação da intensidade e *pitch* vocal (voz com característica grave ou aguda). As alterações da muda vocal podem ser divididas nas seguintes formas clínicas[19]:

1. Muda retardada: atraso na mudança vocal (em geral, com mais de 15 anos).
2. Muda prolongada: instabilidade vocal permanece por período maior que 6 meses.
3. Muda incompleta: a voz persiste mais aguda que o esperado para a idade adulta.
4. Muda excessiva: a voz apresenta-se excessivamente grave ao final da muda.
5. Falsete mutacional: ocorre a muda orgânica, mas não a funcional.
6. Muda precoce: geralmente de causa orgânica (distúrbios que resultam em alterações hormonais).

Tratamento

Fonoterapia é fundamental para melhora do quadro, com necessidade de acompanhamento psicológico conjunto em alguns casos. No entanto, causas orgânicas, como alterações hormonais, devem ser excluídas e tratadas especificamente. Em casos de falha terapêutica com fonoterapia, pode ser indicado o tratamento cirúrgico (cirurgia sobre o arcabouço laríngeo – tireoplastia)[19].

CONCLUSÕES

A disfonia corresponde ao distúrbio vocal decorrente de problemas na produção do som glótico. É comum na infância e o diagnóstico precoce é fundamental, pois possibilita tratamento específico de doenças que podem ser potencialmente graves por risco de obstrução de vias aéreas, além de evitar possíveis danos psicológicos e/ou estruturais à criança. As causas de disfonia são as mais variadas, e o tratamento é específico para cada caso.

REFERÊNCIAS BIBLIOGRÁFICAS

1. Baynes RA. An incidence study of chronic hoarseness among children. An incidence study of chronic hoarseness among children. J Speech Hear Disord. 1966;31(2):172-6.
2. Senturia BH, Wilson FB. Otorhinolaryngologic findings in children with voice deviations. Ann Otol Rhinol Laryngol. 1968;77(6):1027-41.
3. Silverman EM. Incidence of chronic hoarseness among school-age children. J Speech Hear Disord. 1975;40(2):211-5.
4. Yairi E, Currin LH, Bulian N, Yairi J. Incidence of hoarseness in school children over a 1 year period. J Commun Disord. 1974;7(4):321-8.
5. Carding PN, Roulstone S, Northstone K. ALSPAC Study Team. The prevalence of childhood dysphonia: a cross-sectional study. J Voice. 2006;20(4):623-30.
6. Bloom L, Rood S. Voice disorders in children: structure and evaluation. Pediatr Clin North Am. 1981;28:957-63.
7. Hirschberg J, Dejonckere PH, Hirano M, Mori K, Schultz-Coulon HJ, Vrticka K. Voice disorders in children. Int J Pediatr Otorhinolaryngol. 1995;32 Suppl:S109-25.

8. Melo ECM, Mattioli FM, Brasil OCO, Behlau M, Pitaluga ACA, Melo DM. Disfonia infantil: aspectos epidemiológicos. Rev Bras Otorrinolaringol. 2001;67(6):804-7.
9. Freitas MR, Pela S, Gonçalves MLR, Fujita RR, Pontes PAL, Wecx LLM. Disfonia crônica na infância e adolecência: estudo retrospectivo. Rev Bras Otorrinolaringol. 2000; 66(5):480-4.
10. Isshiki N. Fisiologia da produção da fala. In: Isshiki N, Tsuji DH, Sennes LU. Tireoplastias. São Paulo: Bios Comunicação e Editora Ltda; 1999. p. 19-30.
11. Turazza E, Lapeña A, Sprovieri O, Torres CP, Gurucharri C, Maciel A, et al. Low-risk human papillomavirus types 6 and 11 associated with carcinomas of the genital and upper aero-digestive tract. Acta Obstet Gynecol Scand. 1997;76(3):271-6.
12. Lee LA, Cheng AJ, Fang TJ, Huang CG, Liao CT, Chang JT, et al. High incidence of malignant transformation of laryngeal papilloma in Taiwan. Laryngoscope. 2008;118(1):50-5.
13. Rady et al. Malignant transformation of recurrent respiratory papillomatosis associated with integrated Human Papillomavirus type 11 DNA and mutation of p53. Laryngoscope. 1998;108(5): 735-40.
14. Loyo M, Pai SI, Netto GJ, Tunkel DE. Aggressive recurrent respiratory papillomatosis in a neonate. Int J Pediatr Otorhinolaryngol. 2008;72(6):917-20.
15. Naiman AN, Ayari S, Nicollas R, Landry G, Colombeau B, Froehlich P. Intermediate-term and long-term results after treatment by cidofovir and excision in juvenile laryngeal papillomatosis. Ann Otol Rhinol Laryngol. 2006;115(9):667-72.
16. Shi ZP, Wang CH, Lee JC, Lin YS. Cidofovir injection for recurrent laryngeal papillomatosis. J Chin Med Assoc. 2008;71(3):143-6.
17. Lindsay F, Bloom D, Pransky S, Stabley R, Shick P. Histologic review of cidofovir-treated recurrent respiratory papillomatosis. Ann Otol Rhinol Laryngol. 2008;117(2):113-7.
18. Pudszuhn A, Welzel C, Bloching M, Neumann K. Intralesional Cidofovir application in recurrent laryngeal papillomatosis. Eur Arch Otorhinolaryngol. 2007;264(1):63-70.
19. Behlau M, Azevedo R, Pontes P, Brasil O. Disfonias funcionais. In: Behlau, M. Voz: o livro do especialista. v. 1. Rio de Janeiro: Revinter; 2001. p.247-84.

Faringotonsilites 20

Danilo Sanches

Após ler este capítulo, você estará apto a:

1. Fazer o diagnóstico diferencial da faringotonsilite.
2. Orientar o tratamento clínico da faringotonsilite.
3. Indicar cirurgia quando for necessário.

INTRODUÇÃO

As faringotonsilites são infecções de vias aéreas superiores que acometem as tonsilas palatinas e se caracterizam por dor de garganta, febre, disfagia, otalgia (reflexa) e comprometimento do estado geral. É importante que na abordagem do paciente com faringotonsilite, o médico tenha condições de fazer o diagnóstico diferencial das diversas formas e etiologias, para o correto diagnóstico e a indicação do tratamento clínico adequado, além de conhecer os critérios de indicação cirúrgica quando necessário.

PATOGÊNESE

As etiologias mais comuns são viral e bacteriana, mas não se descarta a possibilidade de etiologia fúngica.

A amigdalite viral, em geral, acompanha os processos virais agudos de vias aéreas superiores, com coriza e congestão das vias aéreas (podendo ou não ter exudato, congestão e hiperemia de mucosa faríngea) tem curso mais rápido (3 a 4 dias) não necessitando de antibióticos para sua cura. Os patógenos mais comuns são: influenza A e B, parainfluenza 1, 2 e 3, echovírus, paramixovírus, adenovírus, Epstein-Barr, herpes-vírus e coxsakie vírus.

A tonsilite bacteriana apresenta, além das características anteriores, febre alta e prostração, e é necessário tratamento clínico específico para sua resolução. Tem como patógenos mais importantes e freqüentes: *Streptococcus pneumoniae, Streptococcus piogenes, Haemophilus influenzae, Staphylococcus aureus* e associação fusoespiralar.

MANIFESTAÇÕES CLÍNICAS

As formas clínicas são classificadas em eritematosas, doenças exantemáticas, eritêmato-pultáceas e amigdalites ulcerosas.

Eritematosas

Caracterizadas por hiperemia, congestão de mucosa faríngea (com ou sem exudato), em geral, de característica viral, dura de 3 a 4 dias.

Doenças Exantemáticas

A mais comum é causada pelo sarampo, que é um paramixovírus, caracterizado por manchas brancas na face interna da mucosa jugal, denominadas "Manchas de Koplik".

Escarlatina

É uma estreptococcia causada pelo estreptococo beta-hemolítico do grupo A, e tem como característica a língua em framboesa.

Eritêmato-pultáceas

Apresentam exudato branco ou purulento e são causadas comumente pelos *S. pyogenes, H. influenzae, S. aureus e M. catarrhalis.*

- A tonsilite estreptocócica é a mais comum entre 3 e 12 anos.

- A Mononucleose (vírus Epstein-Barr) causa estomatite, enantema em palato, adenomegalia cervical importante e hepatoesplenomegalia. É caracterizada por grande volume das amígdalas, prostração, dor intensa, com possibilidade de ocasionar muita dificuldade respiratória e, em geral, com febre baixa.

Amigdalites Ulcerosas

Causam febre baixa e podem ser:

- Superficial: de causa herpética (virose mais comum na boca), aparece entre 1 e 5 anos, caracterizada pelo aparecimento de vesículas, e somem em 7 a 10 dias.
- Herpangina: denominada doença "mão-pé-boca", com lesões pápulo-vesiculosas em mãos e pés, além de lesões orais e faríngeas.

TONSILITES RECORRENTES

Podem ser causadas por bactérias, vírus e fungos. Segundo Bluestone[5], os critérios para caracterizar o processo recorrente são: de 5 a 7 infecções em 1 ano ou 4 infecções/ano, em 2 anos consecutivos. A prevalência é de microorganismos produtores de beta-lactamase.

Patogênese

A patogênese das tonsilites recorrentes pode ser caracterizada pela presença de produtores de beta-lactamase que impedem a ação das penicilinas sobre os estreptococos beta-hemolíticos do grupo A. A associação de aeróbios e anaeróbios causa o aumento da virulência. Pode ocorrer imunodepressão das amígdalas por estímulo antigênico bacteriano constante. O edema do córion em indivíduos atópicos facilita o aparecimento de mais infecções. A criptite crônica dificulta o acesso do antibiótico. Quando há queratinização da mucosa, há alteração das criptas e a presença de mais bactérias no córion.

Diagnóstico/Exames Complementares

Laboratório

Pesquisar deficiência imunológica, leucoses, doenças carenciais, hemograma, Fe e Zn séricos, IGA, IgG, IGM séricos, subclasses de IgG e IgA salivares.

É indicada a cultura de exudato faríngeo quando:

- Houver resistência ao tratamento.
- Nas amigdalites ulceradas.
- Na imunodepressão.
- Nos abcessos, quando de sua drenagem.
- É feito teste rápido do estreptococo beta-hemolítico do grupo A, quando é fácil seu acesso.

A alta sensibilidade e especificidade (98%) é um elemento a seu favor, mas deve-se atentar para os falsos negativos, e o custo é um fator limitante para o seu uso em grandes camadas da população.

Tratamento

A escolha do tratamento adequado é baseada nos seguintes fatores: eficácia, comodidade posológica, adesão e custo. Sendo o agente mais comum o estreptococo beta-hemolítico do grupo A, temos como primeira escolha a penicilina benzatina ou os macrolídeos; na sua impossibilidade ou devido à resistência dos patógenos, atualmente é dada preferência ao uso de amoxacilina/amoxacilina-clavulanato e, se necessário, cefalosporinas de 2ª ou 3ª geração.

Na suspeita de mononucleose, não usar amoxacilina pela possibilidade do aparecimento de *rash* cutâneo.

INDICAÇÕES DE TONSILECTOMIA

Tonsilites Recorrentes

Uma vez que se tenha conhecimento do tratamento adequado das tonsilites agudas, por meio de antibioticoterapia correta, por tempo adequado, e da devida adesão ao tratamento, a tonsilectomia é indicada quando ocorrem:

- 5 a 7 infecções em 1 ano.
- 4 infecções/ano em 2 anos consecutivos.
- 3 infecções/ano em 3 anos consecutivos.

Indicação Absoluta de Tonsilectomia

Na hipertrofia amigdaliana obstrutiva, há indicação absoluta de tonsilectomia por obstrução respiratória ou digestiva, que causam alterações na respiração, na fala e na deglutição. Como conseqüência da obstrução causada pela hipertrofia amigdaliana, podem haver deformidades crânio-faciais, baixo peso, disfonia (voz abafada ou rouca), ronco e apnéia do sono, e pode, inclusive, ocasionar *cor pulmonale*.

O abcesso periamigdaliano causa grande debilidade do estado geral, como dor intensa unilateral, sialorréia, trismo, febre alta e tendência à recidiva. O tratamento ocorre por meio da drenagem e da antibioticoterapia. Atualmente, a indicação cirúrgica está na recidiva ou quando se enquadra nos outros critérios de indicação cirúrgica (obstrução ou recorrência).

Indicações relativas

- Monohipertrofia amigdaliana: deve-se suspeitar de neoplasia ou corpo estranho, havendo indicação cirúrgica, seguida do exame anátomo-patológico.
- Febre reumática: segue os critérios gerais de indicação.
- Mononucleose: opera-se na persistência de obstrução respiratória importante que não regride com tratamento clínico (costicosteróide).

CONTRA-INDICAÇÕES

Nas insuficiências palato-faríngeas, como fenda palatina, fenda palatina oculta (úvula-bífida), doenças neurológicas e distúrbios neuromusculares, além das contra-indicações relativas às alterações clínicas ou hematológicas.

CONCLUSÕES

Tanto o pediatra quanto o otorrinolaringologista devem conhecer as diversas formas de apresentação das faringotonsilites. A inteção deste capítulo foi mostrá-las de maneira prática, orientando também o generalista para a abordagem adequada dos pacientes e, por meio do diagnóstico correto, instituir o tratamento eficaz, como a indicação da intervenção cirúrgica, quando necessária.

REFERÊNCIAS BIBLIOGRÁFICAS

1. Alatas N, Baba F. Proliferating active cells, lymphocyte subsets, and dendritic cells in recurrent tonsillitis: their effect on hypertrophy. Arch Otolaryngol Head Neck Surg. 2008;134(5):477-83.
2. Araujo Filho BC, Imamura R, Sennes LU, Sakae FA. Papel do teste de detecção rápida do antígeno do estreptococcus beta-hemolítico do grupo A em pacientes com faringoamigdalites. Rev Bras Otorrinolaringol. 2006;72(1):12-6.
3. Associação Brasileira de Otorrinolaringologia e Cirurgia Cérvico-Facial. Censo 2007-2008. São Paulo: ABORL-CCF; 2008. p.57.

4. Aydogan M, Toprak D, Hatun S, Yüksel A, Gokalp AS. The effect of recurrent tonsillitis and adenotonsillectomy on growth in childhood. Int J Pediatr Otorhinolaryngol. 2007;71(11):1737-42.
5. Bluestone CD. Pediatric otolaryngology. 4th ed. Philadelphia: Saunders; 2003.
6. Brigger MT, Brietzke SE. Outpatient tonsillectomy in children: a systematic review. Otolaryngol Head Neck Surg. 2006;135(1):1-7.
7. Brook I. Overcoming penicillin failures in the treatment of group A streptococcal pharyngo-tonsillitis. Int J Pediatr Otorhinolaryngol. 2007;71(10):1501-8.
8. Brook I, Dohar JE. Management of group A beta-hemolytic streptococcal pharyngotonsillitis in children. J Fam Pract. 2006;55(12):S1-11.
9. Casey JR, Kahn R, Gmoser D, Atlas E, Urbani K, Luber S, et al. Frequency of symptomatic relapses of group A beta-hemolytic streptococcal tonsillopharyngitis in children from 4 pediatric practices following penicillin, amoxicillin, and cephalosporin antibiotic treatment. Clin Pediatr (Phila). 2008;47(6):549-54.
10. Casey JR, Pichichero ME. Symptomatic relapse of group A beta-hemolytic streptococcal tonsillopharyngitis in children. Clin Pediatr (Phila). 2007;46(4):307-10.
11. Fontes MJF, Bottrel FB, Fonseca MTM, Lasmar LB, Diamante RC et al. Diagnóstico precoce das faringoamigdalites estreptocócicas: avaliação pelo teste de aglutinação de partículas de látex. J Pediatr (Rio J). 2007;83(5):465-70.
12. Gavriel H, Vaiman M, Kessler A, Eviatar E. Microbiology of peritonsillar abscess as an indication for tonsillectomy.Medicine (Baltimore). 2008;87(1):33-6.
13. Goldstein NA, Stewart MG, Witsell DL, Hannley MT, Weaver EM, Yueh B, et al. To Treat Study Investigators. Quality of life after tonsillectomy in children with recurrent tonsillitis. Otolaryngol Head Neck Surg. 2008;138(1 Suppl):S9-S16.
14. Jeong JH, Lee DW, Ryu RA, Lee YS, Lee SH, Kang JO, et al. Bacteriologic comparison of tonsil core in recurrent tonsillitis and tonsillar hypertrophy. Laryngoscope. 2007;117(12):2146-51.
15. Jurado Ramos MJ, Sagalés Sala T, Romero Santo-Tomás O, Pellicer Sarasa M, Pumarola Segura F. Revision of obstructive sleep apnea syndrome in the child. An Otorrinolaringol Ibero Am. 2006;33(2):101-21.
16. McKerrow W. Tonsillitis. Clin Evid. 2005;(14):712-6.
17. Nagler J, Ruebner RL. Suppurative complications and upper airway obstruction in infectious mononucleosis. J Hosp Med. 2007;2(4):280-2.
18. Schmidt R, Herzog A, Cook S, O'Reilly R, Deutsch E, Reilly J. Powered intracapsular tonsillectomy in the management of recurrent tonsillitis. Otolaryngol Head Neck Surg. 2007;137(2):338-40.
19. Schwentner I, Schmutzhard J, Schwentner C, Abraham I, Höfer S, Sprinzl GM. The impact of adenotonsillectomy on children's quality of life. Clin Otolaryngol. 2008;33(1):56-9.
20. Sih TM. (Coord.). Otorrinolaringologia pediátrica. Rio de Janeiro: Revinter; 1998. 404 p.
21. Silveira JAM, Perazolo P, DïOttaviano FG. Faringotonsilites na infância: diagnóstico e tratamento. Pediatr Mod. 2007; 43(3):101-12.
22. Strocker AM, Shapiro NL. Parental understanding and attitudes of pediatric obstructive sleep apnea and adenotonsillectomy. Int J Pediatr Otorhinolaryngol. 2007;71(11):1709-15.
23. Yildirim I, Ceyhan M, Gür D, Kaymako l u I. Comparison of the effect of benzathine penicillin G, clarithromycin, cefprozil and amoxicillin/clavulanate on the bacteriological response and throat flora in group A beta hemolytic streptococcal tonsillopharyngitis. Turk J Pediatr. 2008;50(2):120-5.

Estomatites na infância 21

Ivan Dieb Miziara

Após ler este capítulo, você estará apto a:

1. Identificar as doenças mais comuns que acometem a cavidade oral no dia-a-dia ou em serviços de urgência.
2. Iniciar a abordagem terapêutica nessas situações.

INTRODUÇÃO

Estomatite, por definição, é qualquer processo inflamatório que acomete a cavidade oral e a orofaringe. O termo estomatite, apesar de largamente utilizado na prática clínica diária, é um tanto quanto vago, carecendo de melhor especificação quando se deseja caracterizar adequadamente as lesões que acometem a mucosa oral.

Quanto à etiologia, as lesões da mucosa oral podem ter origem infecciosa, auto-imune, traumática, neoplásica, ou podem surgir devido a reações medicamentosas. De forma geral, é possível classificar tais lesões de acordo com o aspecto macroscópico, segundo a coloração que as lesões apresentam, se o processo patológico fundamental for a formação de bolhas ou vesículas na mucosa, ou ainda se a lesão mínima tiver características aftóides, como será visto adiante.

As lesões orais que atingem a criança, em geral, são as mesmas que acometem o indivíduo adulto. É possível notar que muitas dessas doenças com manifestações orais têm início já na mais tenra idade. No entanto, deve-se notar que as estomatites no infante assumem aspecto peculiar, principalmente quanto à freqüência, já que algumas delas raramente acometem o indivíduo adulto.

É preciso salientar que não há a pretensão de se analisar neste capítulo toda a enorme variedade de doenças que compõem a Estomatologia.

LESÕES BRANCAS DA MUCOSA ORAL

Candidíase (Monilíase) Oral

A candidíase, popularmente conhecida como "sapinho" na sua forma pseudomembranosa, é a lesão branca mais freqüente (98% dos casos) dentro do grupo de lesões brancas da mucosa oral[1].

Etiologia

Candida sp faz parte da flora normal em 40 a 60% da população. Fatores predisponentes locais, como higiene oral precária, e sistêmicos, como diabete melito, imunodepressão (incluindo vírus da imunodeficiência humana – HIV), antibioticoterapia prolongada, podem levar à quebra da barreira epitelial, favorecendo o crescimento do fungo[2,3].

Quadro clínico

Pode-se apresentar nas formas pseudomembranosa (forma mais comum), eritematosa atrófica, aguda ou crônica, e hiperplásica. Já a candidíase mucocutânea manifesta-se na forma pseudomembranosa, podendo estar associada à herança autossômica recessiva. O Quadro 21.1 descreve as principais formas da doença[1].

Quadro 21.1 – Principais formas da candidíase oral[1]

Tipo de lesão	Aspectos clínicos	Fatores associados
▪ Pseudomembranosa	Placas brancas e aderentes sobre a mucosa, destacáveis, deixando leito sangrante Ocorrem principalmente em mucosa de cavidade oral, orofaringe e porção lateral do dorso da língua Raramente dolorosa	Todos os seguintes

(continua)

Quadro 21.1 – Principais formas da candidíase oral (continuação)[1]

Tipo de lesão	Aspectos clínicos	Fatores associados
Atrófica aguda	Eritema local ou difuso, doloroso Áreas de despapilação e desqueratinização em dorso da língua, deixando-a dolorosa, edemaciada e eritematosa	Antibioticoterapia
Atrófica crônica	Eritema difuso com superfície aveludada, associada à forma pseudomembranosa, ou como queilite angular Rara na infância	Acomete 65% da população geriátrica com prótese dentária
Hiperplásica	Infecção crônica, aspecto leucoplásico, espessado, não destacável em mucosa oral, palato e língua (principalmente) Muito rara na infância	Não apresenta fatores associados

A glossite rombóide mediana, uma das formas de candidíase atrófica crônica, na criança, pode não estar associada à infecção por *Candida* e, sim, estar ligada à falha de desenvolvimento embrionário da língua durante o processo de fusão dos tubérculos ímpares.

Diagnóstico

Na criança, o diagnóstico é muito fácil de ser feito na forma pseudomembranosa. A confirmação é realizada pelo exame micológico direto do raspado da lesão e preparado com solução de KOH 20%, que mostra a presença de hifas. Pode-se ainda realizar cultura do fungo em meio Sabouraud.

Tratamento

Deve ser realizado de acordo com a gravidade dos fatores predisponentes. Formas simples da doença podem ser tratadas localmente, enquanto quadros associados a distúrbios graves requerem medicação sistêmica. Além de se afastarem fatores locais e sistêmicos predisponentes, podem ser utilizados gargarejos e bochecos de nistatina tópica a 100.000/mL (5 mL), 5 vezes ao dia, por 2 semanas, continuando o uso por 1 semana após o desaparecimento das lesões. Reserva-se a anfotericina B para candidíase disseminada na dose de 0,4 a 0,6 mg/kg/dia; exigindo seguimento com uréia/creatinina, eletrocardiograma (ECG) e hemograma por ser uma droga nefrotóxica, cardiotóxica e mielotóxica. Pode-se associar flucitosina. Outras opções terapêuticas incluem o uso de fluconazol na dose de 200 mg, por via oral (VO), seguido por uma dose diária de 100 mg, até 10 a 14 dias após a regressão da doença, sendo a dose dobrada para as formas sistêmicas de candidíase. Cetoconazol também pode ser empregado, nas doses de 200 mg/dia ou 400 mg/dia para as formas mais resistentes, mantendo-se também por cerca de 10 dias após a regressão da doença. Em imunodeprimidos, deve ser usado cetoconazol na dose de 400 mg/dia, durante um mínimo de 20 dias. Próteses devem pernoitar em solução com hipoclorito, clorexidina a 5% ou água bicarbonatada[5-10].

O diagnóstico de candidíase deve ser confirmado por citologia esfoliativa ou cultura. Quando um diagnóstico definitivo de candidíase é feito, o paciente pode ser tratado com antifúngicos tópicos. O tratamento tópico deve continuar por, pelo menos, 1 semana após a resolução clínica das lesões; entretanto, o médico precisa estar certo do diagnóstico antes de iniciar o tratamento tópico com antimicótico, porque a medicação irá interferir em qualquer tentativa posterior de demonstrar o microrganismo por meio de cultura ou citologia esfoliativa. A administração sistêmica de agentes antimicóticos como fluconazol pode ser necessária para as infecções resistentes. A limpeza eficiente das superfícies mucosas por escovação ou raspagem com uma colher proporciona a cura da infecção pela remoção física dos restos superficiais de queratina, microrganismos e outros materiais.

Grânulos de Fordyce

Trata-se de uma alteração no desenvolvimento, que acomete 70% da população, representada por grânulos branco-amarelados na mucosa oral, podendo formar placas. É mais comum no plano oclusal, nos lábios e na área retromolar. O estudo histológico revela glândulas sebáceas na lâmina própria e na submucosa. É uma lesão benigna e assintomática que não requer tratamento[1,4].

Leucoplasia Pilosa

Trata-se de um espessamento da mucosa oral de cor esbranquiçada, freqüentemente com pregas verticais e superfície rugosa, lembrando aspecto de pilosidade. Essas lesões são mais recorrentes na borda lateral da língua, porém a superfície dorsal desta, a mucosa bucal, o assoalho da boca e o palato podem ser envolvidos (Figura 21.1). Histologicamente, ocorre hiperplasia epitelial com hiperparaqueratose[1].

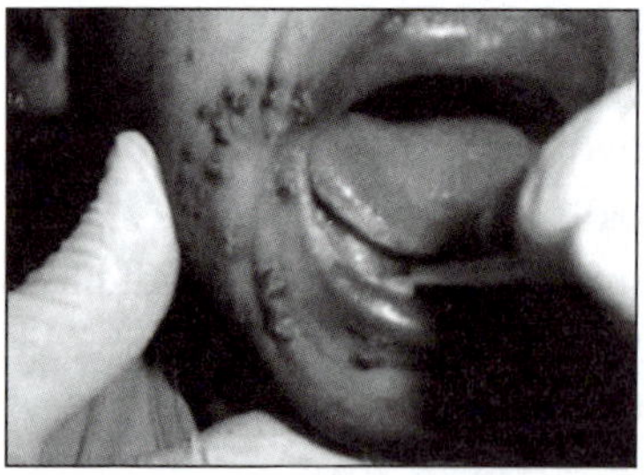

Figura 21.1 Leucoplasia pilosa em criança com HIV positivo. (Veja imagem colorida no encarte.)

O vírus Epstein Barr (EBV) é considerado como fator causal, pois é isolado nas células epiteliais nessas lesões. As lesões podem responder favoravelmente com altas doses de aciclovir, mas, usualmente, recorrem após a parada da medicação. Acomete principalmente pacientes imunossuprimidos, em geral infectados pelo HIV. A probabilidade do paciente com leucoplasia pilosa desenvolver síndrome da imunodeficiência adquirida (aids) é de 50% em 16 meses, e de 80% em 30 meses após o diagnóstico da lesão[6,7].

O diagnóstico, em geral, é clínico, presuntivo, mas a biópsia pode ser necessária em casos duvidosos. Na maioria das vezes, parece não haver justificativas para o tratamento dessas lesões assintomáticas e autolimitadas.

Morsicatio Mucosae Oris

Lesão traumática auto-induzida de mucosa jugal caracterizada inicialmente por uma linha esbranquiçada na altura do local de oclusão da arcada dentária (Figura 21.2). Em casos mais crônicos, podem formar até mesmo ulcerações. A causa pode ser psicogênica (associada a estresse, ansiedade e neurose) ou devido a alterações de mordida decorrentes de disfunções na articulação têmporo-mandibular (ATM), pós-radioterapia, pós-cirurgia, entre outras. O tratamento deve ter como alvo a causa, utilizando-se terapia psicológica, aparelhos intra-orais, relaxantes musculares, etc.[1].

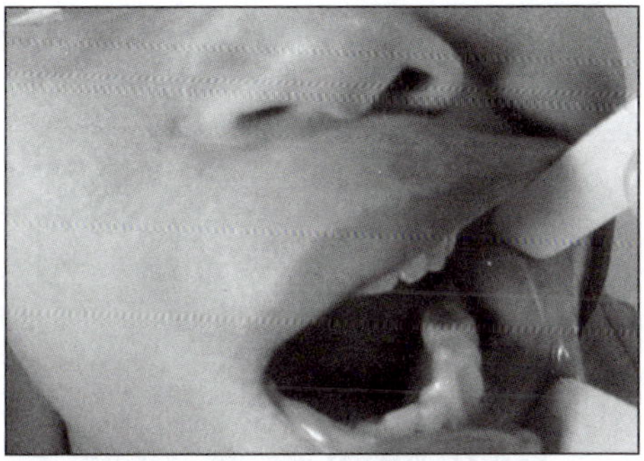

Figura 21.2 Lesão branca causada por mordida (*Morsicatio oris*). (Veja imagem colorida no encarte.)

LESÕES VÉSICO-BOLHOSAS DA MUCOSA ORAL

Herpes Simples

Etiologia

O herpes simples vírus (HSV) é um DNA vírus classificado em tipos I e II. O tipo I está mais freqüentemente associado às lesões orais, e o tipo II, às lesões genitais, porém também pode ocorrer o contrário. Lesões concomitantes podem aparecer com qualquer tipo de HSV. A transmissão ocorre através de contágio com fluidos corporais infectados. O período de incubação é geralmente de 7 dias (variando de 1 a 26 dias). A doença é autolimitada e, na maioria das vezes, é necessário apenas tratamento sintomático. Em crianças muito pequenas, pode ser necessária hidratação por via parenteral[1-4].

Após a resolução do quadro incial, o vírus atravessa a barreira mucosa, migra através da bainha periaxonal, retrogradamente, até atingir o gânglio trigeminal, onde permanece latente até a reativação, que pode ocorrer em resposta a uma variedade de estímulos, (exposição solar, stress emocional e resposta ao trauma).

Quadro clínico

As duas principais manifestações clínicas são a gengivoestomatite herpética primária (Figura 21.3) e as infecções recorrentes (Figura 21.4).

A gengivoestomatite herpética primária é vista geralmente em crianças entre 2 e 5 anos, soronegativas, ou em adultos sem exposição prévia. Na maioria dos casos, é uma infecção subclínica ou com pequenas manifestações, usualmente atribuídas à erupção de dentes. Quando há maior sintomatologia, estomatite e faringite são as manifestações primárias mais freqüentes. Podem ocorrer febre, artralgia, cefaléia e linfoadenopatia (principalmente submandibular). Adultos são mais sintomáticos que crianças. Pequenas vesículas surgem em qualquer mucosa da cavidade oral e logo se rompem, formando lesões eritematosas, que aumentam progressivamente de tamanho até desenvolverem áreas centrais de ulceração. Posteriormente, as ulce-

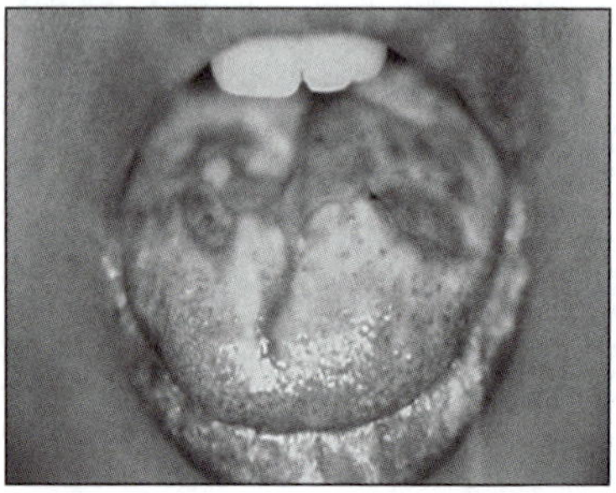

Figura 21.3 Gengivoestomatite herpética primária. (Veja imagem colorida no encarte.)

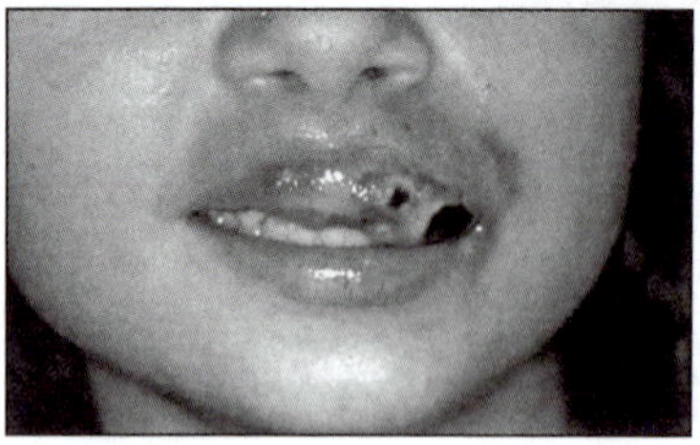

Figura 21.4 Herpes labial recidivante infectado. (Veja imagem colorida no encarte.)

rações são recobertas por fibrina, e podem coalescer, formando grandes úlceras rasas. Em todos os casos, há acometimento da gengiva, que se torna edemaciada e eritematosa. Podem ocorrer vesículas na região perioral. O quadro primário é altamente doloroso, mas autolimitado, com duração de 1 a 3 semanas[1-4].

Infecções recorrentes variam de 16 a 45% dos casos no grupo etário adulto. São desencadeadas por luz ultravioleta, stress, febre ou trauma. Estão localizadas na junção mucocutânea dos lábios ou nas áreas queratinizadas (palato duro e gengiva). As vesículas são dolorosas, ulceram e desaparecem em 1 a 2 semanas.

Diagnóstico diferencial

O diagnóstico diferencial se faz com doenças que apresentam padrão semelhante de lesões, sendo possível citar as úlceras aftóides menores, o eritema multiforme e a gengivite aguda ulcerativa necrotizante, atentando-se para o fato de que as lesões aftóides e o eritema multiforme não apresentam uma fase vesicular, como as lesões por herpes.

Tratamento

É sintomático, com analgésicos e hidratação. Em caso de infecção bacteriana secundária, é usado antibiótico. O uso de aciclovir pomada a 5% pode ser útil no início do quadro, na fase de hiperestesia. Em casos severos, recomenda-se aciclovir na dose de 200 mg, 5 vezes ao dia, e de 400 mg, 5 vezes ao dia, para imunossuprimidos. No Ambulatório de Estomatologia do HC-FMUSP, é recomendado o uso inicial de 1 g/dia até no máximo 3 g/dia[8-10].

Efeitos colaterais do uso de aciclovir incluem diarréia, artralgia, letargia, tremores, diminuição da função renal, hematúria, neutropenia, hepatotoxicidade, cefaléia e náuseas.

Varicela-zóster

A varicela é a infecção primária causada pelo vírus varicela-zóster e herpes-zóster é a reativação do vírus latente.

Varicela

É transmitida por contato direto ou por via respiratória. O período de incubação é de 2 semanas.

Quadro clínico

Rash cutâneo súbito em tronco, cabeça e pescoço que evolui para erupção vesicular, pústula e ulceração com formação de crostas. Tem duração de 7 a 10 dias, e as mucosas bucal, palatina e faríngea são mais acometidas, apresentando pequenas vesículas que rapidamente ulceram, com margens eritematosas. Lembram úlceras aftóides, porém são menos dolorosas[1,4].

Tratamento

Medidas de suporte em imunocompetentes, com uso de analgésicos e antitérmicos, banhos com permanganato de potássio (1:20.000) e talcos antipruriginosos. Em imunossuprimidos, pode-se usar o aciclovir, preferencialmente na dosagem de 10 a 12 mg/kg, por via endovenosa, a cada 8 horas. Outras possibilidades são o interferon, a adenina-arabinosídeo (Ara-A) e a gamaglobulina.

Herpes-zóster

Etiologia

O vírus latente em gânglios sensoriais reativa-se em imunossuprimidos, como portadores de neoplasia (leucemias, melanoma múltiplo e linfoma de Hodgkin), trauma, corticoterapia e radioterapia.

Quadro clínico

Ocorre primariamente em adultos e tende a causar neuralgia pós-herpética em cabeça e tronco unilateral, febre e mal-estar. Lesões cutâneas semelhantes às da varicela aparecem ao longo dos nervos sensoriais acometidos, sendo os torácicos e abdominais os principais.

Lesões orais são raras e geralmente ocorrem após as cutâneas, embora possam aparecer sem afetar a pele. O acometimento do nervo trigêmeo atinge principalmente o ramo oftálmico. A síndrome de Ramsay-Hunt corresponde ao envolvimento dos nervos facial e coclear com paralisia facial, vertigem e vesículas ipsilaterais em orelha externa.

Tratamento

O tratamento é essencialmente sintomático. O uso de aciclovir só tem validade se for introduzido nas primeiras 24 horas do aparecimento das erupções. No herpes zóster, o tratamento é igual ao do herpes simples, acrescido, muitas vezes, de corticóides de uso tópico ou sistêmico. A neuralgia pós-herpética não responde ao uso de analgésicos comuns nem ao uso de corticóide; neste caso, indica-se o uso de carbamazepina. Recentemente, demonstrou-se que o uso de aciclovir na dose de 800 mg, 5 vezes ao dia, ou famciclovir, de 500 a 700 mg, 3x/dia, por 7 dias, pode reduzir a duração da neuralgia pós-herpética.

Herpangina

Não tem etiologia específica, sendo associada a vários tipos de vírus coxsackie e ECHO. Primariamente, afeta crianças, geralmente no verão e início do outono. O quadro clínico normalmente é assintomático, mas pode haver febre, anorexia, cervicalgia e cefaléia. As lesões orofaríngeas são pápulas ou vesículas branco-acinzentadas, múltiplas e pequenas com base eritematosa, e freqüentemente confinadas no palato mole, na úvula e em pilares amigdalianos. As vesículas rompem-se em 2 a 3 dias, produzindo úlceras que podem aumentar. As lesões orais podem durar por mais de 1 semana e pode ocorrer linfonodomegalia. A doença é autolimitada e o tratamento, feito com sintomáticos, não sendo necessário tratamento específico.

Síndrome de Mãos-pés-boca

Doença causada principalmente por vírus coxsackie (raramente ocasionada por enterovírus) e que acomete principalmente crianças. Seu período de incubação é de 3 a 10 dias, e o quadro clínico é marcado por sintomas gerais (febre, astenia e mal-estar) e lesões ulceradas ovóides em mucosa oral associadas a vesículas em dedos dos pés e das mãos (Figuras 21.5, 21.6 e 21.7). O quadro é auto-limitado e tende a ser mais grave em adultos, com risco (ainda que baixo) de encefalite como complicação. O tratamento é apenas sintomático[1,4].

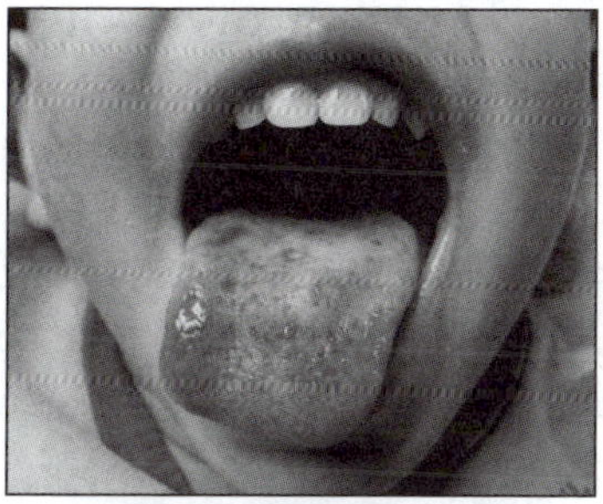

Figura 21.5 Lesões bolhosas em boca (Síndrome de mãos-pés-boca). (Veja imagem colorida no encarte.)

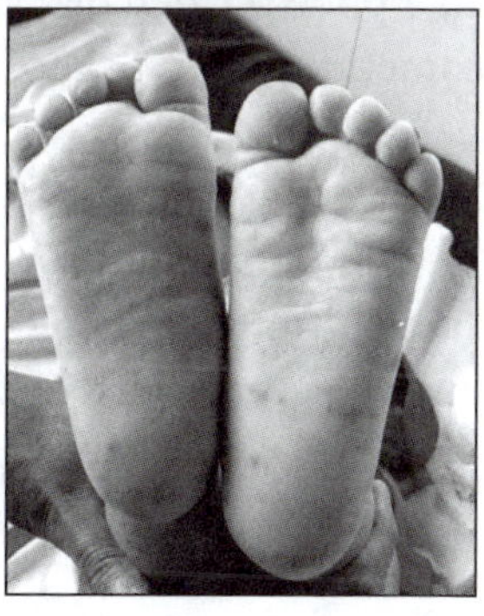

Figura 21.6 Lesões bolhosas em pés (Síndrome de mãos-pés-boca). (Veja imagem colorida no encarte.)

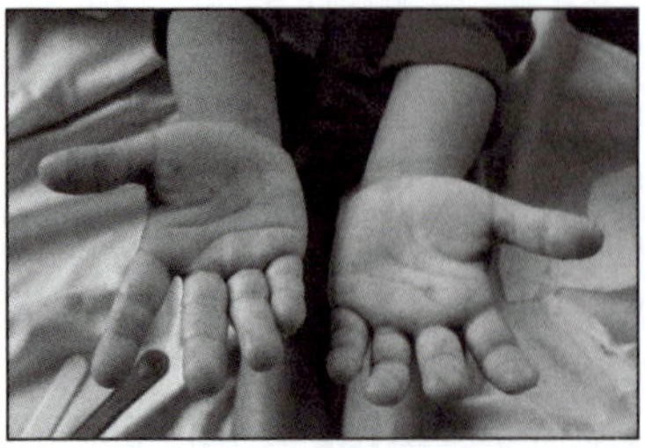

Figura 21.7 Lesões bolhosas em palmas das mãos (Síndrome de mãos-pés-boca). (Veja imagem colorida no encarte.)

Pênfigos

Trata-se de doença mucocutânea, rara em crianças, que se manifesta em forma de vesículas. Sua etiologia é desconhecida, mas há evidências de que seja uma doença auto-imune caracterizada pela produção de anticorpos contra a desmogleína 3, uma glicoproteína transmembrana que compõe os desmossomos das células epiteliais da epiderme e da mucosa. Com isso, há uma perda de adesividade intercelular, com conseqüente separação entre as células epiteliais (acantólise), formando bolhas intraepiteliais. Os anticorpos que provocam a ruptura intraepitelial são predominantemente da classe IgG, porém o sistema do complemento também atua na patogênese da doença, embora a formação das bolhas possa ocorrer sem o sistema complemento. São divididos em pênfigo vulgar, vegetante, foliáceo e eritematoso. Lesões orais ocorrem principalmente no pênfigo vulgar e vegetante. As vesículas no pênfigo são intraepiteliais (supra-basal)[11].

No pênfigo vulgar, em mais da metade dos pacientes, encontram-se lesões bucais e genitais que, com freqüência, precedem o aparecimento das lesões cutâneas. O paciente pode apresentar aumento de salivação, dificuldade na deglutição e na fonação, espoliação protéica e mineral progressiva, levando à caquexia e à morte. As lesões orais são vesículas que ulceram, dolorosas, podendo levar à gengivite descamativa. O sinal de Nikolsky é positivo, mas pode estar associado a outras doenças auto-imunes. A vesícula, que pode ter conteúdo hemorrágico, está presente por pouco tempo. A lesão, então, apresenta-se como área erosiva, irregular e friável, e pode ser descolada com um mínimo de pressão ou trauma. Os locais mais acometidos são o palato, a mucosa bucal e a língua[11].

Diagnóstico

É baseado na história e nos achados clínicos. A confirmação deve ocorrer por exame histopatológico e imunofluorescência direta. Comparando-se a observação clínica, o exame histológico e a imunofluorescência direta, observa-se sensibilidade de 57, 62 e 76%, respectivamente, sugerindo que uma combinação dos três pode ser necessária para o diagnóstico.

Tratamento

Não há tratamento curativo, obtendo-se apenas remissão temporária dos quadros. Usa-se prednisona em altas doses e, em casos refratários, deve ser associado a imunossupressores, como ciclosporina ou azatioprina. Nas lesões mucosas, pode-se usar corticóide tópico (triancinolona) ou infiltração de corticóides, apenas se for uma lesão apenas[11-13].

Eritema Multiforme

Considerada variante branda da síndrome de Stevens-Johnson, é uma erupção inflamatória caracterizada por lesões eritematosas, edematosas ou bolhosas simétricas, e mucocutâneas. Reação de hipersensibilidade, com deposição de imunocomplexos em pequenos vasos da derme e submucosa, é desencadeada por infecções (HSV e tuberculose), medicamentos (sulfonamidas), neoplasias, vacinas, estresse e radioterapia.

Quadro clínico

É geralmente autolimitado, mais freqüente entre 10 e 30 anos, com predominância no sexo masculino. Na fase prodrômica, o paciente apresenta cefaléia, náusea, tosse, faringite, artralgia e febre alta. A seguir, de forma brusca, originam-se as lesões cutâneas máculo-papulares, vésico-bolhosas e simétricas. Lesões orais (Figura 21.8) atingem mucosas bucal, labial, palatina e lingual, associadas à dor, à cefaléia e à adenopatia (as localizações mais comuns são lábio, bochecha e língua). As lesões de mucosas em todas essas localizações são dolorosas e interferem na capacidade de alimentação. As lesões orais apresentam-se em cinco estágios: macular, bolhoso, de escara, pseudomembranoso e cicatricial. Embora novas lesões possam surgir no curso da doença, os estágios macular e bolhoso são raramente encontrados. A fase de escara é marcada por mucosa colapsada (branca e friável) que cobre o local e, usualmente, pode ser removida produzindo o estágio pseudomembranoso. A fase final é a cicatrização da ferida deixada. O tempo usual de evolução é de cerca de 2 a 3 semanas. As lesões orais podem ocorrer sem envolvimento cutâneo entre 25 e 50% dos pacientes[1-4].

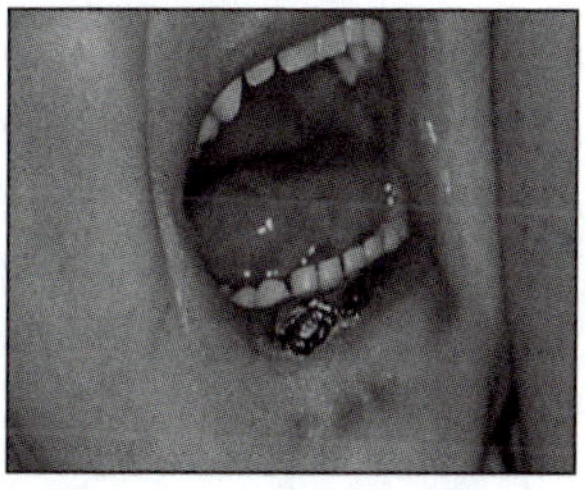

Figura 21.8 Lesões orais do eritema multiforme em criança. (Veja imagem colorida no encarte.)

Ao exame histopatológico, encontram-se bolhas subepidérmicas, edema dérmico, infiltrado perivascular e dilatação vascular.

Tratamento

Para alguns autores, o único tratamento eficaz consiste em administração de corticóides sistêmicos. A dose e a duração não estão perfeitamente estabelecidas. Quando há relação com ingestão de drogas, deve-se suspendê-las. Em nosso serviço, usa-se corticosteróide por período limitado, por exemplo, a prednisona em doses de 30 a 40 mg por dia em adultos[1-4].

Epidermólise Bolhosa

O termo epidermólise bolhosa inclui um grupo de doenças genéticas de caráter hereditário, caracterizadas pela formação de bolhas em áreas cutâneas de trauma mecânico, e também a epidermólise bolhosa adquirida (EBA), doença crônica de caráter auto-imune, que causa formação de bolhas subepidérmicas na pele e na mucosa[1,4,14].

Etiologia

A EB é uma doença genética de caráter hereditário que pode variar de autossômico dominante a recessivo, dependendo do subtipo, e sua patogênese parece estar relacionada a defeitos nas células basais, hemidesmossomos e filamentos de tecido conectivo de ancoragem. A EBA é uma doença auto-imune, geralmente desencadeada pela exposição a drogas. De acordo com o exame histológico, a EB pode ser classificada em três formas[1-4]:

- Simples (bolha intra-epidérmica).
- Juncional (separação na zona central da membrana basal ou lâmina lúcida).
- Distrófica (separação mais profunda, abaixo da lâmina densa da membrana basal).

Quadro Clínico

A EB manifesta-se, em geral, ao redor do nascimento ou precocemente na infância (Figuras 21.9 e 21.10), embora formas leves possam se manifestar tardiamente; normalmente apresenta história familiar associada. A EBA é mais comum ao redor da 5ª década e não há história familiar associada. A instalação da doença, em geral, é gradual e progressiva. No entanto, em um subgrupo de pacientes, a doença pode ser generalizada e de instalação rápida. Nesse grupo, as bolhas ocorrem em áreas traumáticas e não-traumáticas, sendo sua apresentação clínica seme-

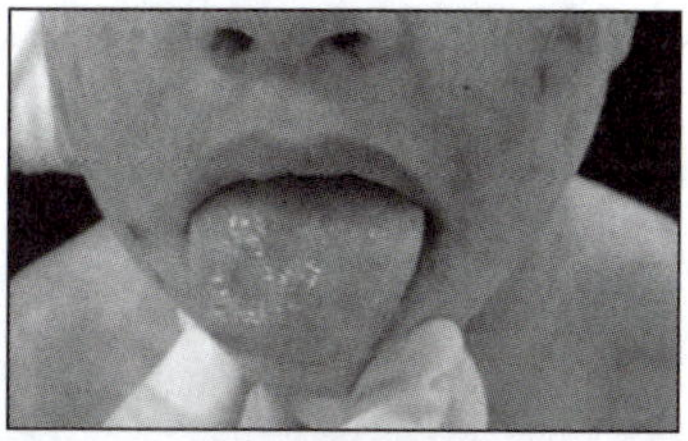

Figura 21.9 Epidermólise bolhosa em criança. (Veja imagem colorida no encarte.)

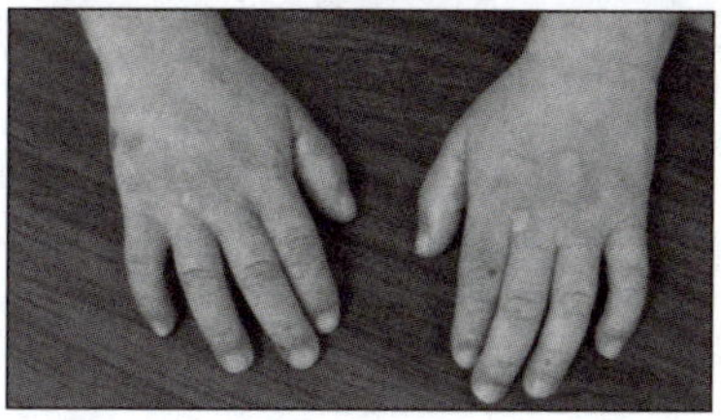

Figura 21.10 Lesões em dorso de mão em criança com epidermólise bolhosa. (Veja imagem colorida no encarte.)

lhante à do penfigóide bolhoso. O achado comum a todos os tipos de EB é a formação de bolhas em áreas de traumatismo, como joelhos e cotovelos, com cicatriz e atrofia. As lesões orais são mais comuns e severas nas formas recessivas da EB, e ocorrem em cerca de 50% dos pacientes com EBA. Podem acometer outras mucosas: ocular, nasal, esofagiana, laríngea, genital e anal, com seqüelas importantes.

Epidermólise bolhosa em criança

Na EB, especialmente em sua forma recessiva, pode ocorrer retração das cicatrizes das bolhas, levando ao estreitamento do orifício da boca e à dentição hipoplásica. Na EBA, as lesões orais costumam ser localizadas, mas podem ocorrer bolhas com áreas de erosão disseminadas. As lesoes localizam-se principalmente nas áreas de atrito da mucosa oral. Na gengiva, pode manifestar-se como bolhas que se rompem, deixando erosão dolorosa, ou na forma de gengivite descamativa. Na pele, as bolhas ocorrem em locais de trauma, são frágeis e com conteúdo hemorrágico. Podem surgir áreas atróficas ou com hiperpigmentação, alopécia e distrofia das unhas. O dorso de mãos e braços, o cotovelo e o joelho são áreas comumente afetadas.

Diagnóstico e Exames Complementares

O diagnóstico é clínico, e a confirmação histopatológica é feita por meio de testes de imunofluorescência direta e indireta.

De forma geral, a doença responde mal a medicações utilizadas para outras doenças bolhosas. A utilização de medicação tópica ou sistêmica depende da severidade da doença e dos órgãos envolvidos. O corticosteróide oral utilizado é a prednisolona ou prednisona, de 30 a 100 mg/dia, dependendo da severidade, com redução gradual após melhora. As recorrências são comuns. Agentes imunossupressores (azatioprina, ciclofosfamida e ciclosporina) podem ser utilizados em conjunto com o corticosteróide, porém deve-se considerar seus efeitos colaterais e resultados incertos[1-4,14].

LESÕES AFTÓIDES

Estomatite Aftóide Recorrente

A estomatite aftóide recorrente (EAR) caracteriza-se pela presença de aftas orais recorrentes (Figuras 21.11 e 21.12), em períodos mínimos de 15 a 30 dias, com início, em geral, desde a infância ou a adolescência, sem sinais de doença sistêmica associada[1-4].

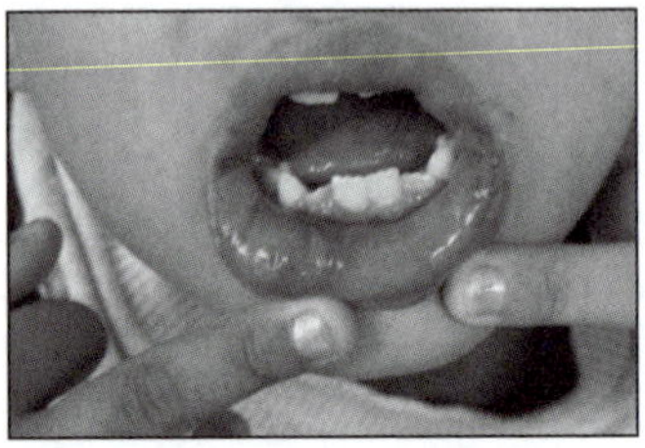

Figura 21.11 Estomatite aftóide recorrente do tipo *major*. (Veja imagem colorida no encarte.)

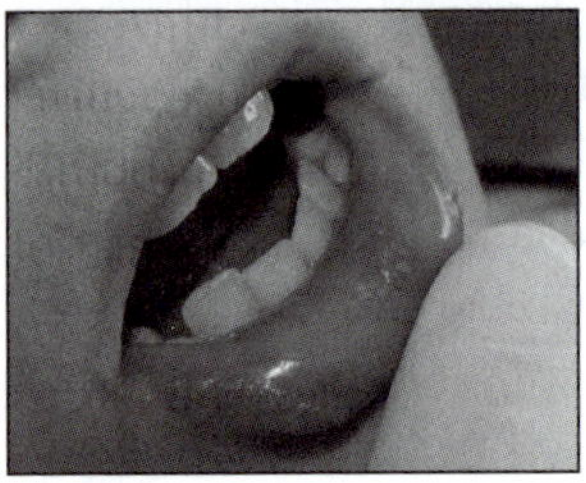

Figura 21.12 Estomatite aftóide recorrente do tipo *minor*. (Veja imagem colorida no encarte.)

Etiologia

Doença de etiologia desconhecida, caracterizada pela presença de lesões ulceradas, solitárias ou múltiplas que se curam em um período que varia de 1 a 4 semanas e que se repetem em intervalos regulares. Apesar da etiologia incerta, muitos fatores estão implicados, como infecções virais (vírus do herpes e do Epstein Barr) e bacterianas (*Streptococcus sanguis*), déficits nutricionais (vitamina B12, ácido fólico e ferro), alterações hormonais, estresse, trauma, alergia a alimentos (chocolates e glúten) e alterações imunológicas. Estudos demonstram pH bucal mais baixo nos pacientes acometidos em relação à população em geral.

As evidências mais importantes apontam para um mecanismo imunológico, mediado por auto-anticorpos, porém também há alterações na imunidade celular, e evidenciado por um aumento no número de linfócitos T *helper*, um número reduzido de linfócitos T supressores e células basais expressando antígenos HLA-DR, necessários para a apresentação de antígenos às células T *helper*. Além disso, foi demonstrado que os linfócitos de pacientes acometidos têm atividade citotóxica contra cultura de células de epitélio gengival, mas não contra outros tipos de epitélio[15,16].

Há também evidências recentes que sugerem a relação das lesões aftóides com a reativação do citomegalovírus (CMV) e do vírus da varicela-zóster, devido ao aumento nos títulos de IgM relacionado a esses vírus em pacientes com desenvolvimento recente de lesões aftóides[1-4].

Quadro clínico

EAR acomete 10 a 20% da população geral. Podem ser de três tipos: menores, maiores e herpetiformes. Acredita-se que sejam formas diferentes da mesma doença (Quadro 21.2).

As úlceras aftóides menores, também conhecidas como Doença de Mikulicz, ocorrem em indivíduos de 10 a 40 anos. As lesões são múltiplas (normalmente 2 ou 3 lesões), dolorosas, ovais e arredondadas, de 2 a 4 mm de diâmetro, estão localizadas na gengiva, são bem delimitadas e duram de 7 a 10 dias. A recorrência é variável, existem longos períodos de remissão. Um terço dos pacientes apresentam história familiar e 10 a 20% apresentam anormalidades hematológicas, como déficit de ferro, deficiência de vitamina B12 ou folato e, em 3% dos casos, o paciente apresenta doença celíaca, sendo que a retirada de alimentos contendo glúten melhora a sintomatologia[1-4].

As úlceras aftóides maiores sao menos freqüentes, porém mais severas, múltiplas (normalmente 1 a 6 lesões), durando de 6 semanas a vários meses. Também é conhecida como Doença de Sutton. As úlceras são usualmente maiores do que 1 cm, podendo acometer qualquer área da mucosa oral, da língua e do palato.

As úlceras herpetiformes são pequenas, dolorosas e múltiplas (2 a 200), diferentes das lesões por HSV por não ter o vírus e pela ausência do estágio vesicular. Duram de 1 a 2 semanas.

Quadro 21.2 – Tipo de estomatite aftóide recorrente e suas principais características

Lesões aftóides	Aspectos clínicos
■ Menores (Doença de Mikulicz)	Localizadas na região gengival, bem delimitadas, esbranquiçadas, com halo eritematoso (de até 1,0 cm de diâmetro), duram de 7 a 10 dias
■ Maiores (Doença de Sutton)	Menos freqüentes, mais graves, múltiplas, 1 a 3 cm de diâmetro, duram de 6 semanas a 2 meses. Podem deixar cicatrizes após remissão
■ Herpetiformes	Pequenas, múltiplas (2 a 200), dolorosas. Diferenciam-se do herpes pela ausência da fase vesicular e do vírus herpes simples

Histopatologia

O achado mais comum é o infiltrado inflamatório inespecífico. Antes do estágio de úlcera, podem-se identificar numerosos linfócitos (principalmente T *helper*) na camada submucosa. Macrófagos e mastócitos podem ser encontrados na base da úlcera. Não foram isolados vírus dessas lesões.

Diagnóstico diferencial

Herpes simples, úlceras traumáticas, doença de Behcet e lesões vésico-bolhosas. As aftas não possuem fase vesicular, diferentemente do que ocorre com o HSV. As lesões traumáticas possuem história característica, enquanto as vésico-bolhosas, além de quadro clínico diferente, possuem padrões histológico e laboratorial (imunofluorescência) distintos.

A doença de Behcet, por sua vez, apresenta tríade sintomática característica, com aftas orais e genitais, acompanhadas de lesões em câmara anterior do olho (em geral uveíte). É preciso lembrar também que a EAR é um quadro usual em crianças soropositivas para HIV[1-4,17,18].

Tratamento

Em linhas gerais, baseia-se no uso de antiinflamatórios, imunossupressores, antibióticos – se necessário, na ingestão de iogurte e lactobacilos, e no controle emocional com psicoterapia ou medicação, caso o componente psicogênico desempenhe um papel importante.

No alívio da dor, sugere-se o uso de antiinflamatórios não-hormonais (AINH) e analgésicos orais, evitando-se o uso dos tópicos. O corticóide pode ser tópico com orabase (betametasona e triancinolona), e pode diminuir a duração da crise; evita-se o uso sistêmico, mas, em casos graves, pode-se utilizar prednisona 20 a 40 mg/dia, por 7 a 10 dias. Antibioticoterapia com suspensão oral de tetraciclina (200 mg/5 mL), a cada 6 horas, durante 5 a 7 dias, deve ser usada quando houver suspeita de infecção secundária.

Para prevenção das crises, a melhor droga é a talidomida, mas seus efeitos colaterais e teratogênicos limitam seu uso. Uma ótima opção é a dapsona (100 a 200 mg/dia), ou a cochicina como segunda escolha (0,5 mg/dia, aumentando até 5 mg/dia)[19,20]. Derivados de vitamina A também podem ser utilizados, mas não é conduta-padrão no HC-FMUSP.

Deve-se associar cuidados locais do tipo bochechos com antiácido (1 colher de chá de bicarbonato em 1 copo de água), evitando-se o uso de anestésicos locais.

OUTRAS LESÕES ORAIS DA INFÂNCIA

Papiloma de Cavidade Oral

Definição

O papiloma de cavidade oral, ou papiloma escamoso, é uma tumoração benigna de origem viral causada pelo *papilomavírus humano*, principalmente os subtipos 6 e 11 (HPV 6 e 11).

Epidemiologia

Pode acometer em qualquer idade e há um discreto predomínio no sexo masculino[21].

Quadro clínico

A queixa do paciente normalmente é de uma verruga na boca (Figura 20.13), que não incomoda ou que traz a sensação de corpo estranho. Muitas vezes, o diagnóstico da lesão é um achado do exame físico de rotina. Acomete freqüentemente o palato mole, o pilar amigdaliano e a úvula (Figura 21.14), às vezes de forma maciça[1,4].

Pode estar associada ao papiloma laríngeo[21]. Estudos recentes demonstraram que as lesões são adquiridas gradualmente durante a infância, o que justifica uma vacinação contra o HPV antes da puberdade[21].

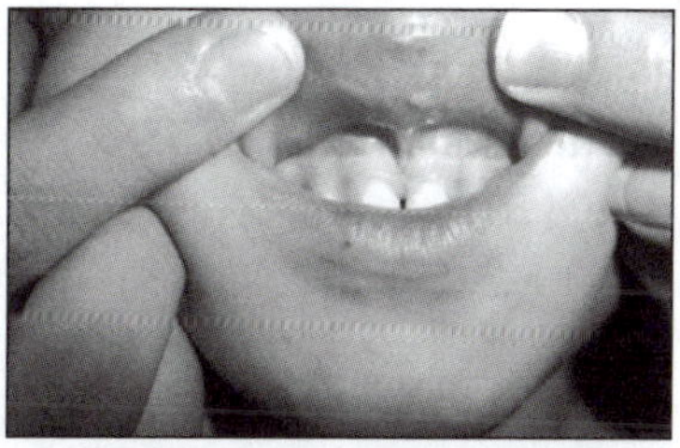

Figura 21.13 Papiloma em lábio superior. (Veja imagem colorida no encarte.)

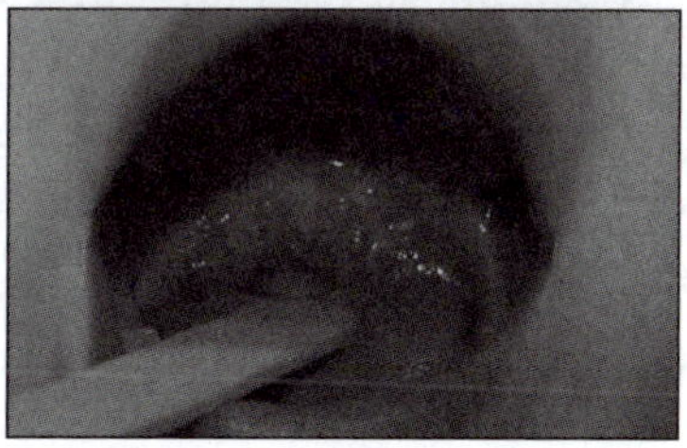

Figura 21.14 Papilomas acometendo palato mole e úvula. (Veja imagem colorida no encarte.)

Exame físico e exames complementares

A lesão normalmente é única, sendo rara sua apresentação múltipla. Apresenta um aspecto verrucoso, podendo ser séssil ou pedunculada. A cor pode ser branca ou avermelhada, dependendo da queratinização e da vascularização da lesão. O diagnóstico deve ser confirmado pelo exame histológico[1,4].

Tratamento

A remoção cirúrgica da lesão com margens e preservação da mucosa normal oferece bons resultados com baixos índices de recorrência.

O uso de laser, criocirurgia e podofilina não mostraram vantagens sobre a excisão cirúrgica convencional, além de não possibilitar o envio de material para estudo histopatológico.

O critério de cura é o desaparecimento total da lesão durante o acompanhamento de rotina.

Hemangioma

O hemangioma congênito é uma neoplasia benigna congênita devido à proliferação anormal de células endoteliais. O termo hemangioma é freqüentemente utilizado para diferentes malformações não-malignas de origem vascular, que podem ser divididas em hemangioma congênito e malformação vascular congênita. O termo malformação vascular inclui lesões resultantes de defeito na morfogênese de estruturas arteriais e venosas, sem proliferação celular[1,4,22].

Epidemiologia

Tumor benigno mais comum na infância, com incidência de aproximadamente 4 a 10% das crianças ao ano. Incidência maior em prematuros com peso inferior a 1.000 g (23%), em meninas (3:1) e em caucasianos.

Histopatologia

Costuma apresentar um ciclo de evolução comum. Na fase proliferativa, podem ser observadas células endoteliais com divisão rápida, formando massas sinciciais com ou sem lúmen, e existe aumento na expressão de fatores de crescimento. Durante sua fase involutiva, a atividade das células endoteliais diminui, e o parênquima celular é substituído por tecido fibrogorduroso. Pode ser dividido em capilar e cavernoso (Figura 21.15) de acordo com o tamanho dos seus vasos[1,4].

História

Geralmente está presente ao nascimento, porém, dependendo de sua localização, pode ser observado apenas após algumas semanas de vida.

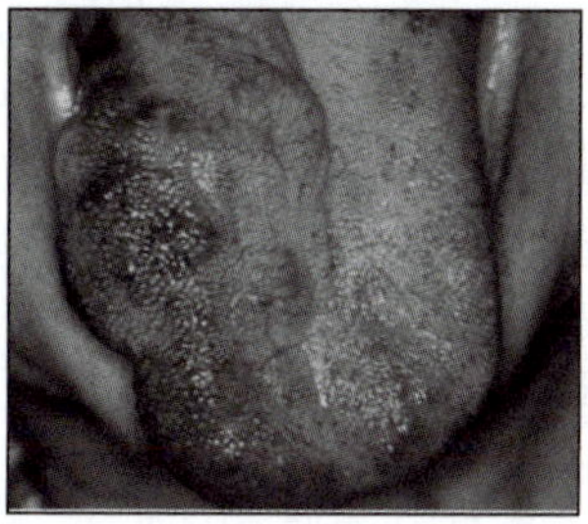

Figura 21.15. Hemangioma cavernoso em língua. (Veja imagem colorida no encarte.)

Apresenta um ciclo de evolução bem definido: fase proliferativa durante os primeiros 8 a 12 meses, seguida por uma fase de regressão com duração de 5 a 8 anos. A involução é completa em 50% das crianças com 5 anos. Este índice pode chegar a 70% nas crianças com 7 anos e pode continuar até os 10 a 12 anos.

Usualmente as lesões são assintomáticas, e as localizações mais comuns na cavidade oral são os lábios (Figura 21.16), a língua e a mucosa jugal. Raramente afetam ossos.

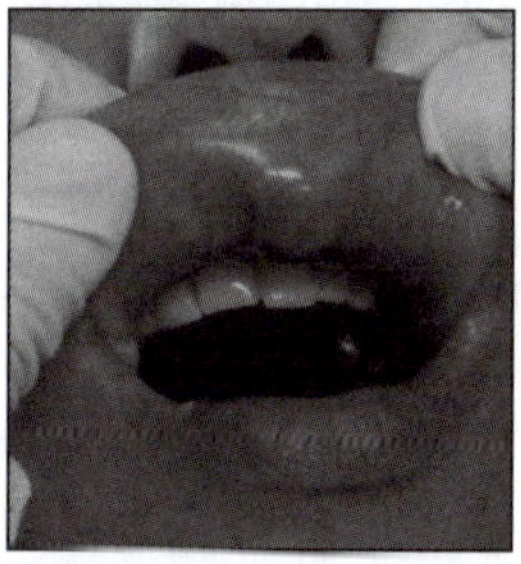

Figura 21.16 Hemangioma em lábio. (Veja imagem colorida no encarte.)

Na síndrome de Bean, estão presentes múltiplos hemangiomas cavernosos na pele, na boca e no trato gastrintestinal. Seu diagnóstico é importante, pois pode levar a sangramentos importantes com risco de vida, à perda oculta de sangue e à anemia por deficiência de ferro[1-4].

Exame físico

Podem apresentar-se como lesão plana, nodular ou protuberante, com coloração variável, de vermelho a azulado, dependendo do grau de congestão e profundidade. O tamanho das lesões pode variar de poucos milímetros a vários centímetros, sendo causa de desfiguração facial. A maior parte varia de 0,5 a 5 cm (Figura 21.16).

A compressão manual torna as lesões mais claras à medida que o sangue é afastado dos espaços centrais para a periferia.

Exame complementar

O diagnóstico é clínico. Ressonância nuclear magnética (RNM) pode ser utilizada em lesões extensas para avaliar profundidade e extensão.

Tratamento

Devido à sua história de regressão espontânea na maior parte dos casos, o tratamento geralmente é conservador. Os corticosteróides são a primeira linha de tratamento, e a resposta varia de 60 a 80%. A aplicação intralesional pode ser utilizada para hemangiomas pequenos: triamcinolona 25 mg/mL, dose de 3 a 5 mg/kg, por injeção, baseado no tamanho da lesão e no peso da criança, com aplicações repetidas em intervalos de 6 a 8 semanas. Geralmente, de 3 a 5 aplicações são suficientes[23].

Cirurgia deve ser reservada para casos como hemangioma subglótico com risco de vida, déficit visual sem resposta a corticoterapia e hemangiomas pedunculados com sangramento[23]. A crioterapia é uma ótima solução para esclerose das lesões, principalmente naquelas mais extensas[1,4].

Linfangioma

Definição

Considerado tumor benigno do sistema linfático, caracterizado pela anastomose de vasos linfáticos e espaços císticos de tamanhos variáveis.

Etiologia

Sua etiologia é desconhecida, mas acredita-se que seja uma malformação do sistema linfático devido à falha de um grupo de sacos linfáticos ao se juntar ao sistema linfático durante seu desenvolvimento.

Epidemiologia

Aproximadamente 50% dos linfangiomas estão presentes ao nascimento, e 90%, até os 2 anos. Os locais mais acometidos são: cabeça e pescoço (mais comum no trígono posterior), axila e abdome. O acometimento da cavidade oral não é comum (Figura 21.17)[1-4,22,24].

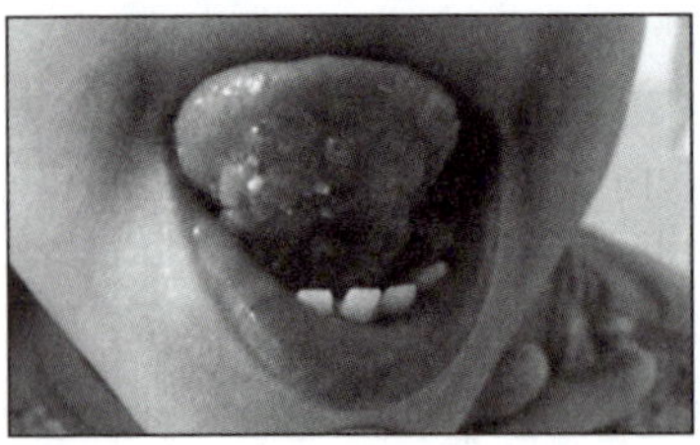

Figura 21.17 Linfangioma em língua. (Veja imagem colorida no encarte.)

Histopatologia

Podem ser divididos em três subtipos:

- Simples (composto de canais linfáticos de paredes finas e de tamanho capilar).
- Cavernoso (composto de canais linfáticos dilatados, freqüentemente com fibrose sobre adventícia).
- Linfangioma cístico ou higroma (composto por cistos que variam de milímetros a centímetros de diâmetro).

Os subtipos mais comuns na língua são o simples e o cavernoso.

História

Geralmente presentes ao nascimento ou até os 2 anos. Podem aumentar de tamanho após infecções das vias aéreas ou hemorragia, geralmente seguido de remissão temporária.

A remissão espontânea pode ocorrer em alguns casos.

Em adultos, sua ocorrência é muito rara, freqüentemente secundária a trauma ou infecção das vias aéreas com provável ativação de tecido linfático anormal latente. Nestes casos, a remissão espontânea é improvável.

Na boca, podem apresentar-se como nódulo elevado na superfície da língua nos casos localizados ou causar protrusão da língua com macroglossia nos casos difusos. O dorso da língua é o local mais acometido[24].

As lesões orais podem sofrer trauma, maceração e sangramento, além de infecção secundária. Tumores maiores podem interferir na fala, na deglutição e na mastigação, e causar comprometimento de via aérea.

Exame físico

É mais freqüente no dorso da língua, em seus 2/3 anteriores, podendo atingir grande extensão, especialmente após episódios de infecção de vias aéreas superiores. Outras regiões acometidas são palato, gengiva, mucosa bucal, lábios e região do alvéolo dentário da mandíbula.

Com seu crescimento, as papilas linguais aumentam de tamanho, e a língua assume caráter granular com superfície irregular e áspera, com vesículas contendo material azulado e sanguinolento (aparência de "pudim de tapioca" ou de "ovos de sapo"). Pode ocorrer a ruptura de capilares nos espaços linfáticos, que adquirem uma coloração mais escura e azulada. O aumento de volume dificulta o fechamento da boca, com presença de ulcerações, secura e salivação excessiva. Quando ocorre em localizações mais profundas, apresenta-se como massa submucosa.

Exame complementar

O diagnóstico é baseado nos aspectos clínicos e epidemiológicos, com confirmação histopatológica.

Em casos mais extensos e profundos, a RNM é o exame indicado para definir sua extensão e o planejamento cirúrgico[25,26], pois permite melhor diferenciação com as partes moles adjacentes.

Diagnóstico diferencial

O diagnóstico diferencial é feito com hemangioma, teratoma, tireóide lingual, cisto dermóide, cisto tireoglosso e tumor de célula granular.

Conduta

A opção terapêutica deve considerar o tamanho da lesão, a localização e a repercussão funcional. Em crianças, pode ocorrer a regressão espontânea da lesão.

A cirurgia é o tratamento preconizado como primeira opção, principalmente em casos de repercussão funcional importante como disfagia e dispnéia. A ressecção radical é difícil devido ao seu caráter infiltrativo e das seqüelas funcionais.

Outras opções terapêuticas que podem ser utilizadas são: crioterapia, eletrocoagulação e injeção de corticóides intra-lesional.

Agentes esclerosantes (como o OK-432) são utilizados principalmente para lesões císticas, que são menos freqüentes na cavidade oral.

CONCLUSÕES

Neste capítulo foi apresentada uma breve descrição das mais importantes lesões orais que acometem a faixa etária pediátrica. Algumas delas, como as candidoses, os eritemas multiformes e as infecções herpéticas são extremamente freqüentes. Outras lesões, como os pênfigos e as epidermólises, são mais raras entre as crianças. No entanto, todas elas requerem conhecimento por parte de otorrinolaringologistas e pediatras. Como esta é uma pequena súmula de um assunto extremamente vasto, aqueles que se interessarem em se aprofundar no assunto deverão buscar detalhes adicionais em livros textos de estomatologia.

REFERÊNCIAS BIBLIOGRÁFICAS

1. Miziara ID, Frizzarini R, Constantino GTL, Bento RF. Condutas Práticas em Estomatologia. 1ª ed. São Paulo: Fundação Otorrinolaringologia; 2007. v. 1. 148 p.
2. Constantino GTL, Miziara ID. Lesões orais no pronto-socorro. In: Pronto-Socorro Condutas do Hospital das Clínicas da Faculdade de Medicina da USP. 1ª ed. Barueri: Manole; 2007. p 627-35.
3. Constantino GTL, Miziara ID. Lesões da cavidade oral. In: Clínica médica dos sinais e sintomas ao diagnóstico e tratamento. 1ª ed. Barueri: Manole; 2007. p 1623-30.
4. Miniti A, Bento RF, Butugan O. Doenças da cavidade oral. In: Otorrinolaringologia – clínica e cirúrgica. São Paulo: Atheneu; 1993. p. 384-98.

5. Miziara ID, Lima A, Cortina RC . Candidíase oral e leucoplasia pilosa como marcadores de progressão da infecção pelo HIV em pacientes brasileiros. Rev Bras Otorrinolaringol. 2004;70(3):310-4.
6. Miziara ID, Valentini Junior M, Ribeiro FC, Miniti A. Changing patterns of buccal manifestations in AIDS. Rev Laryngol Otol Rhinol. 2003;123(4):231-4.
7. Miziara ID, Weber R. Oral candidosis and oral hairy leukoplakia as predictors of HAART failure in Brazilian HIV-infected patients. Oral Dis. 2006;12(4):402-7.
8. Sande MA, Mandell GL. Drogas antimicrobianas, drogas antimicóticas e antivirais. In: Goodman e Gilman. As Bases Farmacológicas da Terapêutica. Rio de Janeiro: Guanabara Koogan; 1985. p. 799-812.
9. Miziara ID. O uso da antibioticoterapia no tratamento das doenças bucais – parte I. JBC. J Brasil Odontol Clín. 1998;2(7):57-66.
10. Miziara ID. O uso da antibioticoterapia no tratamento das doenças bucais – parte II. JBC. J Brasil de Odontol Clín. 1998;2(7):96-101.
11. Miziara ID, Ximenes Filho JÁ, Ribeiro FC, Brandão AL. Acometimento oral no pênfigo vulgar. Rev Brasil Otorrinolaringol. 2003;69(3):327-31.
12. Miziara ID, Miniti A, Costa E G. O uso da dapsona associada à predinisona no tratamento do pênfigo vulgar. Rev Brasil Otorrinolaringol. 1994;60(4):280-6.
13. Miziara ID, Bohadana SC, Braga NMA, Romano FR, Miniti A, Sperandio F. Cicatricial pemphigoid: report of five cases. Ear Nose Throat J. 2002;81(7):442-8.
14. Miziara ID, Francesco RC, Valentini Junior M, Santi CG, Miniti A. Manifestações orais na epidermólise bolhosa: relato de caso. Arq Fundação Otorrinolaringol. 1998;2(1):28-32.
15. Miziara ID. Estomatite aftóide recidivante. Rev Brasil ORL. 1995;61(5):418.
16. Wilhelmsen NSW. Estudo preliminar da correlação entre antígenos de histocompatibilidade (HLA) e estomatite aftóide recorrente em população brasileira. [Tese]. São Paulo: Faculdade de Medicina da Universidade de São Paulo; 2008.
17. Miziara ID. Síndrome de Behcet. Acta AWHO. 1988;7(3):168-70.
18. Miziara ID, Araujo Filho BC, Weber R. Aids e estomatite aftóide recidivante. Rev Brasil Otorrinolaringol. 2005;71:517-20.
19. Ximenes Filho JÁ, Miziara ID. Estomatite aftóide recorrente: atualização no tratamento. Arq Fundação Otorrinolaringol. 2001;5(4):198-201.
20. Miziara ID, Miniti A, Gondim M. Uso da dapsona no tratamento da estomatite aftóide recidivante. Rev Brasil Otorrinolaringol. 1992;58(2):96-8.
21. Smith EM, Swarnavel S, Ritchie JM, Wang D, Haugen TH, Turek LP. Prevalence of human papillomavirus in the oral cavity/oropharynx in a large population of children and adolescents. Pediatr Infect Dis J. 2007 Sep;26(9):836-40.
22. Rosa PA, Hirsch DL, Dierks EJ. Congenital neck masses. Oral Maxillofac Surg Clin North Am. 2008;20(3):339-52.
23. Saetti R, Silvestrini M, Cutrone C, Narne S. Treatment of congenital subglottic hemangiomas: our experience compared with reports in the literature. Arch Otolaryngol Head Neck Surg. 2008;134(8):848-51.
24. Brennan TD, Miller AS, Chen SY. Lymphangiomas of the oral cavity: a clinicopathologic, immunohistochemical, and electron-microscopic study. J Oral Maxillofac Surg. 1998;56(3):407.
25. Koeller KK, Alamo L, Adair CF, Smirniotopoulos JG. Congenital cystic masses of the neck: radiologic-pathologic correlation. Radiographics. 1999;19(1):121-46.
26. Mosca RC, Pereira GA, Mantesso A. Cystic hygroma: characterization by computerized tomography. Oral Surg Oral Med Oral Pathol Oral Radiol Endod. 2008;105(5):e65-9.

Seção VII

Alterações da face e do pescoço

Massas Cervicais 22

Luiz Ubirajara Sennes
Carlos Diógenes Pinheiro Neto

Após ler este capítulo, você estará apto a:

1. Diferenciar, a partir de dados da história clínica e do exame físico, as massas cervicais de origem inflamatória, congênita e neoplásica.
2. Descrever as características clínicas que diferenciam as linfadenites reacionais das linfadenites específicas.
3. Classificar as massas cervicais congênitas em relação às suas localizações preferenciais.
4. Identificar os diversos tipos de massas cervicais de origem congênita.
5. Indicar os principais exames complementares utilizados na investigação diagnóstica das massas cervicais.

INTRODUÇÃO

As massas cervicais são doenças muito prevalentes na população pediátrica. Podem apresentar três origens principais: inflamatória, congênita ou neoplásica. O acometimento inflamatório dos linfonodos é a causa mais freqüente de massa cervical em crianças. Em segundo lugar, destacam-se as doenças congênitas e, finalmente, as neoplásicas[1].

MASSAS CERVICAIS INFLAMATÓRIAS

Além da linfonodopatia, a sialoadenite e os abscessos cervicais também fazem parte do grupo das massas cervicais de origem inflamatória. A linfonodopatia caracteriza-se por qualquer processo que cause uma alteração no tamanho e/ou na consistência de um linfonodo. Linfadenite é o termo que se refere especificamente às linfonodopatias de origem inflamatória ou infecciosa.

A linfadenite é a principal causa de massa em região cervical na população pediátrica. Dois tipos principais destacam-se: linfadenite reacional e linfadenite específica. Os linfonodos cervicais recebem drenagem linfática de várias regiões, como mucosa da boca, faringe, laringe, glândulas salivares maiores e tireóide, assim como pele da cabeça e pescoço. Quando ocorre um processo infeccioso em algum desses locais, há uma reação de defesa nos linfonodos regionais. Esse mecanismo de defesa causa uma hiperplasia importante dos folículos linfóides e das células de defesa linfonodais, caracterizando a linfadenite reacional[2,3].

A linfadenite específica é decorrente de um processo infeccioso ou granulomatoso de origem bacteriana, viral, parasitária ou fúngica. Nesses casos, agentes patogênicos causam invasão, com acometimento infeccioso diretamente nos linfonodos[3].

Etiologia

As linfadenites podem ter uma apresentação aguda ou subaguda/crônica. Em geral, as afecções agudas são de origem bacteriana ou viral e correspondem às linfadenites reacionais. Um quadro de amigdalite bacteriana ou de infecção viral das vias aéreas superiores, por exemplo, pode ocasionar uma linfadenite regional reacional. Já as afecções subagudas/crônicas podem apresentar etiologia bacteriana, viral, parasitária ou fúngica e, em geral, correspondem às linfadenites específicas. Doenças bacterianas, como tuberculose e sífilis, por exemplo, podem apresentar-se com linfonodopatia subaguda em região cervical. Infecções virais por citomegalovírus (CMV) ou por vírus da imunodeficiência humana (HIV) podem manifestar-se com quadro de linfadenite subaguda. A toxoplasmose é um exemplo de doença parasitária que pode acometer linfonodos do pescoço. Doenças granulomatosas fúngicas, como blastomicose e histoplasmose, também estão envolvidas em acometimento de linfonodos no pescoço (Quadro 22.1).

A sialoadenite é caracterizada por inflamação das glândulas salivares, em geral, de origem viral ou bacteriana. A parotidite epidêmica ou caxumba é causada pelo paramixovírus e representa a doença viral mais comum das glândulas salivares. Citomegalovírus, Epstein Barr, Coxsackie A e HIV também podem causar sialoa-

Quadro 22.1 – Agentes etiológicos mais freqüentes das massas cervicais inflamatórias

Agudas	Subagudas/crônicas
■ Linfadenite reacional por: – Amigdalite bacteriana aguda – Infecção das vias aéreas superiores – Citomegalovirose – Rubéola – Mononucleose infecciosa – Herpes simples – Varicela	■ Viral: – Citomegalovirose – Aids – Mononucleose ■ Bacteriana: – Doença da arranhadura do gato – Tuberculose – Micobactéria atípica – Sífilis ■ Fúngica: – Histoplasmose – Paracoccidioidomicose ou blastomicose ■ Parasitária: – Toxoplasmose

Fonte: adaptado de Leung AK, Robson WL[3].

denites virais. A parotidite bacteriana é um exemplo de infecção bacteriana de glândula salivar, causada mais freqüentemente pelo *Staphylococcus aureus*. Acomentimento granulomatoso, parasitário e fúngico das glândulas salivares também pode ocorrer, assim como alterações inflamatórias em associação às doenças reumáticas[4].

Os abscessos cervicais, em geral, são decorrentes de complicações de linfadenite, sialoadenite, adenotonsilites ou problemas dentários. Apresentam flora polimicrobiana, sendo os agentes mais comuns as espécies de estreptococos (mais freqüentemente o *S. viridans* e o beta-hemolítico) e os anaeróbios[5].

Manifestações Clínicas

As massas cervicais inflamatórias em geral cursam com abaulamento doloroso na região do pescoço, acompanhado de sinais flogísticos locais e sintomas sistêmicos. Um dado da história clínica muito importante para o diagnóstico diferencial é o tempo de evolução da doença. Quadros agudos são mais sugestivos de linfadenite reacional, enquanto quadros mais arrastados necessitam de investigação diagnóstica mais detalhada. Doenças granulomatosas, por exemplo, apresentam uma evolução mais subaguda/crônica.

A linfadenite reacional é caracterizada por acometimento agudo de múltiplos linfonodos cervicais que drenam a região da cabeça e do pescoço envolvida com o processo infeccioso. Uma criança com quadro de infecção das vias aéreas superiores (IVAS) pode apresentar um aumento de cadeias linfonodais cervicais bilateralmente. A palpação do pescoço evidencia múltiplos linfonodos aumentados, dolorosos, móveis e de consistência fibroelástica. É possível ocorrer supuração do linfonodo; a presença de flutuação pode ser percebida durante a palpação. Sintomas sistêmicos, como febre e adinamia, perda de apetite freqüentemente estão presentes. Em geral, as linfadenites reacionais tendem à regressão espontânea com o tratamento da doença de base[3].

Linfonodopatia mais persistente e em associação com sintomas sistêmicos, como perda ponderal, queda do estado geral e febre baixa, deve ser investigada. A doença da "arranhadura do gato" (bacteriana) e a toxoplasmose (parasitária) podem evoluir com linfoadenopatias múltiplas e subagudas. As massas crônicas geralmente se relacionam às infecções granulomatosas bacterianas (tuberculose, micobactéria atípica e sífilis) ou fúngicas (blastomicose e histoplasmose). Sinais e sintomas específicos dessas doenças devem ser pesquisados. O linfonodo acometido pode apresentar supuração e tem maior tendência à fistulização para a pele. Deve-se lembrar de que doenças neoplásicas fazem parte do diagnóstico diferencial[2].

A sialoadenite aguda é caracterizada pelo aumento doloroso da glândula salivar. Pode acometer a parótida, que é a mais comumente afetada, como também a glândula submandibular, a sublingual e as glândulas salivares menores. Ao exame físico, pode-se perceber dor à palpação da glândula, aumento difuso e sinais flogísticos locais. Flutuação pode estar presente caso ocorra supuração da glândula ou de um linfonodo intraparotídeo, por exemplo. A saída de secreção purulenta pelo óstio de drenagem é sugestiva de sialoadenite bacteriana, enquanto a descarga de secreção hialina é mais característica de doença viral[6].

Os abscessos cervicais são caracterizados por abaulamento inflamatório na região do pescoço. A apresentação clínica inicial depende do nível de progressão da doença, podendo variar desde sintomas localizados até mediastinite e choque séptico. Febre, dor e edema local são os sintomas iniciais mais comuns. O exame físico pode confirmar a presença de febre e edema cervical. Podem estar presentes desidratação, odinofagia, disfagia, disfonia, dispnéia e trismo[5].

Diagnóstico e Exames Complementares

Para o diagnóstico das massas cervicais inflamatórias, história clínica bem feita e exame físico minucioso são imprescindíveis. Pacientes com quadro clínico sugestivo de linfadenite reacional, em geral, não necessitam de investigação complementar. Já em quadros de linfonodopatia subaguda/crônica, exames complementares devem ser solicitados de acordo com a história clínica. Hemograma completo, radiografia pulmonar, provas sorológicas, bacteriológicas, fúngicas e parasitológicas, muitas vezes, são exames necessários para a elucidação diagnóstica. Pacientes com história sugestiva de mononucleose infecciosa, por exemplo, devem ser avaliados quanto à presença de linfocitose atípica e testes sorológicos. Pacientes com adenopatia cervical e quadro clínico sugestivo de tuberculose devem ser submetidos à radiografia de tórax, à pesquisa de bacilo no escarro ou no aspirado de linfonodo, dentre outros exames[3].

Exames de imagem são importantes para o diagnóstico de supuração em linfonodos e para a avaliação da gravidade e da extensão de abscessos cervicais. A ultrasonografia (US) é um exame de baixo custo e baixa morbidade. Além de permitir a detecção de liquefação nos espaços cervicais, pode ser utilizada para a identificação do local exato para a punção aspirativa. O material obtido com a punção é enviado para identificação do agente etiológico por análise direta e de cultura. Sempre que possível, o material também deve ser enviado para a realização de antibiograma[7].

A tomografia computadoriza (TC) é o exame de imagem escolhido, por apresentar uma definição anatômica muito superior à da US (Figura 22.1). No entanto, a TC tem como desvantagens: maior radiação ionizante, custo e possibilidade de alergia ao contraste. A TC também pode ser utilizada para a identificação do local para punção aspirativa. Nos casos em que a definição diagnóstica não foi possível com a punção aspirativa e, principalmente, em que há a possibilidade de doença neoplásica, a biópsia excisional pode ser indicada, mas deve-se estar preparado para uma ressecção mais ampla se for necessário[7,8].

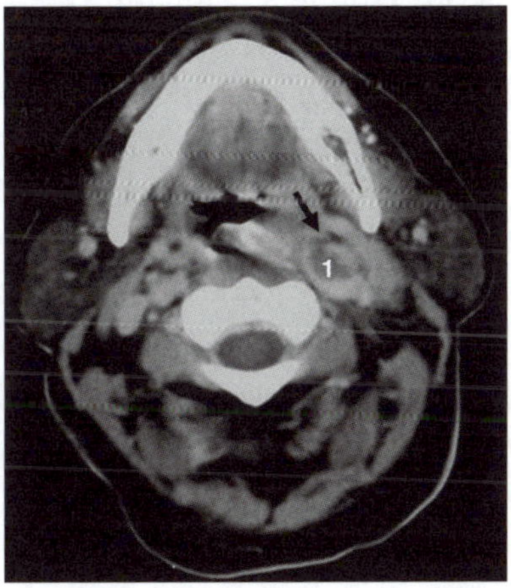

Figura 22.1 Tomografia computadorizada de pescoço, corte axial. Observe linfonodo cervical profundo (seta preta) com presença de liquefação em seu interior (número 1 branco).

Tratamento

O tratamento das massas cervicais inflamatórias pode ser dividido em tratamento inespecífico e específico. O primeiro baseia-se em medidas de suporte clínico, como analgesia, hidratação, nutrição, manutenção de via aérea e controle da febre, e está indicado para qualquer massa cervical inflamatória. Já o tratamento específico deve ser direcionado ao agente etiológico.

O tratamento da linfadenite reacional por infecção viral das vias aéreas superiores é basicamente de suporte, já que se trata de um processo viral auto-limitado. Já em casos de linfadenite reacional por amigdalite bacteriana, por exemplo, o tratamento com antibiótico deve ser iniciado. Em relação às linfonodopatias subagudas/crônicas, além das medidas inespecíficas, tratamento medicamentoso apropriado ao agente etiológico deve ser prontamente realizado[2-4].

Especial atenção deve ser dada à evolução do quadro. A presença de supuração em linfonodos ou de abscesso em espaços cervicais profundos é indicação de tratamento de urgência. Em questão de horas, um abscesso cervical pode evoluir para insuficiência respiratória e/ou mediastinite. O tratamento nestes casos deve ser realizado por meio da drenagem cirúrgica e de antibioticoterapia endovenosa, além das medidas de suporte[5].

MASSAS CERVICAIS CONGÊNITAS

Dentre as causas não-inflamatórias de massas cervicais em crianças, as lesões de origem congênita são as mais comuns. Na maioria dos casos, as lesões são clinicamente visíveis ao nascimento. No entanto, em algumas situações, o defeito pode permanecer latente até que um episódio de infecção das vias aéreas superiores, por exemplo, cause um abaulamento cervical. As lesões podem ser derivadas de malformações do ducto tireoglosso, dos arcos branquiais, de vasos linfáticos ou sangüíneos, de remanescentes meso e ectodérmicos, ou, ainda, relacionadas a uma fragilidade da parede muscular da laringe e da faringe. Cada tipo de massa tem uma apresentação clínica e uma localização distinta na região do pescoço. Anomalias dos arcos branquiais e laringoceles localizam-se em posição lateral no pescoço. Cistos do ducto tireoglosso e cistos dermóides são lesões características da linha mediana[9,10] (Quadro 22.2).

MASSAS MEDIANAS

Cisto do Ducto Tireoglosso

Durante a embriogênese, o primórdio tireoideano desenvolve-se na região do forame cecum, na base da língua, ao redor da 3ª semana de vida intra-uterina. Em seguida, esse tecido desce como ducto tireoglosso na região anterior do pescoço até a posição anatômica da glândula tireóide. A persistência de qualquer porção desse ducto pode resultar em lesão cística ou fístula na linha cervical mediana. O osso hióide, que se origina do 2º e do 3º arco, está intimamente envolvido com o ducto tireoglosso.

Quadro 22.2 – Massas cervicais congênitas, segundo sua localização preferencial

Massas Laterais	Massas em linha mediana	Sem preferência
Anomalias branquiais	Cisto do ducto tireoglosso	Linfagioma
Laringocele	Cisto tímico	Hemangioma
Torcicolo congênito	Cisto dermóide	
	Rânula	

Fonte: adaptado de Pincus RL[1].

O cisto do ducto tireoglosso é a causa mais comum de massa cervical de origem congênita. A primeira manifestação, em geral, ocorre em crianças com menos de 5 anos, porém pode ocorrer em qualquer idade. Clinicamente, pode ser percebido como uma massa anterior em linha mediana de consistência cística, bem delimitada e móvel à palpação (Figura 22.2). Durante a deglutição e a protusão da língua, a lesão eleva-se. Após quadro de infecção de vias aéreas superiores (IVAS), pode ocorrer crescimento rápido da lesão, acompanhado de sinais flogísticos. Em casos de infecções recorrentes, pode haver fistulização para a pele.

O diagnóstico é feito por meio da história clínica e do exame físico. Nos casos de suspeita clínica, é importante a diferenciação com tecido tireoideano ectópico. Apenas 10% dos casos de tireóide ectópica são encontrados no pescoço. No entanto, a tireóide ectópica pode representar o único tecido tireoideano em 75% dos pacientes[9,10]. Portanto, US ou cintilografia deve ser realizada para diferenciar tireóide ectópica de cisto do ducto tireoglosso. A TC pode ser utilizada para um melhor estudo da anatomia cervical antes da cirurgia.

O tratamento é cirúrgico, com a ressecção do cisto/fístula e seu trajeto até o forame cecum, incluindo a porção média do osso hióide para evitar recidivas (cirurgia de Sistrunk). Carcinomas têm sido relatados como provenientes de cistos do ducto tireoglosso; no entanto, a etiopatogenia exata é desconhecida[9-11].

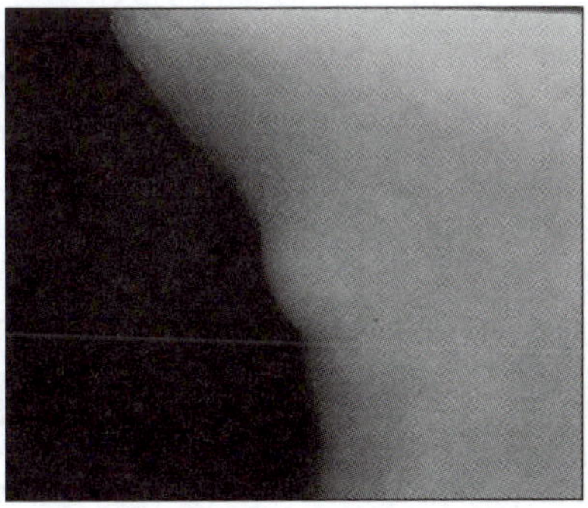

Figura 22.2 Cisto do ducto tireoglosso. Observe o abaulamento cervical em região anterior e mediana do pescoço. (Veja imagem colorida no encarte.)

Cisto Tímico

O timo é derivado da terceira bolsa faríngea. Por volta da 6ª semana de vida intra-uterina, o primórdio tímico desenvolve-se e inicia seu processo de descida até o tórax através do ducto timofaríngico. Ao longo desse trajeto, remanescentes embrionários podem desenvolver-se, resultando no cisto tímico. Clinicamente, apresenta-se como uma massa assintomática e mediana na região baixa do pescoço (eventualmente na região supraclavicular), de consistência cística. Pode tornar-se dolorosa e aumentada se estiver infectada. No diagnóstico diferencial, deve-se considerar um timoma ou, mais raramente, um linfossarcoma tímico. Exames de imagem como a TC e a ressonância nuclear magnética (RNM) podem ser úteis na diferenciação com o higroma cístico. O tratamento é preferencialmente cirúrgico, e o diagnóstico é confirmado pela presença de corpúsculos de Hassall nos cortes histológicos[9-12].

Cisto Dermóide

Apresentam-se na linha mediana do pescoço, usualmente na região submentoniana. As lesões consistem em uma cavidade revestida por tecido epitelial, contendo pele e seus apêndices (pêlos e glândulas sebáceas). Os cistos movem-se livremente sob a pele e são indolores à palpação, exceto quando estão infectados. O diagnóstico diferencial mais importante é com cisto do ducto tireoglosso. Os dermóides, no entanto, não se elevam com a protusão da língua. Quando localizados no assoalho da boca (cerca de 23% dos casos), podem ser confundidos com uma rânula. O tratamento dessas lesões é feito por meio da exérese cirúrgica[9,11] (Figura 22.3).

Teratoma

Os teratomas são lesões congênitas da linha média das quais fazem parte elementos tissulares maduros das três camadas germinativas: ectoderme, mesoderme e

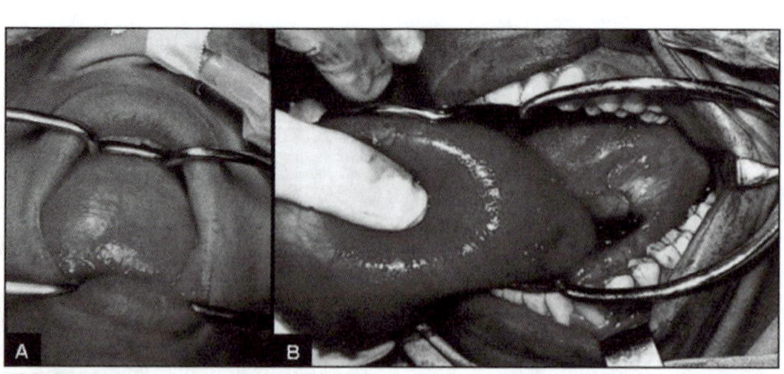

Figura 22.3 Cisto dermóide. A: abaulamento da lesão em cavidade oral; B: visão intra-operatória. Observe a extensão da lesão para a região submentoniana através do assoalho da cavidade oral. (Veja imagem colorida no encarte.)

endoderme. Em geral, já estão presentes ao nascimento e raramente se manifestam após o 1º ano de vida. O diagnóstico intra-uterino pode ser feito com a US. Com certa freqüência, os teratomas apresentam-se como lesões grandes, semi-císticas e encapsuladas. Podem apresentar desconforto respiratório no recém-nascido por compressão traqueal. Sinais e sintomas de compressão esofágica também podem estar presentes. O diagnóstico diferencial mais importante é com as malformações linfáticas; a US é útil nesta diferenciação. Uma vez diagnosticado, a remoção cirúrgica deve ser realizada para se evitar complicações obstrutivas[9,13].

Rânula

A obstrução de um ducto de drenagem das glândulas sublinguais pode causar um extravasamento de saliva para a região do interstício sublingual. Esse extravasamento leva à formação de um pseudocisto, que pode abaular a região submentoniana e/ou o assoalho da boca. O tratamento da rânula consiste na excisão cirúrgica com remoção da glândula sublingual que a originou[10].

MASSAS LATERAIS

Anomalias dos Arcos Branquiais

As anomalias dos arcos branquiais podem se apresentar como lesões císticas com ou sem trajetos fistulosos associados. Representam aproximadamente 17% de todas as massas cervicais na população pediátrica. As anomalias do segundo arco correspondem a cerca de 90% dos casos, sendo aproximadamente 8% do primeiro arco e o restante, do 3º e 4º arcos. Manifestam-se igualmente em ambos os sexos, sendo raras as anomalias bilaterais[9].

As anomalias do primeiro arco branquial apresentam-se como massas relacionadas ao pavilhão auricular e à parótida. Segundo a classificação de Work, podem ser divididas em dois tipos principais. As do tipo I são exclusivamente ectodérmicas, apresentando alterações no canal auditivo externo. Já as do tipo II possuem elementos ectodérmicos e mesodérmicos e, após quadros infecciosos, podem evoluir como abscesso abaixo do ângulo da mandíbula. Seu trajeto passa através da glândula parótida em proximidade com o nervo facial e termina inferiormente ao canal auditivo externo na sua junção ósseo-cartilaginosa[14] (Figura 22.4).

As anomalias do segundo arco branquial são as mais comuns. Apesar de congênitas, muitas vezes não são visíveis ao nascimento. A idade de predileção para o aparecimento clínico desses cistos está entre 20 e 30 anos, em geral, após um quadro infeccioso das vias aéreas superiores. A localização preferencial desse cisto

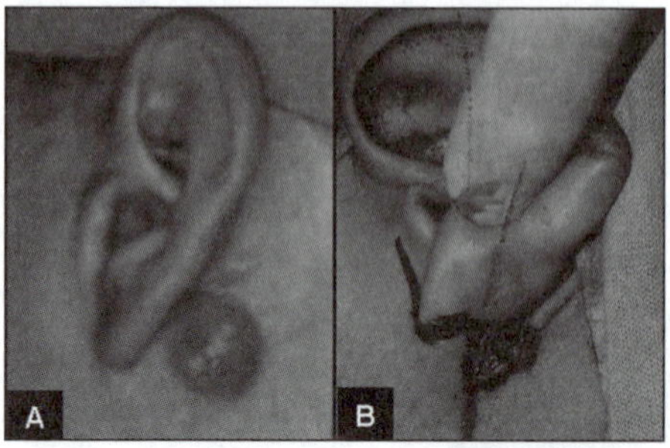

Figura 22.4 Cisto do primeiro arco branquial. A: lesão hiperemiada em região retroauricular; B: imagem intra-operatória. Observe que a ressecção da lesão deve ser acompanhada de dissecção do seu trajeto até a região ósseo-cartilaginosa do conduto auditivo externo. (Veja imagem colorida no encarte.)

encontra-se na parte anterior ao músculo esternocleidomastóideo. No entanto, um trato fibroso pode persistir desde a bainha carotídea, passando pelos nervos glossofaríngeo e hipoglosso, terminando na fossa tonsilar[9,10].

As anomalias do 3º e 4º arcos branquiais são raras. A apresentação clínica está relacionada à existência de massa cística na parte inferior do pescoço, região da fúrcula esternal. A presença de massa cervical associada ao desconforto respiratório agudo na idade perinatal pode ocorrer nesses casos[9].

O principal exame de imagem para a definição anatômica das anomalias dos arcos branquiais é a TC. A fistulografia com radioscopia é descrita como um método para identificação radiológica de trajeto fistuloso. Este exame, porém, é pouco utilizado na prática clínica.

O tratamento das anomalias dos arcos branquiais é cirúrgico, realizado por meio de cervicotomia. A remoção de todo o trajeto fistuloso é necessária para se evitar recidivas. Portanto, muitas vezes, são necessárias dissecções cervicais profundas e atenção especial para a íntima relação entre o trajeto, os vasos e os nervos cervicais[11].

Laringocele

A laringocele é caracterizada pela evaginação em forma de saco do lúmen laríngeo, mais comumente na região do ventrículo laríngeo. Esta evaginação pode ficar restrita ao espaço limitado pela laringe (laringocele interna) ou atingir espaços cervicais além da membrana tireo-hióidea (laringocele externa). Caracteristicamente, as laringoceles são uma espécie de sacos cheios de ar, podendo ocorrer acúmulo de secreção e, conseqüentemente, nível hidroaéreo. A laringocele externa causa abaulamento cervical, em geral, no bordo anterior do músculo esternocleidomastóideo e aumenta de tamanho com a manobra de Valsalva. Disfonia, tosse e sensação de corpo estranho são sintomas comuns. Em casos mais severos, pode haver dispnéia. Radiografia simples do pescoço pode ser suficiente para a identificação da dilatação aérea e/ou presença de nível hidroaéreo. No entanto, a TC é superior para avaliação diagnóstica. O tratamento é cirúrgico[9,15] (Figura 22.5).

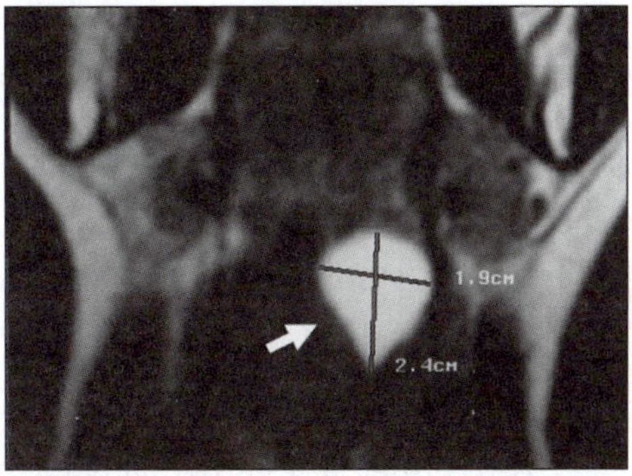

Figura 22.5 Ressonância nuclear magnética ponderada em T2. Corte coronal. Observe a imagem sacular com hipersinal em T2 (seta branca). Imagem sugestiva de laringocele preenchida por líquido.

Tumores do Esternocleidomastóideo (Torcicolo Congênito)

Caracterizada por massa de tecido fibroso na região do esternocleidomastóideo, em geral, a lesão manifesta-se clinicamente por volta da 1ª à 8ª semana de vida. A causa é desconhecida, no entanto, trauma de parto, isquemia muscular e mau posicionamento fetal podem aumentar o risco para a lesão.

O torcicolo congênito apresenta-se como uma massa firme, dolorosa, discreta e fusiforme, dentro do esternocleidomastóideo, que lentamente regride de tamanho dentro de 2 ou 3 meses, e continua a regredir até os 8 meses. A massa desaparece em mais de 80% dos casos; portanto, recomenda-se apenas fisioterapia. Caso não haja melhora, o tratamento cirúrgico é indicado[10].

MASSAS SEM LOCALIZAÇÃO PREFERENCIAL

Hemangioma

É a neoplasia de cabeça e pescoço mais comum em crianças. São lesões primariamente superficiais, atingindo pele e mucosas, porém podem atingir tecidos mais profundos. Resultam de anormalidades na embriologia dos vasos sangüíneos. Meninas são discretamente mais acometidas que meninos (2:1)[9,10].

Cerca de 1/3 dos hemangiomas já estão presentes ao nascimento e aumentam de tamanho progressivamente durante o 1º ano de vida. Clinicamente, manifestam-se por lesões violáceas, depressíveis e com bordos bem delimitados. A sintomatologia varia de acordo com a localização. Hemangioma na região do vestíbulo nasal pode causar obstrução das narinas, enquanto lesões em pálpebra podem ocasionar alterações visuais. Após o 1º ano de vida, esses tumores passam a involuir, com um pico de involução entre 18 e 24 meses. Apresentam ainda uma fase involutiva dos 5 aos 7 anos. Há depósito de tecido fibrogorduroso e, em quase 90% dos casos, a involução ocorre completamente. Desse modo, seu tratamento inicial é expectante. A administração de corticosteróides ou interferon tem mostrado ação no bloqueio de seu crescimento e em sua regressão. O tratamento cirúrgico deve ser sempre muito bem avaliado por ser de difícil realização e nem sempre trazer benefícios. Desse modo, fica reservado principalmente para deformidades estéticas e em casos de compressão de estruturas vitais[9,10].

Linfangioma

Correspondem a aproximadamente 0,8% de todos os tumores benignos da região cervical. Quase a metade dos linfangiomas é visível desde o nascimento, e cerca de 70 a 90%, antes dos 2 anos. A região cervical abriga aproximadamente 75% dos linfangiomas. Não existe predomínio de nenhum dos lados e se desconhecem fatores de risco relacionados ao sexo, à origem étnica e a outras malformações[9,10].

Clinicamente, os linfangiomas são caracterizados por massas multilobuladas, macias, depressíveis, mal delimitadas e indolores. São localizados mais freqüentemente na região cervical posterior, mas podem ocorrer em qualquer região do pescoço. São evidentes ao nascimento ou logo após. As malformações linfáticas surgem dos mesmos primórdios embrionários que os vasos linfáticos normais. Em geral, não causam sintomatologia, além das queixas estéticas. Podem aumentar de tamanho na vigência de infecção das vias aéreas superiores ou com as hemorragias intralesionais. Em casos de linfangiomas mais extensos, sintomas compressivos com dispnéia e disfagia podem ocorrer (Figura 22.6). O tratamento é individualizado e primariamente cirúrgico. A cirurgia deve ser postergada até cerca de 4 anos de idade, exceto se houver compressão de estruturas adjacentes. Apresentam pouca tendência a involuir e baixa taxa de recorrência, mesmo em ressecções parciais[1,9,10].

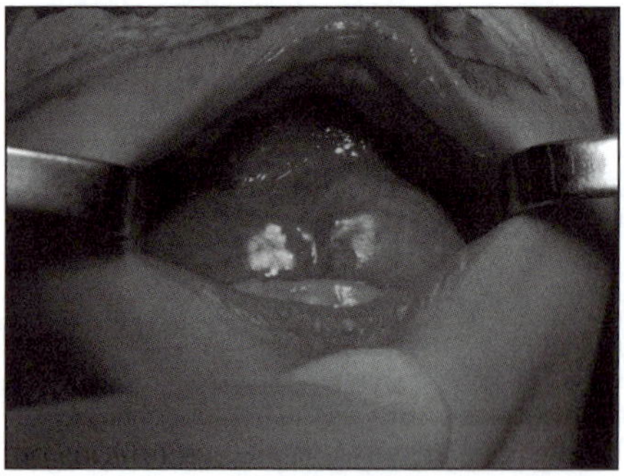

Figura 22.6 Linfangioma em assoalho da cavidade oral. Observe a protusão superior da língua causada pela massa. (Veja imagem colorida no encarte.)

MASSAS CERVICAIS NEOPLÁSICAS

As demais neoplasias da região da cabeça e do pescoço são doenças menos freqüentes na infância e, em geral, são neoplasias malignas. As benignas geralmente apresentam crescimento lento e indolor, sendo notadas como abaulamento cervical progressivo. Dentre elas, destacam-se: cistos sebáceos, lipomas e fibromas, embora possam ocorrer neuromas, paragangliomas, tumores salivares e tireoideanos.

As malignas geralmente apresentam crescimento mais intenso, podendo levar à deformidade ou à ulceração da pele, tendendo a fixar-se em planos profundos. Incluem os tumores primários (linfomas, sarcomas e carcinomas) ou metastáticos (da cabeça e pescoço, tórax, abdome, etc.). O diagnóstico é anátomo-patológico (biópsia excisional ou aspirativa). Seu tratamento pode ser cirúrgico, radioterápico ou quimioterápico, dependendo do tipo histológico. O estadiamento do tumor primário e das metástases deve ser sempre realizado (métodos de imagem e biópsia), assim como a avaliação da repercussão nas condições clínicas do paciente.

CONCLUSÕES

O diagnóstico diferencial das massas cervicais é bastante amplo. A investigação diagnóstica será conduzida a partir da suspeita clínica inicial. Portanto, o médico deve estar atento para cada detalhe da história clínica e do exame físico indicativo de doença inflamatória, congênita ou neoplásica. Diante de uma criança com quadro de abaulamento em pescoço, é imperativo o exame físico minucioso da cavidade oral, orofaringe, nariz, ouvidos, glândulas salivares, bem como de toda a pele da região da cabeça e pescoço, incluindo couro cabeludo.

REFERÊNCIAS BIBLIOGRÁFICAS

1. Bloom DC, Perkins JA, Manning SC. Management of lymphatic malformations. Curr Opin Otolaryngol Head Neck Surg. 2004;12(6):500-4.
2. Bocchini, JA: Pediatric lymphadenopathy. In Shockley WW; Pillsbury III, HC (ed.) The Neck - Diagnosis and Surgery. Mosby. St. Louis, Missouri. St Louis: Mosby;1994. p.109-32.
3. Leung AK, Robson WL. Childhood cervical lymphadenopathy. J Pediatr Health Care. 2004;18(1):3-7.
4. Al-Dajani N, Wootton SH. Cervical lymphadenitis, suppurative parotitis, thyroiditis, and infected cysts. Infect Dis Clin North Am. 2007;21(2):523-41.
5. Vieira F, Allen SM, Stocks RM, Thompson JW. Deep neck infection. Otolaryngol Clin North Am. 2008;41(3):459-83.
6. McQuone SJ. Acute viral and bacterial infections of the salivary glands. Otolaryngol Clin North Am. 1999;32(5):793-811.
7. Turkington JR, Paterson A, Sweeney LE, Thornbury GD. Neck masses in children. Br J Radiol. 2005;78(925):75-85.

8. Lee J, Fernandes R. Neck masses: evaluation and diagnostic approach. Oral Maxillofac Surg Clin North Am. 2008;20(3):321-37.
9. Pincus RL. Congenital Neck Masses and Cysts. In Bayley BJ; Head and Neck Surgery – Otolaryngology. LWW, Philadelphia: LWW; 2001. p.933-9.
10. Drake, AF; Hulka, GF: Congenital neck masses. In Shockley WW; Pillsbury III, HC (ed.) The Neck - Diagnosis and Surgery. St. Louis: Mosby; 1994. p.93-108.
11. Rosa PA, Hirsch DL, Dierks EJ. Congenital neck masses. Oral Maxillofac Surg Clin North Am. 2008;20(3):339-52.
12. Wick MR. Cystic lesions of the mediastinum. Semin Diagn Pathol. 2005;22(3):241-53.
13. Turkyilmaz Z, Karabulut R, Bayazit YA, Sonmez K, Koybasioglu A, Yilmaz M, Kemaloglu YK, Basaklar AC. Congenital neck masses in children and their embryologic and clinical features. B-ENT. 2008;4(1):7-18.
14. Work WP. Cysts and congenital lesions of parotid glands. Otplaryngol Clin North Am. 1977; 57:779.
15. Dursun G, Ozgursoy OB, Beton S, Batikhan H. Current diagnosis and treatment of laryngocele in adults. Otolaryngol Head Neck Surg. 2007;136(2):211-5.

Doenças das glândulas salivares e sialorréia

23

Rui Imamura
Alexandre Minoru Enoki

Após ler este capítulo, você estará apto a:

1. Descrever as principais afecções que afetam as glândulas salivares na população pediátrica.
2. Reconhecer as características clínicas dessas doenças.
3. Compreender a etiologia e os possíveis tratamentos para sialorréia.

INTRODUÇÃO

As glândulas salivares são divididas em maiores (parótidas, submandibulares e sublinguais) e menores (estimadas entre 600 e 1.000 glândulas, distribuídas praticamente em toda a cavidade bucal). A saliva produzida pelas glândulas salivares tem função digestiva e bactericida, facilita a gustação e age para limpar e proteger a cavidade bucal. Em relação ao fluxo salivar, existe uma variação circadiana, com redução pela manhã e aumento à tarde, sendo quase nulo durante o sono[1]. Aproximadamente 95% da saliva é produzida pelas glândulas parótidas e submandibulares[2]. A viscosidade é diferente entre as três maiores glândulas, sendo a saliva da glândula parótida a menos viscosa, e a da submandibular, a mais[3].

O controle da salivação é complexo, participando para tal os sistemas simpático e parassimpático. Algumas drogas podem diminuir a produção de saliva, tais como: anticonvulsivantes, anti-eméticos, anti-hipertensivos, anti-histamínicos, diuréticos, descongestionantes e psicotrópicos[4].

Dentre as doenças das glândulas salivares mais prevalentes na criança, há uma série de afecções diferentes, que incluem doenças inflamatórias (virais e bacterianas), lesões císticas, doenças granulomatosas, doenças imunológicas e tumores benignos e malignos.

DOENÇAS INFLAMATÓRIAS DAS GLÂNDULAS SALIVARES

Infecções Virais

Caxumba ou parotidite epidêmica

Causada por um paramyxovírus, endêmico na comunidade, transmitido por perdigotos, secreção nasal e urina, a caxumba é a doença viral mais comum das glândulas salivares, assim como a causa mais comum de aumento da região parotídea. Entretanto, isso vem mudando com o advento da vacinação para caxumba, combinada às vacinas contra sarampo e rubéola (MMR). Pode acometer mais raramente glândulas salivares menores e glândulas submandibular e sublingual, podendo ser uni ou bilateral[5,6]. O pico de incidência ocorre entre os 4 e 6 anos.

O período de incubação é de 2 a 3 semanas, e a doença inicia-se com dor e aumento da região parotídea, de rápida progressão, com apagamento do ângulo da mandíbula. A dor geralmente piora com movimentos de mastigação e estímulos de alimentos, sobretudo cítricos, que provocam contração da glândula. Febre, prostração, mialgia e cefaléia podem preceder o aparecimento do quadro. Pode ocorrer trismo por inflamação da musculatura mastigatória. Complicações são raras; incluem surdez súbita, pancreatite, meningite, encefalite, nefrite e orquite. Alguns anos depois, pode haver sialoadenite obstrutiva crônica.

Ao exame físico, o ducto parotídeo (Stensen) pode se apresentar hiperemiado ou edemaciado, mas, normalmente, não se encontra drenagem de secreção purulenta no orifício do ducto.

O diagnóstico é geralmente feito pelo quadro clínico. Aumento da amilasemia e linfocitose podem auxiliar no diagnóstico[2]. O diagnóstico de certeza é feito pela sorologia para caxumba, por meio da demonstração de elevação significativa dos títulos de anticorpos IgG entre as fases aguda e de convalescência ou presença de anticorpos IgM. O vírus pode ser isolado da urina entre 6 dias antes e 13 dias depois do aumento parotídeo[7].

O tratamento é sintomático, com hidratação, repouso e cuidados da dieta para minimizar a secreção salivar.

Síndrome da imunodeficiência adquirida (Aids)

A infecção pelo vírus da imunodeficiência humana (HIV) é associada a um aumento cístico e linfoproliferativo das glândulas salivares, seguido de disfunção salivar, manifestada por xerostomia. O envolvimento da glândula salivar, principalmente a parótida, pode ser a primeira manifestação da doença. O aumento cístico bilateral das parótidas é observado em crianças infectadas com HIV, associado à pneumonite intersticial linfocítica. O HIV pode ser detectado na secreção salivar; entretanto, não se sabe se o envolvimento da glândula é resultado de infecção direta ou simplesmente uma manifestação local da linfoadenopatia generalizada[7]. Os cistos podem ser visualizados pela tomografia computadorizada (TC) ou pela ultra-sonografia (USG). O tratamento é conservador. Se forem sintomáticos, podem ser esvaziados por punções seriadas. Raramente, a parotidectomia é indicada.

Clinicamente, a Doença da Glândula Salivar Associada ao HIV (DGS-HIV) apresenta-se com aumento da região parotídea e/ou de mais glândulas salivares e com xerostomia. Freqüentemente, é acompanhado de olhos secos e artralgia, fazendo o diagnóstico diferencial com a Síndrome de Sjögren. O tratamento também é sintomático. Pastilhas à base de cítricos, cuidado com a hidratação e soluções de saliva artificial podem ser utilizados em caso de xerostomia sintomática[6].

O Quadro 23.1 resume dados importantes para o diagnóstico das principais etiologias virais de sialoadenite.

Quadro 23.1 Características clínicas e diagnósticas das infecções virais das glândulas salivares[7]

Caxumba	CMV	HIV
▪ Parótidas ▪ Crianças pré-escolares ▪ Aumento difuso e doloroso ▪ Prostração ▪ Diagnóstico: sorologia	▪ Doença sistêmica ▪ Recém-nascidos ▪ Pode estar associada a hepatoesplenomegalia e púrpura trombocitopênica ▪ Diagnóstico: sorologia	▪ Aumento de uma ou mais glândulas salivares maiores, principalmente a parótida ▪ Múltiplos cistos linfoepiteliais ▪ Xerostomia ▪ Diagnóstico: sorologia

CMV: citomegalovírus; HIV: vírus da imunodeficiência humana.

Infecções Bacterianas das Glândulas Salivares

Sialoadenite supurativa aguda

A infecção do parênquima salivar ocorre geralmente pela migração retrógrada de bactérias provenientes da cavidade oral, através do ducto da glândula. Essas infecções acometem, com maior freqüência, as glândulas salivares maiores, principalmente a parótida, por produzir secreção com menor atividade bacteriostática em relação à submandibular. Verifica-se que 20% dos casos são bilaterais. Alguns fatores favorecem a migração de bactérias, como: estase do fluxo salivar (favorecida por cálculos, estenose ductal, diminuição do volume salivar, desidratação, grandes perdas de sangue, diarréia, uso de medicação anticolinérgica ou diuréticos), comprometimento da resistência do hospedeiro e má higiene oral - pelo aumento do número de bactérias (Quadro 23.2).

Quadro 23.2 Fatores predisponentes para sialoadenite bacteriana

- Estase do fluxo salivar
  - cálculos
  - estenose ductal
  - desidratação
  - grandes perdas de sangue
  - diarréia
  - uso de medicação anticolinérgica ou diuréticos
  - radioterapia
- Comprometimento da resistência do hospedeiro
- Má higiene oral
- Diabete
- Alterações da função renal
- Distúrbios hidroeletrolíticos
- Convalescência pós-operatória

Os sinais e os sintomas principais das infecções bacterianas agudas são: aumento da glândula, que se apresenta com consistência amolecida, pele avermelhada, dor (principalmente à alimentação) e flutuação. O quadro pode ser acompanhado de febre, calafrios, prostração e leucocitose com neutrofilia. Ao exame físico, pode-se notar à palpação bimanual e, à expressão da glândula, saída de secreção purulenta pelo orifício do ducto. Sempre que possível, esta secreção deve ser colhida e enviada para realização de cultura e antibiograma.

O organismo mais comumente encontrado em infecções bacterianas agudas de parótida é o *Staphylococcus aureus* (50 a 90%)[6,7].

O tratamento constitui-se de administração empírica de antibióticos com espectro para germes gram positivos, principalmente o *Staphylococcus aureus*. Pode-se optar por cefalexina, via oral e, nos casos mais graves, pela internação e administração de oxacilina ou clindamicina endovenosa. Devem ser feitas reposição hidroeletrolítica, expressão periódica da glândula e da higiene oral. Podem ser utilizados corticosteróides para diminuir o processo inflamatório e melhorar a drenagem pelo ducto; entretanto, devem ser mantidos por curto período. Calor local e analgésicos devem ser utilizados para diminuir a dor[7].

A melhora do quadro geralmente ocorre em 24 a 48 horas; do contrário, deve-se pesquisar a presença de um abscesso. Ao exame físico, muitas vezes, pode não haver pontos de flutuação pela intensa fibrose da cápsula da glândula e, neste caso, a USG e a TC, com ou sem contraste, são bastante úteis para o diagnóstico. Diagnosticado o abscesso, sua drenagem é geralmente indicada já que este pode se espalhar pelos espaços profundos do pescoço (Figuras 23.1 e 23.2).

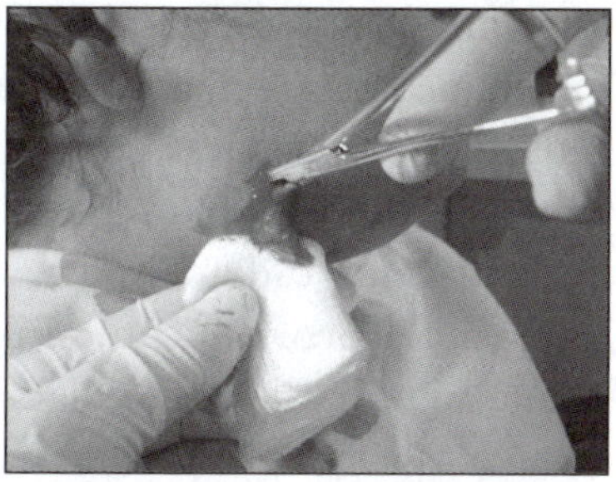

Figura 23.1 Drenagem de abscesso na loja submandibular direita em criança, sob anestesia local. Durante o procedimento, deve-se ter cuidado para não lesar os ramos do nervo facial. (Veja imagem colorida no encarte).

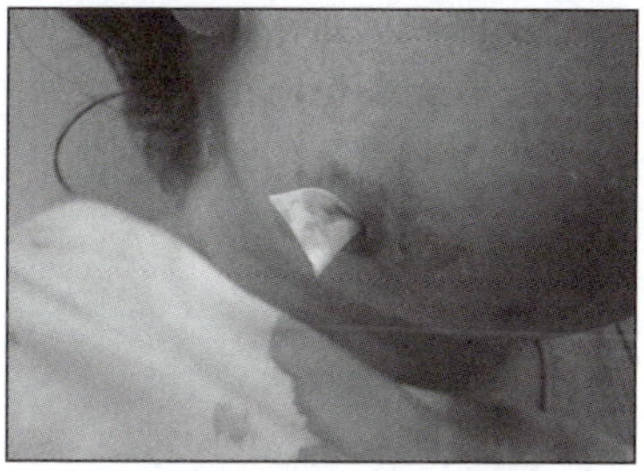

Figura 23.2 Dreno laminar (Penrose) colocado na loja submandibular para garantir drenagem de toda coleção. O dreno pode ser tracionado e removido de acordo com a drenagem observada nos dias subseqüentes. (Veja imagem colorida no encarte).

Algumas vezes, é possível evitar a drenagem cirúrgica, utilizando-se punção aspirativa, que pode ou não ser guiada pela USG. Apesar de se evitar a incisão sobre a pele e a conseqüente formação de cicatriz, o esvaziamento do conteúdo purulento com essa técnica nem sempre é completo, podendo ser necessárias repetidas punções para resolução do abscesso.

As principais complicações das sialoadenides envolvem a extensão da infecção para a pele da face e do pescoço, a articulação têmporo-mandibular (ATM) e os espaços cervicais superficiais e profundos, podendo causar ainda tromboflebite das veias faciais e osteomielite mandibular.

Parotidite supurativa recorrente da criança

Acomete crianças entre 3 e 10 anos e caracteriza-se por episódios recorrentes de aumento da glândula parótida, prostração e dor após a ingestão de alimentos, com saída de exsudato purulento pelo ducto. Esses episódios são unilaterais e tendem a alternar de lado, sugerindo causa sistêmica. Muitos desses pacientes apresentam, como antecedente, história de caxumba. Apesar de a etiologia ser desconhecida, associa-se provavelmente a alterações congênitas dos ductos glandulares ou à imaturidade imunológica[2,7]. A abscedação é rara, mas pode aparecer após várias recidivas tratadas inadequadamente. O principal agente etiológico é o *S. viridans*, porém pneumococos e estafilococos podem ser encontrados[6]. Geralmente, não há linfadenite satélite.

Uma história clínica detalhada conduz à suspeita diagnóstica. A sialografia mostra pequenas imagens cavitárias redondas no parênquima, suspensas por imagens menos radiopacas que correspondem aos canalículos dilatados, denominados "buquê de flores" ou "cachos de uva".

Em geral, cada episódio agudo evolui favoravelmente em 3 a 10 dias, e as recorrências ocorrem com intervalos de semanas ou meses. O tratamento é semelhante ao utilizado para a sialoadenite aguda, baseado em antibioticoterapia sistêmica, massagens pré-prandiais, calor local, higiene oral, hidratação e sintomáticos[2].

A maioria dos casos apresenta melhora na adolescência. Raramente cronificam e necessitam de exérese cirúrgica da glândula acometida (parotidectomia) ou neurectomia timpânica[6].

DOENÇAS CÍSTICAS DAS GLÂNDULAS SALIVARES

Rânulas

Os cistos verdadeiros apresentam uma camada epitelial. O exemplo mais comum é a rânula, que decorre de um fenômeno de retenção de muco a partir da obstrução de ducto da glândula sublingual. Acomete o assoalho bucal, lateral à linha média, com a aparência de um abaulamento azulado e flutuante, geralmente unilateral. Podem ocorrer infecções secundárias, tornando a região dolorosa. Há a rânula mergulhante, que se estende do assoalho da boca até o pescoço, acometendo a glândula sublingual e envolvendo o espaço submandibular (Figura 23.3). O exame físico é suficiente para o diagnóstico, mas a TC pode avaliar melhor a extensão da rânula. Deve-se fazer o diagnóstico diferencial com higroma cístico (linfangioma), cisto do ducto tireoglosso, cisto dermóide cervical, carcinoma mucoepidermóide e outros tumores de glândulas salivares.

O tratamento é a excisão da rânula com possível excisão da glândula salivar envolvida ou a marsupialização do cisto[8].

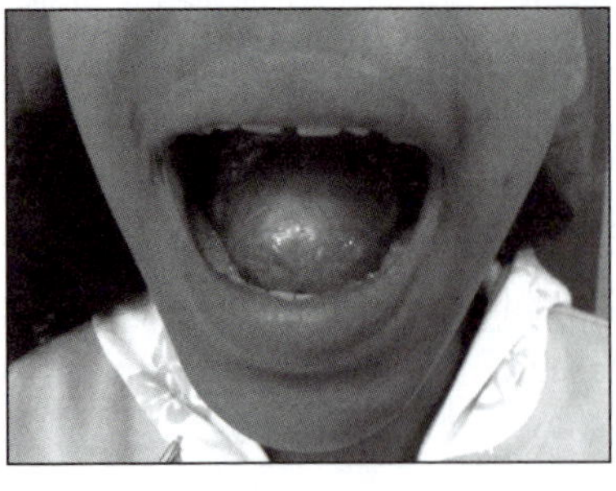

Figura 23.3 Aspecto de rânula mergulhante abaulando o espaço sublingual bilateral. O aspecto cístico pode ser confirmado pela palpação e por exames de imagem. (Veja imagem colorida no encarte).

Mucoceles

Mucoceles ocorrem, sobretudo, nas glândulas salivares menores devido ao extravasamento do conteúdo mucoso dessas glândulas em partes moles adjacentes, a partir da ruptura de um ducto salivar. Aparecem, em geral, após pequenos traumas locais, como mordedura, freqüentemente nos lábios (60 a 70% das vezes no lábio inferior), mucosa bucal, porção ventral da língua e palato. Não são considerados cistos verdadeiros.

Apresentam-se como lesão cística submucosa azulada, pouco dolorosa e de crescimento lento. Eventualmente, pode haver infecção secundária. O diagnóstico diferencial deve ser feito com os tumores de glândulas salivares menores, especialmente o carcinoma mucoepidermóide. O tratamento é feito com a exérese cirúrgica da lesão e, caso ocorra o rompimento, pode-se realizar a marsupialização[8].

INFECÇÕES GRANULOMATOSAS

As infecções granulomatosas das glândulas salivares podem ser de natureza infecciosa, imunológica ou idiopática. Tuberculose, toxoplasmose, sarcoidose e granulomatose de Wegener são alguns exemplos. Manifestam-se com edema agudo ou crônico da glândula, geralmente, não acompanhado de dor, podendo mimetizar neoplasia. Exames laboratoriais, biópsias e, eventualmente, punção aspirativa por agulha fina (PAAF)[9] podem ajudar no diagnóstico. Uma vez instituído tratamento específico, o prognóstico costuma ser bom para a maioria dessas doenças.

NEOPLASIAS DAS GLÂNDULAS SALIVARES

Os tumores das glândulas salivares são relativamente raros; a maioria origina-se na glândula parótida, seguida pela submandibular e pelas glândulas salivares menores[10]. A maioria dos tumores das glândulas salivares são neoplasias benignas, sendo o adenoma pleomórfico o tipo histológico mais comum[10]. Dentre esses tumores malignos, o carcinoma mucoepidermóide é o mais comum.

Tumores benignos de glândulas salivares manifestam-se comumente como massas de crescimento lento, pouco dolorosas. Crescimento rápido sugere infecção, degeneração cística, hemorragia dentro da massa ou transformação maligna, podendo-se tornar dolorosas[10]. Outros sinais sugestivos de malignidade incluem fixação da massa na pele ou em estruturas adjacentes e linfadenomegalia cervical na ausência de processo inflamatório que a justifique. Contudo, esses são sinais tardios, que denotam extensão extraglandular do tumor, devendo ser o diagnóstico feito mais precocemente.

A USG de glândulas salivares é útil na diferenciação entre lesões sólidas e císticas[10]. Tem como vantagens: baixo custo, não invasividade, simplicidade de execução e ausência de complicações. Sua desvantagem é a limitação em avaliar massas profundas da parótida. Atualmente, tem sido suplantada pela TC, reservando sua utilização como auxiliar na punção aspirativa.

Apenas raramente, a TC sugere o tipo histológico mais provável, como nos casos de lipoma. Pode, contudo, ajudar na diferenciação entre tumor benigno (margens bem definidas) e maligno (margens irregulares). Achados de destruição óssea da mandíbula e base de crânio são mais bem avaliados pela TC que pela ressonância nuclear magnética (RNM). A TC auxilia ainda na identificação de metástases cervicais caso estejam presentes. A RNM é superior à TC ao avaliar a destruição da arquitetura glandular e ao delinear a interface entre o tumor e o tecido sadio.

Nos últimos anos, a PAAF tem ganhado bastante aceitação entre cirurgiões e patologistas devido aos seus altos índices de sensibilidade e especificidade entre 96,3 e 100%[10]. É um exame que pode alterar a conduta cirúrgica em cerca de 30% dos casos, além de ser útil na conscientização pré-operatória do paciente quanto à possibilidade ou não de se tratar de neoplasia maligna[11].

SIALORRÉIA

Sialorréia é definida como o transbordamento de saliva pela boca devido à incapacidade de controlar secreções orais[12]. Antes do desenvolvimento do controle neuromuscular oral, entre 18 e 24 meses de idade, a sialorréia é um fenômeno normal, porém, após os 4 anos, é considerada uma condição patológica[13]. Pacientes com sialorréia podem apresentar aspiração de saliva (silenciosa ou não) e evoluir com pneumonias de repetição, mesmo que alimentados por sonda enteral ou gastrostomia. A possibilidade de aspiração de saliva deve ser sempre lembrada em pacientes com sialorréia.

A etiologia da sialorréia pode ser dividida em causas agudas, associadas a processos inflamatórios da boca e da faringe (p.ex., amigdalites, abscessos cervicais e epiglotites) ou causas crônicas, como desordens neuromusculares (p.ex., paralisia cerebral, esclerose lateral amiotrófica, trauma, paralisia facial e encefalopatias), que levam à incoordenação da deglutição, resultando em acúmulo de saliva na boca. Clozapina, lítio e drogas "parassimpáticas" (colinérgicos e anticolinesterases) também podem causar sialorréia. Além disso, má-oclusão, perda do movimento da língua, mordida aberta e anestesia oral podem ocasionar piora do quadro[12].

Tanto para a avaliação quanto para o seguimento dos pacientes, é importante que haja uma equipe multidisciplinar, composta por pediatras, otorrinolaringologistas, dentistas, fonoaudiólogos e fisioterapeutas. À avaliação clínica, podem-se incluir exames para avaliar a deglutição e estimar o risco de aspiração, como a videoendoscopia da deglutição e o videodeglutograma. Os tratamentos não-cirúrgicos compreendem a fonoterapia, a terapia medicamentosa (atropina, escopolamina, amitriptilina e glicopirrolato) e a aplicação de toxina botulínica nas glândulas salivares. Este último procedimento constitui "uso não indicado em bula" (*off-label*), mas tem sido empregado em diversos serviços, com segurança e eficácia demonstradas em ensaios clínicos randomizados[13]. Pode promover alívio sintomático durante o período de ação da toxina (geralmente, alguns meses), não constituindo, contudo, tratamento definitivo para a condição. Existe ainda a opção de procedimentos cirúrgicos, como: neurectomia timpânica, ligadura dos ductos submandibulares e parotídeos (Figura 23.4) e submandibulectomia. Casos refratários ou graves podem exigir outros procedimentos, como separação laringotraqueal ou mesmo laringectomia[14].

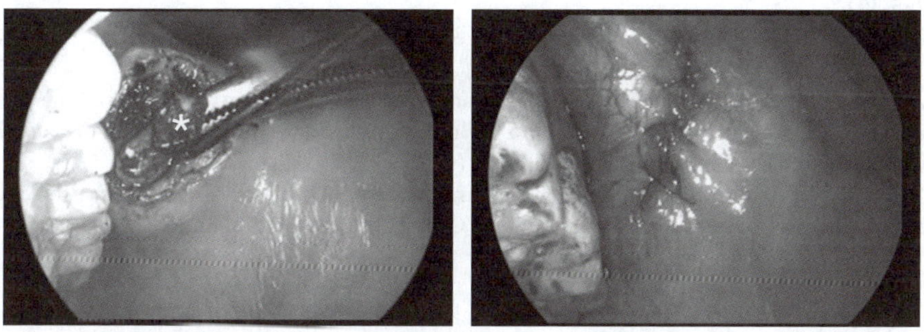

Figura 23.4 A: aspecto intra-operatório de ligadura do ducto parotídeo* esquerdo. B: aspecto pós-operatório imediato. (Veja imagem colorida no encarte.)

CONCLUSÕES

As doenças das glândulas salivares são relativamente comuns na infância, destacando-se a parotidite supurativa recorrente como uma das mais freqüentes. A sialorréia é também bastante comum, principalmente em pacientes com desordens neuromusculares. O diagnóstico adequado das doenças das glândulas salivares, assim como da sialorréia permite uma abordagem terapêutica adequada.

REFERÊNCIAS BIBLIOGRÁFICAS

1. Batsakis JG. Physiology of salivary glands. In: Cummings CW, Fredrickson JM, Harker LA, Krause CJ, Richardson MA, Schuller DE. Otolaryngology: head and neck surgery. 2nd ed. USA: Mosby Year Book; 1993. p.986-96.

2. Sanches D, Sondermann A, Brandão LG. Sialoadenites em crianças. In: Campos CAH, Costa HO. Tratado de Otorrinolaringologia. 3. São Paulo: Roca; 2002. v.3. p. 491-6.
3. Edgar WM. Saliva: its secretion, composition, and functions. Br Dent J. 1992;172(8):305-12.
4. Guyton AC. Tratado de Fisiologia médica. 8ª ed. Rio de Janeiro: Guanabara; 1987. p. 623-5.
5. Kane WJ, McCaffrey TV. Infections in salivary glands. In: Cummings CW, Fredrickson JM, Harker LA, Krause CJ, Richardson MA, Schuller DE. Otolaryngology Head and Neck Surgery. 2nd ed. USA: Mosby Year Book; 1993. p. 1008-17.
6. Fraiha PM, Fraiha PT. Sialoadenites. In: Campos CAH, Costa HO. Tratado de Otorrinolaringologia. v. 3. São Paulo: Roca; 2002. v.3. p. 474-81.
7. Prado FAP, Imamura R, Voegels RL. Doenças agudas das glândulas salivares. In: Martins HS, Damasceno MCT, Awada SB. Pronto Socorro – Condutas do Hospital das Clínicas da Faculdade de Medicina da Universidade de São Paulo. Barueri: Manole; 2007. p.691-5.
8. Butt FYS. Benign diseases of the salivary glands. In: Lalwani AK. Current diagnosis & treatment in Otolaryngology – head & neck surgery. USA: The McGraw-Hill Companies; 2004. p. 307-24.
9. Nasuti JF, Yu GH, Gupta PK. Fine-needle aspiration of cystic parotid gland lesions: an institutional review if 46 cases with histologic correlation. Cancer. 2000;90(2):111-6.
10. Hanna EY, Suen JY. In: Cummings CW, Fredrickson JM, Harker LA, Krause CJ, Richardson MA, Schuller DE. Otolaryngology: head and neck surgery. 3rd ed. USA: Morby Year Book; 1998. p. 1255-302.
11. Heller KS, Attie JN, Dubner S. Accuracy of frozen section in the evaluation of salivary tumors. Am J Surg. 1993;166(4):424-7.
12. Lal D, Hotaling AJ. Drooling. Curr Opin Otolaryngol Head Neck Surg. 2006;14(6):381-6.
13. Lim M, Mace, A, Reza Nouraei SA, Sandhu G. Botulinum toxin in the management of sialorrhoea: a systematic review. Clin Otolaryngol. 2006;31(4):267-72.
14. Meningaud JP, Arnnop PP, Chikhani L, Bertrand JC. Drooling of saliva: A review of the etiology and management options. Oral Surg Oral Med Oral Pathol Oral Radiol Endod. 2006;101(1):48-57.

Malformações craniofaciais 24

Carlos Diógenes Pinheiro Neto
Luiz Ubirajara Sennes
Nivaldo Alonso

Após ler este capítulo, você estará apto a:

1. Reconhecer a grande variedade de alterações craniofaciais existentes.
2. Compreender as principais características clínicas de quatro importantes malformações craniofaciais: fissura lábio-palatina, microssomia craniofacial, seqüência de Pierre Robin e craniossinostoses.
3. Entender os mecanismos etiológicos e fisiopatológicos envolvidos em cada uma destas malformações.
4. Identificar os principais exames complementares utilizados na investigação destas anomalias.
5. Ter uma noção básica sobre o tratamento atualmente empregado por serviços especializados no manejo destas doenças.

INTRODUÇÃO

As alterações craniofaciais podem ser conseqüência de doenças genéticas ou adquiridas. Existe uma grande variedade de malformações craniofaciais, o que dificulta a sua classificação. Em 1981, o Comitê para Nomenclatura e Classificação das Anomalias Craniofaciais da Associação Americana de Fissura Palatina agrupou as alterações craniofaciais de acordo com suas diversidades etiológicas, anatômicas e terapêuticas. Cinco categorias foram propostas para facilitar o entendimento dessas deformidades[1]:

- Fissuras craniofaciais/encefaloceles/disostoses.
- Atrofia/hipoplasia.
- Neoplasia/hiperplasia.
- Craniossinostoses.
- Não classificadas.

Como se pode observar no Quadro 24.1, existe uma grande quantidade e diversidade de malformações craniofaciais. Neste capítulo, serão abordadas as alterações craniofaciais mais relevantes: fissura lábio-palatina, microssomia craniofacial, seqüência de Pierre Robin e craniossinostoses.

Quadro 24.1 – Classificação das malformações craniofaciais segundo o Comitê para Nomenclatura e Classificação das Anomalias Craniofaciais da Associação Americana de Fissura Palatina

Grupo I

- Fissuras Craniofaciais
  - Fissura lábio-palatina
  - Fissuras faciais segundo a classificação de Tessier de 0 a 7
  - Fissuras cranianas segundo a classificação de Tessier de 8 a 14
  - Combinação de 6 a 8
  - Fissura número 30 descrita por Couronné
- Encefaloceles
  - Nasofrontal
  - Nasoetmoidal
  - Nasorbital
- Disostoses
  - Microssomia craniofacial
  - Seqüência de Pierre Robin
  - Síndrome de Treacher-Collins
  - Síndrome de Binder
  - Síndrome de Nager

Grupo II – Atrofia/hipoplasia

- Doença de Romberg (atrofia hemifacial progressiva)
- Deformidade craniofacial induzida por radiação

Grupo III – Neoplasia/hiperplasia

- Displasia fibrosa
- Neurofibromatose
- Tumores craniofaciais

Grupo IV – Craniossinostoses

- Sindrômicas
  - Síndrome de Crouzon
  - Síndrome de Apert
  - Síndrome de Pfeifer
- Não-sindrômicas
  - Plagiocefalia
  - Escafocefalia
  - Trigonocefalia
  - Torricefalia

Grupo V – Não-Classificadas

Fonte: Adaptação de Whitaker LA, Pashayan H, Reichman J[1].

FISSURA LÁBIO-PALATINA

A fissura labial com ou sem fissura palatina apresenta uma grande variedade de expressão morfológica. Pode ser uni ou bilateral, completa ou incompleta e estar associada a alguma síndrome genética, bem como ocorrer de forma esporádica.

Essa grande variedade morfológica é explicada pela heterogeneidade de aberrações em nível molecular e em nível embriológico que podem ocorrer.

A avaliação e o tratamento dos pacientes fissurados devem ser realizados por equipe multidisciplinar e multiprofissional capacitada. A participação de médicos pediatras, otorrinolaringologistas, cirurgiões plásticos, cirurgiões craniomaxilofaciais, dentistas, fonoaudiólogos e psicólogos é fundamental para obtenção de excelentes resultados globais para o paciente.

Epidemiologia

A fissura lábio-palatina é considerada a malformação congênita mais comum da região da cabeça e do pescoço. A fissura labial com ou sem fissura palatina parece ser geneticamente distinta da fissura palatina isolada. Os estudos epidemiológicos mostram grande variabilidade de resultados. Christensen estudou durante 25 anos a incidência de crianças fissuradas na Dinamarca. Encontrou uma incidência de fissura labial com ou sem fissura palatina de cerca de 1 caso para cada 650 a 700 nascidos vivos. Já em relação à fissura palatina isolada, a incidência encontrada foi de cerca de 1 caso para cada 1.100 a 1.450 nascidos vivos[2]. Estatísticas norte-americanas mostram uma incidência de fissura labial com ou sem fissura palatina de cerca de 1:750 nascidos vivos[3]. São escassos os estudos epidemiológicos sobre fissura lábio-palatina no Brasil. Um estudo pioneiro e ainda hoje muito citado na literatura foi o realizado por Nagem-Filho e colaboradores em Bauru. Nesse estudo, foi encontrada uma incidência de crianças fissuradas da ordem de 1:650[4].

Etiologia e Fisiopatologia

As fissuras lábio-palatinas e palatinas isoladas podem ainda ser classificadas como sindrômicas ou não-sindrômicas. A etiologia das fissuras sindrômicas pode ser por transmissão genética simples (autossômica dominante, autossômica recessiva ou ligada ao cromossomo X), aberrações cromossômicas (trissomia, deleção ou translocação). Existem mais de duzentas síndromes reconhecidas que apresentam fissura lábio-palatina como manifestação associada, sendo responsáveis por aproximadamente 15% de todos os casos de fissura[5].

Os pacientes que apresentam fissura lábio-palatina não-sindrômica correspondem a cerca de 85% dos casos de fissura. São considerados não-sindrômicas quando não apresentam nenhuma outra anomalia na região da cabeça/pescoço, não têm história de exposição a teratógenos e apresentam cognição e crescimento normais. É importante destacar que, apesar de serem consideradas não-sindrômicas, existem estudos que demonstram um padrão multifatorial de herança, em que famílias são afetadas por gerações sem, no entanto, apresentar um padrão de herança mendeliano. Isso é importante para o aconselhamento genético do cálculo do risco de recorrência nas famílias.

Existem alguns fatores conhecidos que aumentam o risco de nascimento de crianças fissuradas quando ocorre exposição durante o período gestacional. Etanol, talidomida e fenitoína são substâncias teratogênicas. A deficiência de folato, diabete melito gestacional e exposição ao fumo também são fatores de risco para o nascimento de crianças com fissura lábio-palatina[5].

A embriogênese da face é um processo complexo, que envolve a fusão na linha mediana de folhetos embrionários, e dinâmico, em que ocorrem a migração e a proliferação celular de tecidos ectodérmicos e mesodérmicos. A falha em algum ponto desse processo pode culminar na formação dos mais variados tipos de fissura lábio-palatina. Por exemplo, a falha de migração mesodérmica para a região mediana do palato mole pode determinar uma fissura submucosa. Neste caso, a mucosa apresenta-se íntegra, porém a musculatura do palato, separada e inserida inadequadamente na linha mediana. O paciente apresenta sinais e sintomas de insuficiência velofaríngea[5,6].

Manifestações Clínicas

Além da deformidade facial observada desde o nascimento, o paciente portador de fissura lábio-palatina apresenta uma série de outras manifestações clínicas. A presença de uma fissura palatina permite o refluxo de alimentos para a cavidade nasal, podendo desencadear quadros de rinossinusite. A inserção anômala da musculatura do palato mole promove uma disfunção da tuba auditiva. Conseqüentemente, as crianças apresentam uma maior suscetibilidade à otite média (OM) com efusão, à otite média aguda (OMA) e, caso não seja tratada de forma eficiente, à otite média crônica (OMC). Além disso, o refluxo de alimentos para a nasofaringe provoca uma irritação na região de abertura das tubas auditivas, agravando ainda mais o quadro de disfunção tubária[7] (Figura 24.1).

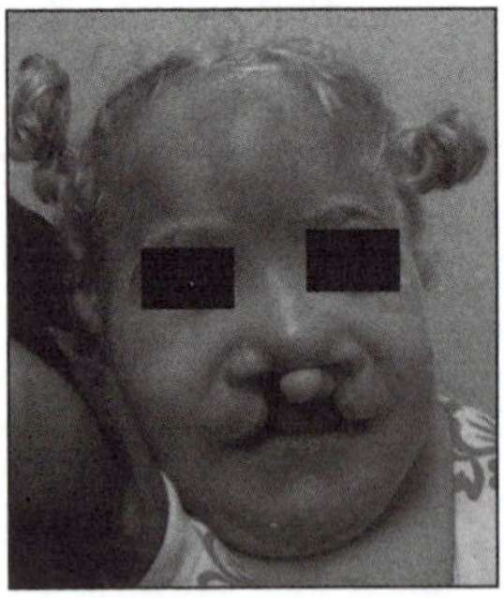

Figura 24.1 Criança portadora de fissura lábio-palatina bilateral. (Veja imagem colorida no encarte.)

Episódios repetidos de otites e presença de efusão na cavidade timpânica são responsáveis pela perda auditiva condutiva. A deficiência auditiva pode causar prejuízos no desenvolvimento da fala e da linguagem. Além disso, a fala é prejudicada pelo mau funcionamento do véu palatino, que é responsável pela voz hipernasal característica dos pacientes fissurados[7].

As fissuras que acometem a região do osso alveolar causam problemas dentários importantes, hipoplasia maxilar, perda de elementos dentários e alteração da oclusão. A fissura labial dificulta a contenção dos alimentos dentro da cavidade oral durante a mastigação. Podem ocorrer alterações sistêmicas decorrentes das dificuldades alimentares, como anemia, déficit pôndero-estatural, maior suscetibilidade às infecções, dentre outras.

Diagnóstico e Exames Complementares

Por meio da ultra-sonografia (US), o diagnóstico das fissuras lábio-palatinas pode ser realizado antes mesmo do nascimento da criança. O diagnóstico pré-natal é importante no sentido de preparar os pais para o nascimento, minimizando frustrações. Já o pós-natal é essencialmente clínico. Pela inspeção e pela oroscopia, é possível identificar o tipo de fissura, gravidade e extensão. Exames genéticos podem ser solicitados em casos de suspeita de que a fissura seja parte de alguma síndrome. A nasofibrolaringoscopia é interessante para a avaliação pós-operatória da função velofaríngea e identificação de outros fatores que prejudiquem a função tubária, como a hipertrofia adenoideana. Exames radiológicos, como a tomografia computadorizada (TC) com reconstrução tridimensional, permitem a determinação da extensão óssea do defeito. Radiografias panorâmicas e apicais são úteis no acompanhamento da erupção dos dentes e na identificação da melhor época para realização de enxerto ósseo na região fissurada[5].

Tratamento

A primeira prioridade médica após o nascimento é estabelecer alimentação e nutrição adequadas. É importante destacar que os recém-nascidos com fissura labial freqüentemente conseguem mamar no peito de maneira próxima ao normal e, portanto, devem ser estimulados. Já os recém-nascidos com fissura lábio-palatina ou palatina isolada podem apresentar maiores dificuldades com a amamentação, fadiga e dificuldade de selamento ao redor do mamilo. No entanto, com educação e treinamento, esses pacientes conseguem mamar no peito ou na mamadeira. A posição mais adequada para a amamentação é a vertical, com suporte para o queixo, de modo a minimizar a regurgitação nasal. Em casos mais severos, pode ser indicada a utilização de próteses no palato até a correção cirúrgica do defeito.

A correção cirúrgica do lábio (queiloplastia), em geral, é realizada com 3 meses de vida e a do palato (palatoplastia), com 1 ano. O paciente fissurado necessita de acompanhamento multiprofissional e multidisciplinar por muitos anos para obter bons resultados. A terapia fonoaudiológica é de grande importância para a adequação da fala dos pacientes. Algumas vezes, são necessárias cirurgias de reabilitação, como a faringoplastia e a esfincteroplastia, para o tratamento da disfunção da fala, que pode persistir mesmo após o fechamento da fissura palatina.

A avaliação otorrinolaringológica é fundamental para o tratamento clínico das otites, a colocação de tubo de ventilação ou para cirurgias nos casos de OMC[7]. Reabilitação com próteses auditivas ou cirurgias da orelha média pode ser indicada. O tratamento odontológico e ortodôntico muitas vezes é necessário para a reabilitação oral. Finalmente, deve-se lembrar de que o apoio psicológico é importante para a integração plena do paciente na sociedade.

MICROSSOMIA CRANIOFACIAL

Em 1861, Canton descreveu a associação clínica de uma anomalia congênita em orelha e mandíbula. Desde então, vários nomes foram utilizados para descrever essa síndrome que acomete as estruturas faciais formadas a partir do 1º e 2º arcos branquiais: disostose otomandibular, seqüência oculoauriculovertebral, síndrome de Goldenhar, microssomia hemifacial, etc. Atualmente, o termo mais aceito pela maioria dos autores é microssomia craniofacial, que pode ser uni ou bilateral. A síndrome de Goldenhar e a seqüência oculoauriculovertebral são consideradas variantes da microssomia craniofacial e correspondem a cerca de 10% dos casos[8,9].

Epidemiologia

A incidência média de microssomia craniofacial é de 1 caso para 5.600 nascimentos vivos. Trata-se da segunda anomalia craniofacial mais comum, atrás apenas da fissura lábio-palatina. A maioria dos autores aponta para uma predominância masculina. Aproximadamente 10% dos casos são bilaterais[10].

Etiologia e Fisiopatologia

A etiologia da microssomia craniofacial é objeto de muita discussão na literatura. Durante muito tempo, a teoria prevalente considerava a doença como um evento esporádico e relacionado à exposição de fatores teratogênicos. A exposição intra-uterina a tais fatores causaria a formação de hematomas focais da artéria estapédica embrionária. A interrupção do fluxo sangüíneo por esta artéria determinaria uma injúria do 1º e 2º arcos branquiais em desenvolvimento. Vários estudos em animais comprovam essa teoria. No entanto, nos últimos anos, algumas pesquisas têm demonstrado a importância dos fatores genéticos na transmissão da microssomia craniofacial. A etiologia desta anomalia é provavelmente heterogênea e multifatorial entre os indivíduos; fatores intrínsecos e extrínsecos interagem de maneira diferente para a expressão da doença[10].

Manifestações Clínicas

As manifestações clínicas da microssomia craniofacial são muito variáveis. A forma mais leve pode ser caracterizada apenas por microtia. No entanto, a síndrome completa apresenta deformidades severas e desfigurantes. Pode estar presente um hipodesenvolvimento severo do pavilhão auricular, do conduto auditivo externo e da orelha média com conseqüente perda auditiva condutiva. Além disso, a doença pode apresentar hipoplasia da mandíbula, do zigoma, da maxila e do osso temporal (Figura 24.2).

Pode haver comprometimento da musculatura mastigatória e facial do lado afetado, com conseqüente alteração dos movimentos mandibulares. Hipotrofia da língua também pode estar presente. A pele e o tecido subcutâneo do lado afetado podem apresentar atrofia importante.

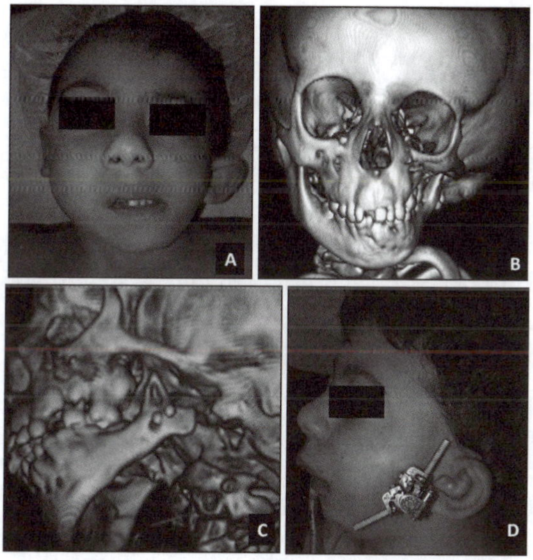

Figura 24.2 A: criança portadora de microssomia craniofacial esquerda. Observa-se o desvio da mandíbula para o lado afetado e a distopia do pavilhão auricular esquerdo; B: tomografia computadorizada com reconstrução volumétrica. É possível observar o desvio da mandíbula para a esquerda e o encurtamento do ramo mandibular deste lado; C: visão detalhada da hipoplasia do ramo, côndilo e processo coronóide da mandíbula; D: pós-operatório imediato da colocação de distrator externo para a distração osteogênica do ramo mandibular. (Veja imagem colorida no encarte.)

Uma variedade de alterações neurológicas pode coexistir com essa doença: hipoplasia cerebral ipsilateral, hipoplasia do corpo caloso, lipoma intracraniano, hidrocefaléia, dentre outras. Além disso, alterações dos nervos cranianos, como agenesia do nervo facial, oftalmoplegia e anestesia do trigêmeo congênita, podem ocorrer[10].

Em virtude da grande variedade de apresentação clínica, a microssomia craniofacial é classificada de diferentes formas por vários autores. Em geral, é levado em consideração o comprometimento esquelético, auricular e de partes moles. Pruzanski foi o primeiro autor na literatura a considerar a deficiência mandibular em sua classificação que, por sua vez, é a mais utilizada na prática clínica[11] (Quadro 24.2).

Quadro 24.2 – Classificação de Pruzansky para microssomia craniofacial com modificações de Murray, Kaban e Mulliken

- Tipo I
  - Todos os componentes mandibulares e da ATM estão presentes, e apresentam um formato normal, no entanto, existe algum grau de hipoplasia
- Tipo IIa
  - O ramo mandibular, o côndilo e a ATM estão presentes, porém são hipoplásicos e com alterações no formato
- Tipo IIb
  - O ramo mandibular é hipoplásico e marcadamente anormal no formato e na localização, estando medial e anterior. Não existe articulação com o osso temporal
- Tipo III
  - O ramo mandibular, o côndilo e a ATM estão ausentes. Os músculos pterigóides e temporal, quando presentes, não estão inseridos na mandíbula

Fonte: adaptado de Pruzansky S, Murray JE[11], Kaban LB, Mulliken JB[12]. *ATM: articulação têmporo-mandibular.

Diagnóstico e Exames Complementares

A tele-radiografia e a análise cefalométrica ainda têm grande utilidade na avaliação e no seguimento desses pacientes. As medidas cefalométricas podem ser utilizadas no acompanhamento dos resultados obtidos com o tratamento. No entanto, atualmente, a TC é fundamental para o diagnóstico e a avaliação dos pacientes com microssomia craniofacial. Permite uma excelente definição óssea e de partes moles, e tem a vantagem de não apresentar a superposição óssea observada nas radiografias. A reconstrução tridimensional é uma ferramenta de grande utilidade para a visibilização global do comprometimento ósseo (Figuras 24.2B e 24.2C).

Tratamento

O tratamento da microssomia craniofacial é eminentemente cirúrgico. As cirurgias devem ser direcionadas para a reconstrução esquelética e de partes moles. Em crianças, a mandíbula pode ser tratada com realização de distração osteogênica e colocação de enxertos ósseos (Figura 24.2D). Pacientes adultos necessitam de reconstrução da mandíbula com enxertos ósseos ou outros materiais. Alterações maxilares podem ser manejadas pelo uso de aparelhos ortodônticos/ortopédicos ou por cirurgias. O tratamento das alterações de partes moles deve ser individualizado, tentando-se obter resultados estéticos satisfatórios. Para as malformações do pavilhão auricular, podem ser realizadas cirurgias reparadoras ou colocação de próteses[9,13].

A avaliação otorrinolaringológica é importante, principalmente em pacientes com deformidades no conduto auditivo externo e na orelha média. A avaliação audiológica permite quantificar o grau de perda auditiva. Cirurgias para reconstrução do conduto auditivo e da orelha média apresentam resultados muito desanimadores, com alto índice de recidiva. A reabilitação auditiva pode ser realizada com a colocação de um amplificador de som ancorado no osso, conhecidos como *Bone-anchored hearing aid* (BAHA).

SEQÜÊNCIA DE PIERRE ROBIN

Em 1934, o dentista francês Pierre Robin descreveu uma anomalia congênita caracterizada por micrognatia, glossoptose e obstrução de vias aéreas superiores. Freqüentemente, a fissura palatina está presente em associação a essa seqüência. É considerada uma anomalia craniofacial e faz parte do grupo das disostoses[14].

Epidemiologia

Os dados da literatura são muito variáveis em relação à incidência da seqüência de Pierre Robin. Estima-se que varie de 1:2.000 a 1:30.000 nascidos vivos[15]. A seqüência pode ocorrer de forma isolada ou como parte de alguma síndrome, tais como Treacher Collins, Stickler, microssomia craniofacial bilateral e síndrome alcoólica fetal. Somente 17% dos casos são não-sindrômicos[14].

Etiologia e Fisiopatologia

A seqüência apresenta uma grande heterogeneidade etiológica, com mais de dezoito síndromes associadas. O ponto inicial para a fisiopatologia é a redução do tamanho mandibular. A micrognatia é responsável pelo retroposicionamento da musculatura supra-hióidea que, por sua vez, reflete-se em redução da capacidade orofaríngea e glossoptose. A queda posterior da língua é a responsável pela dificuldade respiratória observada. Além disso, o posicionamento posterior e superior da língua durante o período embrionário previne a fusão dos folhetos palatinos que ocorre entre a 8ª e a 10ª semana gestacional. Isto explica a alta prevalência de fissura palatina em pacientes com a seqüência de Pierre Robin[16].

Manifestações Clínicas

A seqüência é caracterizada por micrognatia, glossoptose e insuficiência respiratória. O quadro respiratório pode se manifestar em graus variáveis. A fissura palatina ocorre em cerca de 90% dos casos. Destes, 70% são fissuras amplas e completas, enquanto 30% são estreitas, completas ou incompletas[17].

Outras alterações que as crianças portadoras da seqüência de Pierre Robin podem apresentar são as dificuldades alimentares, que são comuns e, em geral, decorrentes de alterações da deglutição, resultando em desnutrição e deterioração das condições clínicas. Em casos de disfagia grave, a morbidade e a mortalidade desses pacientes aumentam consideravelmente com os episódios de pneumonia aspirativa que podem ocorrer[18].

A gravidade das manifestações clínicas dos pacientes com seqüência de Pierre Robin varia de forma considerável. Nos casos sindrômicos, a mortalidade é de cerca de 23%. Já nos casos não-sindrômicos, a mortalidade se aproxima de 6%. Caouette-Laberge et al. propuseram uma classificação em três categorias: respiração adequada em decúbito ventral e alimentação adequada (categoria I), respiração adequada em decúbito ventral e dificuldades alimentares com necessidade de gavagem (categoria II), e insuficiência respiratória com necessidade de intervenção e dificuldades alimentares com necessidade de gavagem (categoria III)[18].

Dianóstico e Exames Complementares

O diagnóstico da seqüência de Pierre Robin é clínico. Exames complementares devem ser solicitados para avaliação da gravidade do quadro. Nasofibrolaringoscopia é importante para verificar o grau de retroposicionamento da língua e a conseqüente obstrução na região das vias aéreas. Videoendoscopia da deglutição e videodeglutograma são interessantes para avaliação do grau de disfagia por meio da constatação da presença de aspiração. Polissonografia é útil na detecção da presença e da gravidade de apnéia durante o sono e o grau de saturação da oxihemoglobina. Exames de imagem, como radiografias e tomografias são importantes para acompanhamento da evolução do caso e para planejamento cirúrgico[14,18].

Tratamento

Em virtude da grande heterogeneidade de manifestações clínicas e de seu variável espectro de gravidade, o manejo dos pacientes portadores da seqüência de Pierre Robin é considerado um desafio. Existem casos leves em que não há necessidade de procedimento específico. No entanto, há outros, graves, que necessitam de traqueostomia e/ou gastrostomia para o tratamento da insuficiência respiratória e da disfagia, respectivamente. O tratamento da micrognatia pode ser realizado com distração osteogênica da mandíbula em crianças ou cirurgia ortognática em adultos (Figura 24.3). Acompanhamento multidisciplinar e multiprofissional é essencial para a resolução dos problemas específicos de cada paciente[14,18].

CRANIOSSINOSTOSES

Em 1830, Otto foi o primeiro a reconhecer o fechamento precoce das suturas cranianas como uma entidade clínica, a que denominou craniossinostose. Em 1852, Virchow publicou um trabalho em que descreveu a maneira como o crescimento do crânio é afetado pelo fechamento precoce das suturas. Além disso, Virchow foi pioneiro na classificação dos diferentes tipos de deformidades cranianas e introduziu termos descritivos ainda hoje utilizados[19,20].

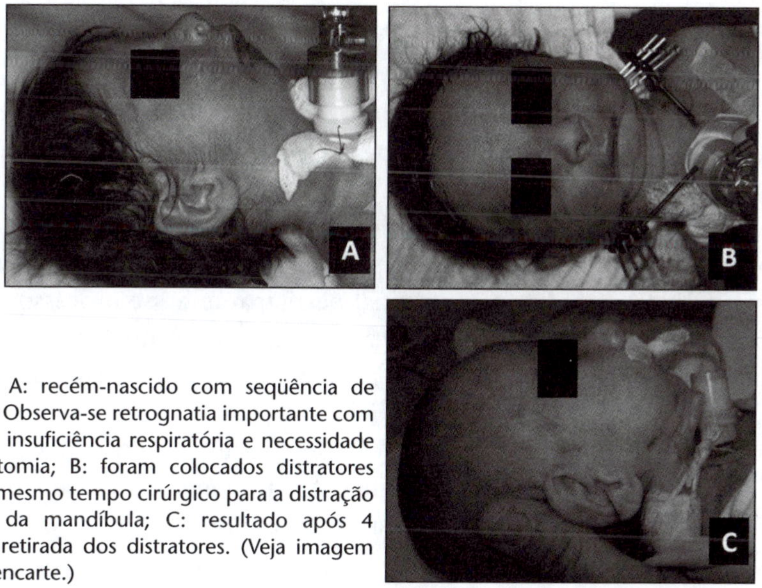

Figura 24.3 A: recém-nascido com seqüência de Pierre Robin. Observa-se retrognatia importante com conseqüente insuficiência respiratória e necessidade de traqueostomia; B: foram colocados distratores externos no mesmo tempo cirúrgico para a distração osteogênica da mandíbula; C: resultado após 4 semanas da retirada dos distratores. (Veja imagem colorida no encarte.)

Portanto, craniossinostose é o termo utilizado para descrever uma série de doenças que tem como característica comum a fusão precoce de uma ou mais suturas cranianas.

Alguns pacientes portadores de craniossinostoses podem apresentar outras malformações nas seguintes regiões anatômicas: terço médio da face, terço inferior da face, esqueleto axial, mãos e pés. A associação de craniossinostoses e dismorfismos específicos compõe as craniossinostoses sindrômicas. Pacientes que apresentam craniossinostoses sem associação com outros dismorfismos são considerados portadores de craniossinostoses não-sindrômicas[21] (Quadro 24.1).

Epidemiologia

As craniossinostoses são doenças congênitas relativamente comuns, afetando aproximadamente 1 em cada 2.000 a 2.500 nascidos vivos. A forma não-sindrômica é a mais comum; e a sutura sagital, a mais freqüentemente afetada. Nas estatísticas dos vários serviços, a freqüência varia entre 40 e 55% dos pacientes não-sindrômicos, e cerca de 70% dos pacientes com sinostose sagital são do sexo masculino. A sutura coronal é a segunda mais afetada, correspondendo a cerca de 20 a 25% dos pacientes, sendo a maioria do sexo feminino (aproximadamente 70% dos casos). As sinostoses da metópica (5 a 15%) e lambdoídea (0 a 5%) são menos comuns. Mais de uma sutura é comprometida em cerca de 5 a 15% dos casos[19].

Etiologia e Fisiopatologia

A etiologia e a fisiopatalogia das craniossinostoses ainda não foram esclarecidas completamente. Acredita-se que a dura-máter subjacente às suturas tenha um papel importante no impedimento do seu fechamento precoce. Vários sinais moleculares parecem participar deste processo. A falha em algum destes sinais pode culminar com a fusão antecipada da sutura. O fator transformador de crescimento beta é um importante sinal participante desse processo de manutenção da sutura. O estudo genético das craniossinostoses sindrômicas permitiu a identificação de erros em códons responsáveis pela transcrição do fator de crescimento fibroblástico[22].

O crânio do recém-nascido é composto pelos seguintes ossos: frontais, parietais, temporais, esfenoidais e occipitais. A sutura metópica separa os ossos frontais, enquanto a sutura coronal localiza-se entre o osso frontal e o parietal. A sutura escamosa separa o osso parietal do temporal. A sutura lambdoídea situa-se entre o osso parietal e occipital. Finalmente, a sutura sagital separa os dois ossos parietais. A patência das suturas permite a contínua separação dos ossos do crânio durante o crescimento cerebral, que serve de vetor para a separação dos ossos. Portanto, se ocorrer uma fusão de uma sutura, o crescimento do crânio é restringido no sentido transverso ao da sutura comprometida. Por exemplo, em caso de fusão da sutura sagital, o crânio crescerá no sentido ântero-posterior em virtude da restrição do crescimento transversal, culminando na escafocefalia[19,22].

Manifestações Clínicas

Os pacientes portadores de craniossinostose não-sindrômica podem apresentar sinais e sintomas relacionados à deformidade craniofacial e restrição do crescimento cerebral. Hipertensão intracraniana crônica pode estar presente.

Todo paciente com craniossinostose deve ser bem avaliado clinicamente. Exame minucioso da cabeça e pescoço deve ser feito, na procura por alterações do terço médio da face, hiperteleorbitismo, exoftalmia, dentre outros. Pacientes com retrusão do terço médio da face, por exemplo, podem apresentar dificuldade respiratória e apnéia obstrutiva do sono. A exoftalmia pode ocasionar problemas oculares como ceratite e úlcera de córnea. A oroscopia é muito importante para a detecção de fenda palatina e alterações de oclusão. Deve-se medir o perímetro cefálico para diagnosticar casos de microcefalia ou macrocefalia. Exame dos pés e das mãos sempre deve ser feito. A síndrome de Apert, por exemplo, apresenta sindactilia, enquanto que seu principal diagnóstico diferencial, a síndrome de Crouzon, não apresenta[19] (Figura 24.4A e 24.4B).

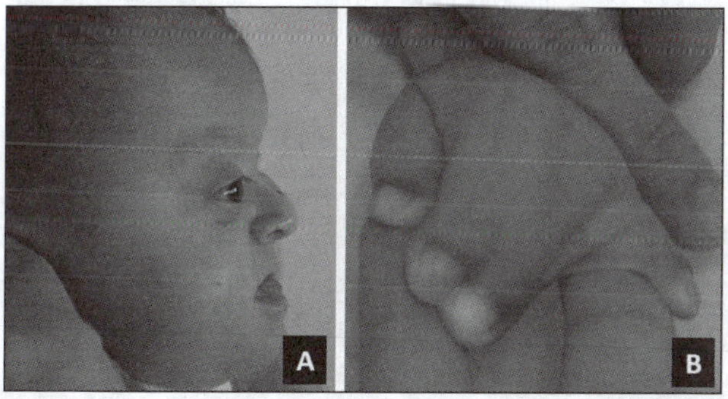

Figura 24.4 A: recém-nascido com craniossinostose sindrômica. Observa-se retrusão do terço médio da face e proptose do globo ocular; B: a presença de sindactilia aponta para síndrome de Apert no diagnóstico diferencial com a síndrome de Crouzon, na qual não há sindactilia.

Diagnóstico e Exames Complementares

O diagnóstico das craniossinostoses é clínico. As formas sindrômicas podem ser estudadas de maneira mais detalhada por meio do estudo genético. Exame de imagem como a TC com reconstrução volumétrica é importante para avaliação da gravidade do quadro, detecção de alterações características de hipertensão intracraniana (áreas de rarefação óssea) e programação cirúrgica (Figura 24.5A). Documentação ortodôntica completa com cefalometria e modelos de gesso são importantes para o estudo da oclusão desses pacientes e a quantificação do grau de retrusão do terço médio da face.

Tratamento

Os três princípios básicos do tratamento precoce dos pacientes portadores de craniossinostose são: permitir o crescimento cerebral, proteger o globo ocular e melhorar as condições respiratórias. Para evitar lesão cerebral decorrente da restrição do espaço intracraniano, a descompressão posterior e/ou avanço fronto-orbitário deve ser realizado. A idade ideal para o início do tratamento deve ser até o final do 1º ano de vida, em que o cérebro tem um grande crescimento e desenvolvimento. Para a correção da retrusão do terço médio da face e conseqüente protusão do globo ocular e redução volumétrica da rinofaringe, deve ser indicado o avanço fronto-facial em monobloco com colocação de distrator externo rígido. Este aparelho permite a realização da distração osteogênica com avanços craniofaciais adequados (Figura 24.5B). Podem ainda serem utilizados distratores internos absorvíveis ou não-absorvíveis[23-25].

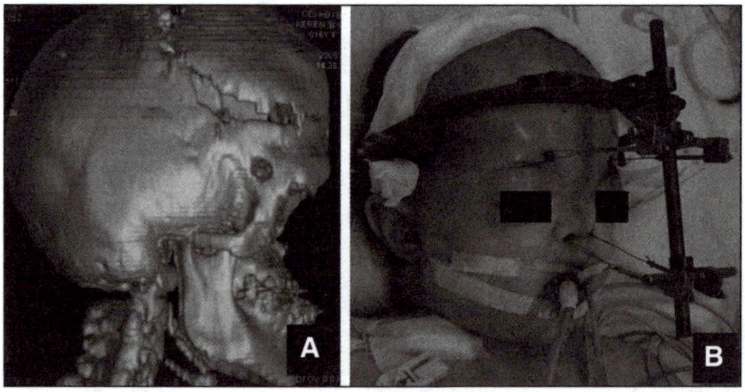

Figura 24.5 A: tomografia computadorizada com reconstrução volumétrica. Trata-se de um paciente com craniossinostose já operado. É possível verificar pela falha óssea presente no osso frontal. Nota-se acentuada retrusão do terço médio da face, o que demonstra uma falta de crescimento desse segmento. B: pós-operatório imediato de osteotomias para avanço craniofacial em monobloco e colocação de distrator externo rígido para distração osteogênica. (Veja imagem colorida no encarte.)

CONCLUSÕES

As anomalias craniofaciais, em geral, apresentam conseqüências danosas caso os pacientes não sejam tratados precocemente e de forma adequada. A complexidade de alterações envolvendo estruturas nobres da região da cabeça e do pescoço torna essas doenças um desafio para a medicina. Isso pode ser verificado pela grande quantidade de profissionais envolvidos no tratamento desses pacientes: cirurgião craniofacial, médico otorrinolaringologista, cirurgião plástico, pediatra, oftamologista, neurocirurgião, fonoaudiólogo, ortodontista, psicólogo, terapeuta ocupacional, dentre outros.

Os pacientes, muitas vezes, iniciam o tratamento desde o nascimento e necessitam de acompanhamento por toda a vida. Inúmeros procedimentos cirúrgicos e terapias (fonoaudiologia e odontologia) são necessários para que o paciente consiga uma inclusão social. Esse é o grande desafio, já que, na maioria dos casos, os pacientes apresentam uma cognição normal; no entanto, têm dificuldade de comunicação e socialização.

REFERÊNCIAS BIBLIOGRÁFICAS

1. Whitaker LA, Pashayan H, Reichman J. A proposed new classification of craniofacial anomalies. Cleft Palate J. 1981;18(3):161-76.
2. Christensen K. The 20th century Danish facial cleft population – epidemiological and genetic-epidemiological studies. Cleft Palate Craniofac J. 1999;36(2):96-104.
3. Kazemi A, Stearns JW, Fonseca RJ. Secondary grafting in the alveolar cleft patient. Oral Maxillofac Surg Clin N Am. 2002;14(4):477-90
4. Nagem-Filho H, Moraes N, Rocha RGF. Contribuição para o estudo da prevalência das más formações congênitas lábio-palatais na população escolar de Bauru. Rev Fac Odont S Paulo. 1968;6(2):111-28.
5. Witt PD, Rapley J. Classification, varieties, and pathologic anatomy of primary labial clefts. In: Mathes SJ. Plastic Surgery, 2nd ed. Philadelphia: Saunders Elsevier, 2006. p. 45-53.
6. Hunt JA, Hobar PC. Common craniofacial anomalies: facial clefts and encephaloceles. Plast Reconstr Surg. 2003;112(2):606-15.
7. Bluestone CD. Studies in otitis media: Children's Hospital of Pittsburgh-University of Pittsburgh progress report – 2004. Laryngoscope. 2004;114(11 Pt 3 Suppl 105):1-26.
8. Grabb WC. The first and second branchial arch syndrome. Plast Reconstr Surg. 1965;36(5):485-508.
9. Gougoutas AJ, Singh DJ, Low DW, Bartlett SP. Hemifacial microsomia: clinical features and pictographic representations of the OMENS classification system. Plast Reconstr Surg. 2007;120(7):112e-20e.
10. McCarthy JG, Hopper RA, Grayson BH. Craniofacial Microsomia. In: Mathes SJ. Plastic Surgery, 2nd ed. Philadelphia: Saunders Elsevier; 2006. p.113-34.
11. Pruzansky S. Not all dwarfed mandibles are alike. Birth Defects. 1969;1:120-9.
12. Murray JE, Kaban LB, Mulliken JB. Analysis and treatment of hemifacial microsomia. Plast Reconstr Surg. 1984;74(2):186-99.

13. Kablan LB, Padwa BL, Mulliken JB: Surgical correction of mandibular hypoplasia in hemifacial microsomia: the case for treatment in early childhood. J Oral Maxillofac Surg. 1998;56(5):628-38
14. Shprintzen RJ. The implications of the diagnosis of Robin sequence. Cleft Palate Craniofac J. 1992;29(3):205-9.
15. Bush PG, Williams AJ. Incidence of Pierre Robin anomalad (Pierre Robin syndrome). Br J Plast Surg. 1983;36(4):434-7.
16. Hanson JW, Smith DW. U-shaped palatal defect in the Robin anomalad: developmental and clinical relevance. J Pediatr. 1975;87(1):30-3.
17. Marques IL, de Sousa TV, Carneiro AF, Peres SP, Barbieri MA, Bettiol H. Robin sequence: a single treatment protocol. J Pediatr (Rio J). 2005;81(1):14-22.
18 Caoutte-Laberge L, Bayet B, Larocque Y. The Pierre Robin sequence: review of 125 cases and evolution of treatment modalities. Plast Reconstr Surg 1994;93(5):934-42.
19. Hunt JA, Hobar PC. Common craniofacial anomalies: the facial dysostoses. Plast Reconstr Surg. 2002;110(7):1714-25.
20. Virchow R. Uber den cretinismus, namentlich in franken un uber pathologische schadelformen. Verh Phys Med Ges Wurzburg. 1852;2:230.
21. Suri M. Craniofacial syndromes. Semin Fetal Neonatal Med. 2005;10(3):243-57.
22. Slater BJ, Lenton KA, Kwan MD, Gupta DM, Wan DC, Longaker MT. Cranial sutures: a brief review. Plast Reconstr Surg. 2008;121(4):170e-8e.
23. Ortiz-Monasterio F, del Campo AF, Carrillo A. Advancement of the orbits and the midface in one piece, combined with frontal repositioning, for the correction of Crouzon's deformities. Plast Reconstr Surg. 1978;61(4):507-16.
24. Polley JW, Figueroa AA. Management of severe maxillary deficiency in childhood and adolescence through distraction osteogenesis with an external, adjustable, rigid distraction device. J Craniofac Surg. 1997;8(3):181-5.
25. Alonso N, Munhoz AM, Fogaça W, Ferreira MC. Midfacial advancement by bone distraction for treatment of craniofacial deformities. J Craniofac Surg. 1998;9(2):114-8.

Seção VIII

Considerações gerais

Indicações cirúrgicas mais comuns

25

Silvia Bona do Nascimento

Ao final deste capítulo, você estará apto a:

1. Identificar as doenças otorrinolaringológicas que mais freqüentemente necessitam de tratamento cirúrgico em pacientes pediátricos.
2. Conhecer os critérios para indicação de cirurgia nessas patologias.
3. Conhecer, de forma sucinta, os procedimentos realizados em cada caso, juntamente com seus riscos e suas complicações.

INTRODUÇÃO

Na área da otorrinolaringologia, patologias que exigem abordagem cirúrgica são comuns. Porém, é consenso que essa opção terapêutica deva ser adotada somente após investigação diagnóstica cuidadosa, insucesso de tratamentos mais conservadores e avaliação dos riscos e benefícios da cirurgia.

No caso de pacientes pediátricos, a opção pelo tratamento cirúrgico normalmente necessita do consentimento dos responsáveis. A família deve se sentir plenamente esclarecida pela equipe de saúde e estar convencida de que tomou a decisão certa ao optar pelo procedimento cirúrgico. Essa relação de confiança é essencial para enfrentar o período pós-operatório e eventuais complicações.

Do total de cirurgias realizadas em pacientes menores de idade no Serviço de Otorrinolaringologia do Hospital das Clínicas da Faculdade de Medicina da Universidade de São Paulo (HC-FMUSP), no ano de 2008 (até o dia 20 de agosto), as amigdalectomias, com ou sem adenoidectomias, responderam por 60,6%, seguidas pela inserção de tubos de ventilação (18,1%) e pelas timpanomastoidectomias (9,6%). Na seqüência, estavam as timpanoplastias, com 8,5% do total de cirurgias, as turbinectomias, com 6,4%, e as septoplastias, com 4,3%. Todos os outros procedimentos cirúrgicos juntos equivaleram a 9,6% do total. Como se trata de um serviço de referência no estado de São Paulo, talvez esses dados não correspondam à realidade de outros serviços de menor complexidade.

HIPERTROFIA ADENOAMIGDALIANA

A hipertrofia do anel linfático de Waldeyer é uma das afecções otorrinolaringológicas mais comuns na população pediátrica. É de se esperar, portanto, que a exérese cirúrgica das amígdalas, das adenóides ou de ambas, concomitantemente, também seja muito comum. De fato, a tonsilectomia é a cirurgia otorrinolaringológica mais tradicional e mais realizada em crianças. Nos Estados Unidos, são realizados mais de 300 mil procedimentos por ano[1].

A primeira descrição de uma tonsilectomia foi realizada por Celso no século I a.C. Ao longo do tempo, as técnicas utilizadas e as indicações evoluíram, mas permanecem até hoje como motivo de discussão e pesquisa[2].

No Quadro 25.1, estão resumidas as principais indicações cirúrgicas de amigdalectomia. Até hoje, tais indicações não têm valor absoluto e são motivo de controvérsia.

Quadro 25.1 – Principais indicações de amigdalectomia na população pediátrica

- Amigdalites agudas de repetição caracterizadas por três ou mais episódios em 1 ano, comprovadamente bacterianas
- Amigdalite aguda que não preencha os critérios acima, mas associada a abscesso periamigdaliano ou cervical ou obstrução aguda de vias aéreas
- Suspeita de neoplasia benigna ou maligna (geralmente associadas ao crescimento súbito de uma amígdala)
- Amigdalite crônica caseosa

Fonte: adaptado de Brodsky, Poje[3].

A técnica cirúrgica também evoluiu ao longo dos anos, na tentativa de minimizar a ocorrência de complicações. Dessa forma, o padrão hoje é a realização do procedimento sob anestesia geral. No Brasil, a maioria dos profissionais da área é adepta da dissecção da amígdala com lâmina fria, seguida de hemostasia do leito amigdaliano por compressão e com eletrocautério bipolar.

Na população pediátrica, comumente, a hipertrofia amigdaliana é acompanhada de hipertrofia das adenóides. Dessa forma, a adenoamigdalectomia é muito freqüente, mas não mandatória. Convém analisar a hipertrofia de amígdalas e adenóide como entidades clínicas distintas, e indicar adenoamigdalectomia de forma criteriosa[3]. O Quadro 25.2 reúne as principais indicações de adenoidectomia.

A complicação mais temida das cirurgias das tonsilas é o sangramento, que pode ser precoce ou tardio, sendo mais comum 2 a 3 dias após a cirurgia. O sangramento tardio ocorre em 2 a 4% dos casos e preocupa, sobretudo, pelo fato de a criança já estar fora do ambiente hospitalar, e, portanto, demorar a receber a atenção médica necessária[4,5]. Não há associação comprovada entre o risco de sangramento e a técnica cirúrgica; no entanto, estudos sugerem que ele seja maior quanto mais velho for o paciente[5].

Outras complicações incluem náuseas e vômitos, que costumam ocorrer no pós-operatório imediato e demora da criança em retomar a alimentação por boca, com conseqüentes desidratação e queda do estado geral. Alterações da voz e insuficiência ou estenose velofaríngea são também relatadas com alguma freqüência[7].

A dor pós-operatória, embora seja rotineira, é causa de significativa morbidade, e pode persistir em níveis elevados por cerca de 7 a 10 dias, trazendo transtornos para o paciente e sua família.

Habitualmente, o tempo de internação necessário é de 6 a 8 horas após o término da anestesia. Dessa forma, em muitos locais nos Estados Unidos e na Europa, essa cirurgia é realizada ambulatorialmente[6]. No Brasil, tal prática é menos difundida, sendo mais freqüente manter o paciente internado por pelo menos uma noite após o procedimento, para observação, administração endovenosa de medicações analgésicas e antieméticas, bem como tratamento precoce de complicações eventuais.

Quadro 25.2 – Principais indicações de adenoidectomia na população pediátrica

1. Obstrução crônica de vias aéreas superiores provocando:
   - Síndrome da apnéia e hipopnéia obstrutiva do sono, caracterizada por polissonografia, evidenciando um índice de apnéia e hipopnéia acima de 1 hora
   - Síndrome da resistência de vias aéreas superiores
   - Cor pulmonale
   - Disfagia
   - Retardo de crescimento
   - Anormalidades craniofaciais
2. Adenoidite recorrente ou crônica
3. Suspeita de neoplasia

Fonte: adaptado de Brodsky L, Poje C[3].

MIRINGOTOMIA COM INSERÇÃO DE TUBO DE VENTILAÇÃO

A presença de líquido na orelha média sem sinais ou sintomas de infecção aguda define a otite média secretora (OMS)[7], que já foi amplamente abordada no Capítulo 5 – Otite média secretora.

O tratamento cirúrgico de eleição para a OMS é a miringotomia com inserção de tubo de ventilação (TV), cirurgia amplamente difundida em todo o mundo, e um dos procedimentos mais comumente realizados na população pediátrica. Recentemente, houve um declínio nas taxas de inserção de TV em países desenvolvidos, possivelmente devido à vacinação antipneumocócica e, em menor grau, à restrição à prescrição de antibióticos em casos suspeitos de otite media aguda (OMA)[7].

A principal indicação para miringotomia com colocação de TV é episódio de OMS, que persiste por mais de 3 meses. A maioria das OMS terá resolução espontânea antes desse período, e a probabilidade de auto-resolução depende da etiologia da OMS[7]. No caso de uma seqüela de OMA, a regra é a resolução antes de 3 meses. Já as OMS decorrentes de disfunção tubárea crônica por hipertrofia adenoideana têm menor probabilidade de regressão[7,8].

No entanto, crianças que estão sob maior risco de apresentar atraso no desenvolvimento da linguagem, da fala e do aprendizado podem ser abordadas cirurgicamente com menor intervalo de tempo, a critério da equipe de saúde. Essa população de risco compreende crianças que apresentam perda auditiva prévia, outras patologias que cursam com atraso cognitivo, do desenvolvimento, da fala ou da linguagem, deficientes visuais, ou portadoras de fenda palatina e suas variantes[7].

O Quadro 25.3 resume as principais indicações de colocação de tubo de ventilação.

Quadro 25.3 – Principais indicações de miringotomia com colocação de tubo de ventilação na população pediátrica

- Otite média secretora que persiste por mais de 3 meses, se bilateral, ou 6 meses, se unilateral, ou que não se manifesta de forma contínua, mas adquire uma duração considerada excessiva (p. ex., se somados os episódios de doença, a criança persistir com OMS por 6 dos últimos 12 meses)
- Otite média aguda de repetição (três ou mais episódios nos últimos 6 meses, ou quatro ou mais episódios no último ano, sendo o último episódio recente)
- Disfunção crônica de tuba auditiva
- Barotrauma, especialmente na prevenção de episódios recorrentes

Fonte: adaptado de Bluestone, Klein[9].

A cirurgia em crianças é realizada sob anestesia geral, via de regra. Após a confecção de uma abertura na membrana timpânica (miringotomia), as secreções existentes na orelha média são aspiradas e coloca-se o tubo de ventilação através da perfuração. Trata-se de um procedimento rápido, com pequenas taxas de complicações transoperatórias. Em média, 6 meses após o procedimento, ocorre extrusão espontânea do TV.

O índice de melhora audiométrica após essa cirurgia ainda causa controvérsia. A maioria dos estudos concorda que, mesmo estando o TV bem locado e resolvendo-se a OMS, as curvas audiométricas não se normalizam enquanto o TV persistir na membrana do tímpano. Mesmo após a extrusão do TV, uma pequena hipoacusia condutiva pode persistir[10].

As complicações mais freqüentes são persistência de perfuração na membrana do tímpano após queda do TV, podendo evoluir para quadro de otite media crônica (OMC) colesteatomatosa ou supurativa, falha de extrusão do TV e esclerose da porção da membrana onde o TV esteve localizado[11]. Dessas, a mais temida é a persistência da perfuração, que requer nova intervenção cirúrgica e atenção redobrada dos cuidadores para que nunca se permita a entrada de água na orelha enquanto houver perfuração.

OUTRAS CIRURGIAS

As mastoidectomias são cirurgias cada vez menos freqüentes, obedecendo ao declínio da prevalência das OMC. O maior acesso da população aos serviços de saúde e o avanço da antibioticoterapia são responsáveis por esse declínio. O objetivo primordial das mastoidectomias é realizar uma limpeza cirúrgica da mastóide e eliminar a supuração crônica, ficando a reabilitação auditiva para o segundo plano.

No Serviço de Otorrinolaringologia do HC-FMUSP, as septoplastias (cirurgias para correção de desvios de septo) e as turbinectomias (cirurgias de exérese parcial dos cornetos nasais) são limitadas, via de regra, às crianças com mais de 12 anos. Isso se deve ao conceito clássico de que essas cirurgias em crianças devem ser adiadas, pelo receio de que a manipulação de cartilagem e osso septais interfira no desenvolvimento das estruturas do terço médio da face. Exceção ocorre quando as alterações faciais provocadas pela obstrução nasal crônica são também muito importantes[12].

CONCLUSÕES

Atualmente, a hipertrofia adenoamigdaliana é a principal patologia otorrinolaringológica que requer tratamento cirúrgico. No entanto, a principal cirurgia otológica realizada hoje em crianças é a miringotomia com colocação de tubo de ventilação.

As indicações de cirurgia estão mais limitadas, atualmente, devido ao desenvolvimento de tratamentos clínicos mais eficazes.

REFERÊNCIAS BIBLIOGRÁFICAS

1. Cohen MS, Getz AE, Isaacson G, Gaughan J. Intracapsular vs. extracapsular tonsillectomy: a comparison of pain. Laryngoscope. 2007;117:1855-8.
2. Younis RT, Lazar RH. History and Current Practice of Tonsillectomy. Laryngoscope. 2002;112(8):3-5.
3. Brodsky L, Poje C. Tonsillitis, Tonsillectomy, and Adenoidectomy. In: Bailey BJ, Johnson JT, Newlans SD (eds.). Head and Neck Surgery – Otolaryngology. Philadelphia: Lippincott Williams & Wilkins; 2006. p.1183-98.
4. Krishna P, Lee D. Post-tonsillectomy bleeding: a meta-analysis. Laryngoscope. 2001;111:1358-61.
5. Lowe D, van der Meulen J, Cromwell D, Lewsey J, Copley L, Browne J, et al. Key Messages from the National Prospective Tonsillectomy Audit. Laryngoscope. 2007;117:717-24.
6. Stewart P, Baines D, Dalton C. Paediatric day stay tonsillectomy service: development and audit. Anaesth Intensive Care. 2002;30:641-6.
7. Rosenfeld RM, Culpepper L, Doyle KJ, Hoberman A, Kenna MA, Lieberthal AS, et al. American Academy of Pediatrics Subcommittee on Otitis Media with Effusion; American Academy of Family Physicians; American Academy of Otolaryngology – Head and Neck Surgery. Clinical Practice Guideline: Otitis Media with Effusion. Otolaryngol Head and Neck Surgery. 2004;130:S95-118.
8. Schraff SA. Contemporary indications for ventilation tube placement. Curr Opin Otolaryngol Head Neck Surg. 2008;16:406-11.
9. Bluestone CD, Klein JO. Otitis media in infants and children: management update. Philadelphia: WB Saunders Company; 2004.
10. MRC Multicenter Otitis Media Group. The role of ventilation tube status in the hearing levels in children managed for bilateral persistent otitis media with effusion. Clin Otolaryngol Allied Sci. 2003;28(2):146-53.
11. Schwartz KM, Orvidas LJ, Weaver AL, Thieling SE. Ventilation tube removal: Does treatment affect perforation closure? Otolaryngol Head Neck Surg. 2002;126:663-8.
12. Farrior RT, Connolly ME. Septorhinoplasty in children. Otolaryngol Clin North Am. 1970;3:345-64.

Diagnóstico por imagem 26

Eloisa Maria M. Santiago Gebrim
Márcio Ricardo Taveira Garcia

Após ler este capítulo, você estará apto a:

1. Solicitar os exames de imagem mais apropriados para o diagnóstico das afecções otorrinolaringológicas da infância.
2. Reconhecer os principais achados de imagem para os casos de surdez, otites, sinusopatias e suas principais complicações, obstrução de vias aéreas superiores, tonsilites e causas mais comuns de massas cervicais.

INTRODUÇÃO

Muitas são as afecções otorrinolaringológicas na faixa pediátrica e vasto é o arsenal de exames de imagem disponível para o seu estudo. Isso demonstra como pode ser difícil para o pediatra generalista solicitar o exame mais apropriado para a investigação de cada uma das alterações nesse grupo de doenças, tendo em mente a eficácia do método, a disponibilidade, o custo, a segurança e os riscos biológicos, ligados principalmente à exposição dos seus pacientes à radiação ionizante e à necessidade de sedação para a realização de alguns desses exames.

A radiografia simples é utilizada na avaliação inicial de sinusopatias e nos casos de obstrução de vias aéreas altas, permitindo o diagnóstico em muitos casos. Ela também é utilizada nos estudos contrastados para avaliação da deglutição, como deglutograma e videodeglutograma.

A ultra-sonografia (USG) é muito difundida como o método inicial de avaliação de lesões cervicais, principalmente nos serviços de emergência, por ser um método inócuo e de baixo custo, com boa sensibilidade no estudo de lesões de partes moles. Contudo, o método é menos específico que a tomografia computadorizada (TC) e a ressonância magnética (RM) e avalia com mais dificuldade a extensão, a profundidade e a relação com estruturas nervosas (do trato aerodigestivo) e com estruturas ósseas (limitação do método). Por isso, cabe à USG o rastreamento das lesões cervicais, e à TC e à RM a análise complementar com mais informações, visando o melhor diagnóstico etiológico, topográfico e ao possível planejamento cirúrgico da lesão.

A TC é o principal método de diagnóstico por imagem para a avaliação das alterações na cabeça e no pescoço, seja em crianças ou em adultos, devido à sua superioridade no estudo de estruturas ósseas, em relação aos outros métodos, principalmente na face e na maioria das lesões que envolve os planos músculo-adiposos da face e do pescoço. A utilização de radiação ionizante e do meio de contraste à base de iodo é fator limitante do método.

A RM é um método ainda pouco disponível no Brasil, longe dos grandes centros, devido ao alto custo do aparelho. É utilizada como primeira opção em poucas situações, sendo, na maioria dos casos, complementar à TC. A sedação dos pacientes pediátricos é quase sempre necessária na faixa etária pré-escolar, já que os exames são mais demorados e necessitam de imobilidade do paciente durante o estudo.

As informações contidas neste capítulo foram divididas de acordo com os principais tópicos otorrinolaringológicos e organizadas de maneira sucinta, pela indicação dos estudos e pelos principais achados de imagem.

SURDEZ

Uma grande variedade de doenças pode causar perda auditiva em crianças. A identificação da causa específica é possível na maioria dos casos com exames de TC e/ou de RM[1]. A escolha do método inicial depende da história clínica e de dados de audiometria para determinar se a perda auditiva é unilateral ou bilateral e se o tipo é neurossensorial (SNS), condutivo (SC) ou misto (SNS e SC)[2].

Alterações condutivas indicam problemas na orelha externa e/ou média, alterações neurossensoriais na orelha interna e alterações mistas em ambas[2,3]. Seguem adiante as principais causas de perda auditiva na infância (Figura 26.1).

Atresia do Conduto Auditivo Externo

Os achados mais comuns dessa alteração congênita correspondem à ausência do meato do conduto auditivo externo, à deformidade acentuada do pavilhão auricular (microtia), à redução do diâmetro do conduto auditivo externo (menor que 4 mm) ou à atresia completa do canal e a várias malformações possíveis da orelha média, como deformidade da cadeia ossicular e sua fusão com a placa atrésica, além de anteriorização da porção mastóidea do canal do nervo facial[4] (Figura 26.2).

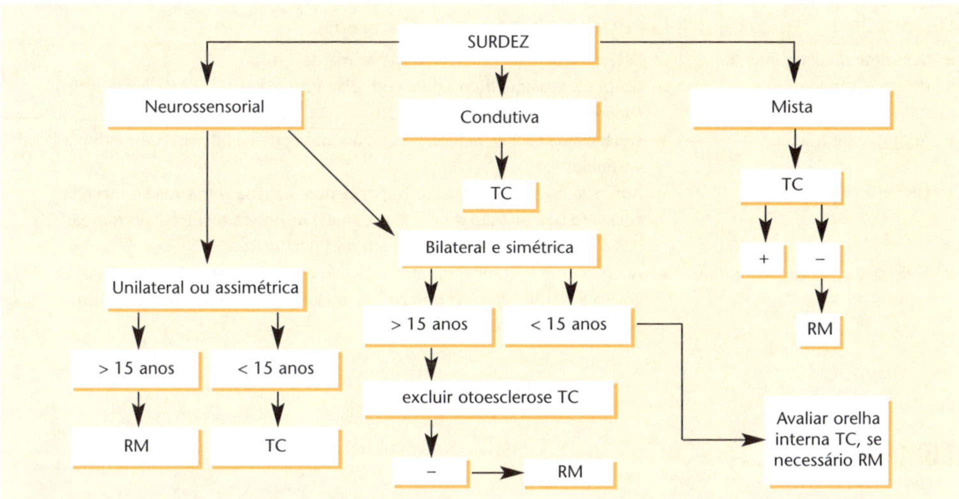

Figura 26.1 Algoritmo de investigação de perda auditiva na infância[3]. TC: tomografia computadorizada; RM: ressonância magnética.

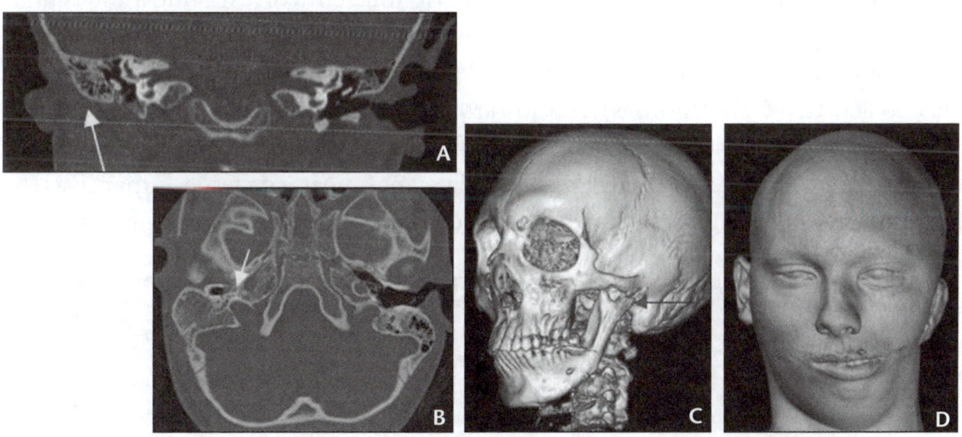

Figura 26.2 Atresia de conduto auditivo externo (CAE): tomografia computadorizada nos planos coronal (A) e axial (B), e reconstruções tridimensionais (C e D). Em A, observa-se a agenesia das porções óssea e cartilaginosa do CAE direito (seta), a redução volumétrica da caixa timpânica, o dismorfismo e a fusão dos ossículos, associada à microtia. Em B, nota-se o estreitamento do CAE direito e a anteriorização do trajeto da porção mastóidea do canal do nervo facial ipsilateral (seta). Em C e D, nota-se a hipoplasia do ramo e côndilo mandibulares (seta) e a deformidade da hemiface esquerda, e do pavilhão auricular (seta).

Displasias de Orelha Interna

Responsável por 8 a 20% das crianças com SNS, pode estar associada à displasia da orelha externa e/ou média em 15 a 20% dos casos[1]. As principais alterações e seus achados de imagem estão listados no Quadro 26.1.

Quadro 26.1 – Tipos de displasia congênita da orelha interna

Tipo	Achados
Síndrome do alargamento do aqueduto vestibular	Diâmetro do aqueduto vestibular acima de 1,4 mm[1] Na prática, o aqueduto estará com diâmetro maior que os canais semicircular superior e posterior (Figura 26.3)
Anomalia de Michel	Ausência da cóclea, hipoplasia do conduto auditivo interno (CAI) e displasia do vestíbulo[1]
Displasia de Mondini	Ausência do ápice coclear correspondendo a apenas uma volta e meia da cóclea (o habitual são duas voltas e meia) associada a outras anormalidades das demais estruturas da orelha interna[4] (Figura 26.4)
SNS ligada ao cromossomo X	Alargamento bilateral e simétrico do CAI com hipoplasia da espira basal da cóclea e alargamento da porção proximal do canal do nervo facial e do aqueduto vestibular[1]

Labirintites

A infecção viral é a causa mais comum da labirintite, seguida de extensão de infecção bacteriana, sífilis e desordens autoimunes[1]. Os sintomas podem incluir surdez súbita, vertigem e *tinnitus.* O achado de imagem corresponde à impregnação do VIII par craniano pelo meio de contraste gadolínio em seqüência de RM ponderada em T1. O achado também pode ser encontrado nos casos de neurinomas do acústico (schwanomas), muito raros na população pediátrica.

A labirintite hemorrágica ocorre após fratura no osso temporal, decorrente de trauma crânio-encefálico (TCE), de discrasias sangüíneas e de lesões expansivas. As fraturas são identificadas na TC e classificadas como longitudinais ou transversais

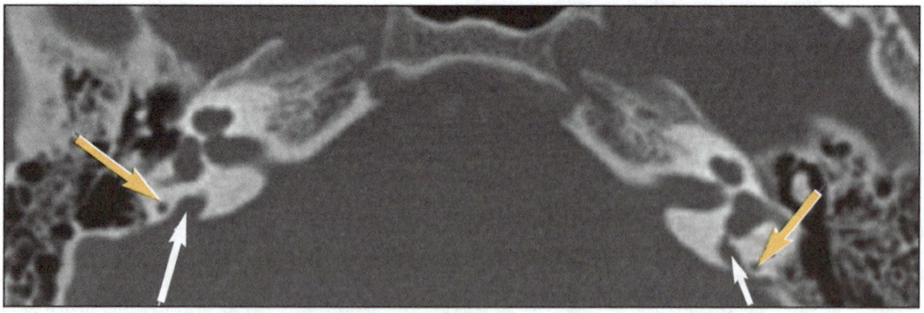

Figura 26.3 Síndrome do aqueduto vestibular: tomografia computadorizada axial mostra alargamento de ambos os aquedutos vestibulares (setas brancas). O diâmetro normal deveria ser no máximo igual ao dos canais semicirculares adjacentes (setas coloridas).

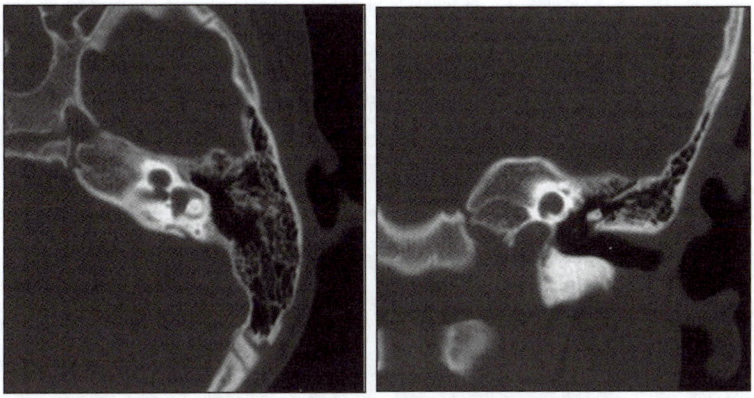

Figura 26.4 Displasia Coclear-Mondini: tomografia computadorizada axial (A) e coronal (B): deformidade da cóclea, não se observando a separação das suas espiras.

(< 20%) dependendo da sua orientação em relação ao maior eixo do osso temporal[1]. As fraturas transversas estão mais associadas com os casos de surdez pelo maior envolvimento da orelha interna. Embora a TC seja o método de escolha nos casos de trauma, a RM poderá mostrar intensidade de sinal característico de hemorragia no labirinto.

A labirintite ossificante corresponde à seqüela tardia de hemorragia ou inflamação no interior do labirinto, sendo causada em 90% dos casos pediátricos por meningites[1]. A TC mostra calcificação dentro do labirinto e aumento da densidade do osso que margeia o labirinto (esclerose). Seqüências de RM ponderadas em T2 podem mostrar mais precocemente os sinais da doença, caracterizados por perda da intensidade habitual da endolinfa no interior do labirinto, que apresenta preenchimento por tecido fibrótico ou calcificado (Figura 26.5).

Otoesclerose

Também chamada de otoespongiose, a otoesclerose acomete preferencialmente adolescentes e adultos jovens do sexo feminino. São identificados três tipos: fenestral (85%)[1], retrofenestral (ou coclear) e misto (os dois tipos simultaneamente). O achado na TC corresponde à desmineralização óssea ao redor do labirinto. No tipo fenestral, nota-se foco de rarefação óssea junto à janela oval e, no tipo coclear, ao redor da cóclea – também chamada de terceira volta da cóclea. A RM pode mostrar realce das áreas desmineralizadas pelo gadolínio. O principal diagnóstico diferencial é feito com a doença da osteogênese imperfeita (doença do colágeno), que apresenta desmineralização da cápsula ótica. É importante salientar que com a utilização dos aparelhos de TC com multidetectores, que permitem melhor

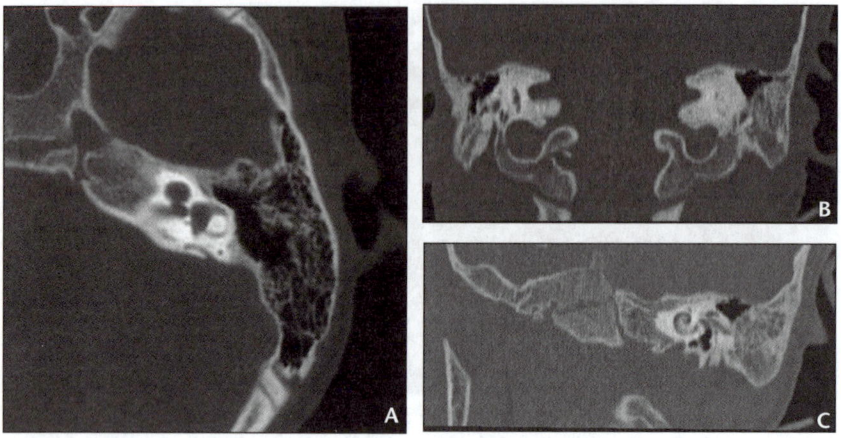

Figura 26.5 Labirintite ossificante: tomografia computadorizada axial (A), reconstrução coronal (B) e oblíqua (C). Obliteração parcial das cócleas e dos vestíbulos, e total dos canais semicirculares.

definição das estruturas do osso temporal, é possível visualizar halos hipoatenuantes pericocleares, considerados variações do normal, e que não devem ser confundidos com focos de otoespongiose (Figura 26.6)[5].

Tumores e Miscelânea

Os tumores envolvendo o saco linfático, o CAI e a cisterna do ângulo pontocerebelar (CAPC) são raros na faixa pediátrica[2]. O tumor do saco endolinfático aparece como lesão agressiva com erosão óssea e hemorragia na TC. O neurinoma do acústico está mais associado com os casos de neurofibromatose tipo I (unilaterais) e aparece como massa que alarga o CAI ou a CAPC com acentuada impregnação pelo gadolínio na RM. Outros tumores temporais e intracranianos, metástases, outras alterações como histiocitose de células de Langerhans e displasia fibrosa também podem envolver o osso temporal, causando surdez.

OTITES E MASTOIDITES

Nos casos de otite média aguda (OMA), ocorre o aparecimento rápido de sinais e sintomas inflamatórios na orelha média. A alteração é caracterizada por edema e hiperemia da membrana timpânica e da mucosa, acompanhados de secreção no interior da orelha média. O diagnóstico é clínico e exames de imagem não são indicados nos casos sem complicações. Entretanto, OMA recorrente e otites crônicas, bem como suas complicações e seqüelas, requerem avaliação por TC e, em algumas situações, por RM[2,6].

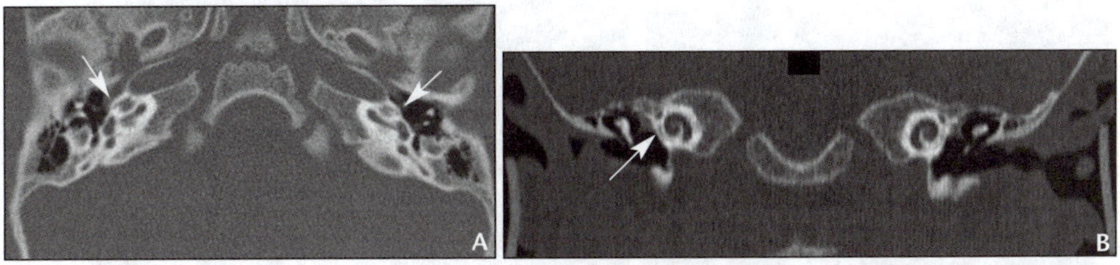

Figura 26.6 Variação anatômica: tomografia computadorizada axial (A) e reconstrução coronal (B). Observar a presença de áreas focais hipoatenuantes nas cápsulas óticas bilateralmente (setas).

O componente líquido seroso ou purulento da infecção ocasiona obliteração dos espaços aéreos da caixa timpânica, do antro e das células da mastóide na TC. Mastoidites podem originar-se como conseqüência de otites médias ou de outras doenças crônicas da orelha média, como o colesteatoma. A mastoidite coalescente ocorre quando há destruição das paredes das células da mastóide com a formação de cavidade única preenchida por secreção.

As complicações são decorrentes de erosão dos limites da mastóide com a extensão da infecção através de abscessos subperiosteais, abscessos intracranianos epidurais ou subdurais, trombose venosa (seio dural transverso, sigmóide, veia jugular interna e veia emissária da mastóide), meningites, abscessos intracranianos, abscessos retroauriculares e celulites faciais. Os pontos principais de erosão são o tégmen timpânico e a parede lateral da região retroauricular da mastóide. Os pontos de erosão aparecem como descontinuidades ósseas de contornos irregulares na TC; os abscessos, como imagens hipoatenuantes adjacentes ao osso erodido, com realce marginal pelo meio de contraste (Figura 26.7). O local da trombose venosa aparece como falha da coluna de contraste no interior do vaso e está, na maioria das vezes, adjacente a um abscesso intracraniano. Os abscessos cerebrais com essa etiologia localizam-se preferencialmente nos lobos cerebrais temporais ou no aspecto ântero-lateral dos hemisférios cerebelares[2].

A disseminação do processo infeccioso/inflamatório no osso temporal não pneumatizado caracteriza osteomielite e pode ser identificada como área de alteração da textura óssea, erosão e espessamento periosteal. Dor trigeminal associada à paralisia do nervo abducente (VI par craniano) e à otorréia purulenta caracteriza a síndrome de Gradenigo, que é identificada como o envolvimento de células do ápice petroso com realce dural adjacente[2].

A RM demonstra extensão dural e foraminal pela base do crânio, alterações intracranianas e realce do labirinto pelo gadolínio. O componente granulomatoso do processo inflamatório fica mais evidente na RM, por meio da impregnação pelo gadolínio, do que no estudo de TC.

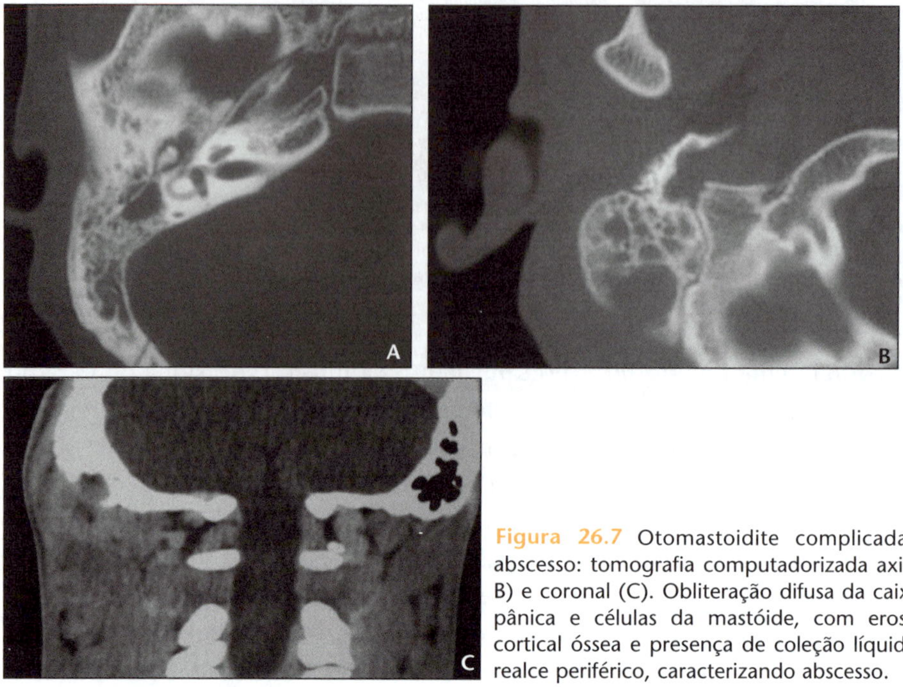

Figura 26.7 Otomastoidite complicada com abscesso: tomografia computadorizada axial (A e B) e coronal (C). Obliteração difusa da caixa timpânica e células da mastóide, com erosão da cortical óssea e presença de coleção líquida com realce periférico, caracterizando abscesso.

A otomastoidite é a principal responsável pelos casos de surdez condutiva (SC) na infância. Pode ocorrer, nos casos agudos, pelo preenchimento dos espaços aéreos do osso temporal e, nos casos crônicos sem colesteatoma, por erosão ou fixação da cadeia ossicular e timpanoesclerose. A erosão da cadeia ossicular é identificada nas imagens axiais e coronais da TC e acomete preferencialmente a bigorna[6].

Colesteatoma pode ser congênito (2%) ou adquirido (98%) e consiste no acúmulo de queratina envolto por epitélio escamoso estratificado[2,6]. Na TC, aparece como uma massa hipoatenuante homogênea no espaço de Prussak que abaula a membrana timpânica, desloca e erode a cadeia ossicular e estende-se para o ático e para o antro da mastóide. A RM pode ser usada na investigação de velamento total da mastóide e revela uma lesão com isossinal em T1 e hipersinal em T2[7].

RINOSSINUSOPATIAS

As radiografias simples dos seios paranasais são indicadas para a detecção de nível hidroaéreo no interior das cavidades paranasais na suspeita de sinusite aguda. O detalhamento anatômico da região e a incapacidade de avaliar as células etmoidais reduzem muito a capacidade de avaliação dos seios paranasais e do nariz para as alterações inflamatórias[8]. A presença de espessamento mucoso sem nível hidroaéreo não é suficiente para o diagnóstico de sinusite e o método não é indicado para crianças com menos de 1 ano[9].

A TC é o método de escolha para a análise dos seios paranasais, principalmente devido ao grande número de estruturas ósseas envolvidas. Todavia, devido à radiação aplicada, deve-se restringir o seu uso para confirmar e documentar uma sinusopatia diagnosticada clinicamente ou para investigar as possíveis causas de sinusites agudas recorrentes e crônicas, persistentes na vigência de tratamento medicamentoso. A TC fornece ainda muitas informações anatômicas para um planejamento mais eficiente e seguro de cirurgias nasais endoscópicas.

A RM não é um bom método de escolha devido à dificuldade de avaliação óssea, ao custo, ao tempo de exame e à necessidade de sedação.

O espessamento mucoso descrito no interior dos seios paranasais na tomografia deve ser interpretado na ausência ou na presença de dados clínicos, podendo representar apenas edema transicional da mucosa ligado ao ritmo circadiano ou da mucosa redundante. A prevalência de espessamento mucoso insignificante e assintomático nos seios paranasais em TC de crianças é muito alta (60%)[8].

Sinusite é uma condição clínica que depende da presença de rinorréia (clara, mucóide ou purulenta), tosse, obstrução nasal, secreção e eritema na faringe, cefaléia, febre, halitose e, possivelmente, adenopatia cervical, sendo classificada como aguda ou crônica, de acordo com a duração dos sintomas. Os achados de imagem não afirmam ou excluem o diagnóstico de sinusite, apenas dão informações cuja valorização depende de correlação com dados clínicos (Figura 26.8).

A aeraçao de uma cavidade paranasal depende da patência do seu óstio, da presença de óstios acessórios, da quantidade e do tipo de secreção no seu interior, além do seu batimento mucociliar. O conteúdo das cavidades paranasais, a patência ou obliteração das vias de drenagem sinusal e as possíveis alterações nas cavidades nasais que possam estar associadas ao comprometimento dessas vias, como desvios do septo nasal e variações anatômicas das conchas nasais e do osso etmoidal, devem

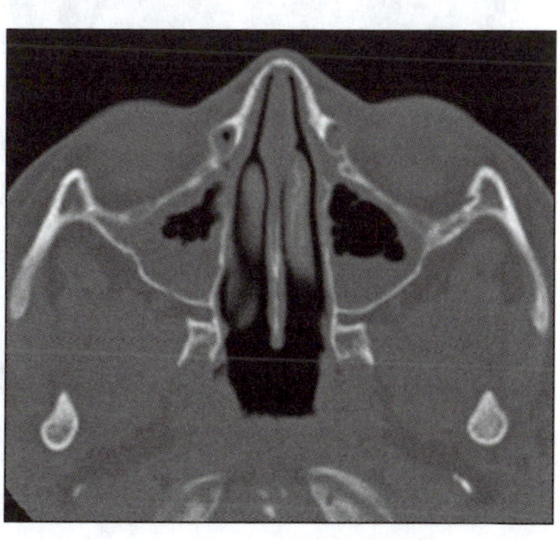

Figura 26.8 Sinusite maxilar bilateral: tomografia computadorizada axial. Observar a presença de espessamento mucoso nos seios maxilares com presença de nível líquido.

estar detalhados no estudo tomográfico, já que todo o processo inflamatório começa com a obliteração do óstio de drenagem por aposição mucosa, seguida de acúmulo de secreção, infecção bacteriana secundária e lesão crônica da mucosa.

Quando houver a suspeita de complicação orbitária das sinusites agudas, como edema, celulite periorbitária, abscesso subperiosteal e abscesso orbitário, a utilização do meio de contraste endovenoso faz-se necessária. A descrição detalhada das estruturas acometidas e da extensão orbitária em pré ou pós-septal é importante para o manejo terapêutico do caso. Habitualmente, há o espessamento e a densificação da gordura pré-septal e/ou da gordura extraconal junto à lâmina papirácea do osso etmóide (parede medial da órbita), já que a maioria dos casos está associada à extensão de sinusite etmoidal (Figura 26.9). Não é necessária a erosão da lâmina papirácea para a disseminação do processo, por causa da presença de pequenas fenestrações ósseas. O abscesso subperiosteal aparece como pequena coleção hipoatenuante semilunar adjacente ao osso e paralela ao músculo reto-medial, com realce marginal pelo meio de contraste, com ou sem exoftalmo. A origem do abscesso subperiosteal na sinusite frontal é muito menos comum e, quando presente, caracteriza-se pelos mesmos achados no teto orbitário ao invés da parede medial. Trombose da veia oftálmica superior e/ou do seio cavernoso, caracterizada pela ausência do meio de contraste no interior da estrutura venosa e realce marginal, pode ser encontrada.

A extensão intracraniana do processo está relacionada à sinusite aguda frontal ou à pansinusite[8]. As infecções começam no espaço epidural, com ou sem abscesso, seguindo para o subdural e, posteriormente, para o encéfalo. Abscessos intracranianos podem ser precedidos de empiemas (epidural e subdural) e meningites. Os empiemas e abscessos intracranianos têm as mesmas características dos abscessos

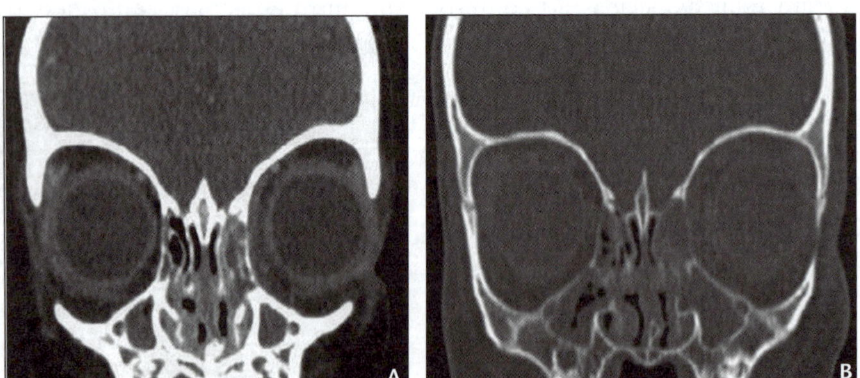

Figura 26.9 Celulite orbitária: tomografia computadorizada de reconstrução coronal (A e B). Velamento dos seios etmóides e maxilares. Observar a densificação da gordura orbitária esquerda pós-septal extraconal com erosões na lâmina papirácea.

orbitários. A cerebrite aparece como foco hipoatenuante (TC) mal delimitado, sem realce pelos meios de contraste (TC ou RM), adjacente ao seio frontal acometido. Na RM, essa área aparece com hipersinal em T2 devido ao edema. Após 2 ou 3 semanas, a área central necrosa e forma-se uma cápsula fibrosa marginal (abscesso). Essa cápsula apresenta hipossinal em T2 (RM) e realce pelos meios de contraste (TC e RM). Quando o acometimento intracraniano origina-se nos seios esfenoidais, deve-se ficar atento ao acometimento de seios cavernosos, de fissuras orbitárias, de nervos ópticos, de quiasma e de tratos ópticos (risco neurovascular aumentado)[8]. As potenciais complicações são: neurite óptica (espessamento com realce do nervo), meningites (com ou sem realce dural pelos meios de contraste), cerebrite ou abscesso do lobo temporal e trombose do seio cavernoso.

OBSTRUÇÃO DE VIAS AÉREAS SUPERIORES

As vias aéreas superiores iniciam-se nas narinas e estendem-se pelas fossas nasais, pelas coanas, pela rinofaringe, pela orofaringe, pela laringe e pela traquéia. As alterações que causam comprometimento ou obstrução das vias aéreas superiores serão detalhadas por regiões.

Cavidade Nasal e Rinofaringe

As causas mais comuns de alterações congênitas ou do desenvolvimento são: desvio do septo nasal (80% da população), hipertrofia de cornetos nasais e aumento das tonsilas faríngeas (adenóides). Estas não são identificadas até o 2º ou 3º mês de vida, mas, nos anos seguintes, podem causar obstrução completa da rinofaringe e das coanas nasais[10]. O melhor método para identificação é a radiografia de cavum (perfil), que também permite observar a sombra das amígdalas palatinas.

Atresia de coanas nasais é freqüente (5.000 a 8.000 nascidos vivos)[11] e bem caracterizada pela TC, destacando-se o espessamento do vômer com desvio medial das paredes da coana nasal e septo ósseo (90%) ou mucoso (10%), separando a coluna aérea nasal da faríngea[10] (Figura 26.10). Atresia de coana pode ser uni ou bilateral e isolada ou associada com algumas síndromes faciais. A atresia da parede ventral do clívus com a parede posterior do vômer e do palato duro denomina-se atresia nasofaríngea (forma severa de atresia de coana nasal).

Outras causas de obstrução nasal congênita são as dacriocistoceles dos ductos nasolacrimais, que aparecem como cistos, alargando os ductos e causando estenose da abertura piriforme adjacente, a meningoencefalocele basal frontal, que aparece como formação cística/hipoatenuante no interior da fossa nasal em contigüidade com a base do crânio e com os cistos dermóide e epidermóide.

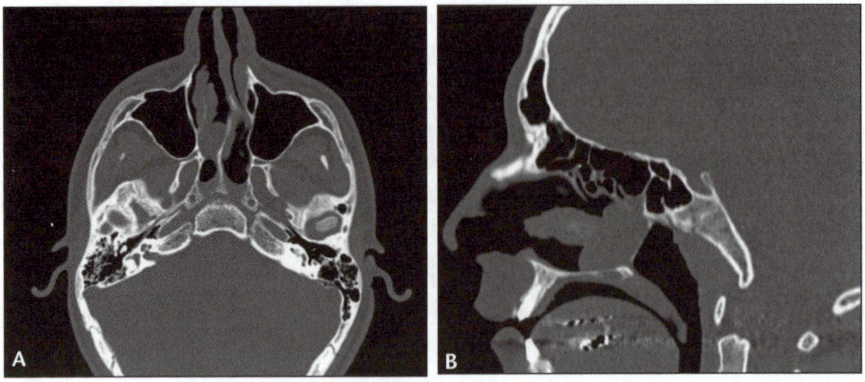

Figura 26.10 Atresia de coana: tomografia computadorizada axial (A) e reconstrução sagital (B). Observar o estreitamento ósseo e a obstrução da fossa nasal direita.

As causas inflamatórias mais comuns são os pólipos, identificados em 0,1% das crianças (bilaterais em 30 a 40% dos casos)[10]. Os pólipos antrocoanais apresentam-se como material hipoatenuante, o qual oblitera antro do seio maxilar e se estende mais freqüentemente pela fontanela maxilar (óstio acessório) para a cavidade nasal e rinofaringe. Esses pólipos podem corresponder a 28% dos pólipos inflamatórios na infância contra 5% nos adultos[12] (Figura 26.11).

A maioria das massas com atenuação de partes moles (TC) na cavidade nasal corresponde a corpos estranhos (CE) ou lesões pós-traumáticas ou inflamatórias[10]. Dentre os tumores, o mais freqüente na rinofaringe e nos seios paranasais é o rabdomiosarcoma, que aparece como uma massa expansiva não-específica com erosões ósseas, sem calcificações. O segundo mais comum é o carcinoma de rinofaringe (Figura 26.12), que acomete crianças mais velhas e manifesta-se com mais linfonodos cervicais comprometidos. Outros tumores são linfoma não-Hodgkin na rinofaringe e nos seios paranasais, tumores de glândulas salivares menores, paragangliomas, osteosarcomas, hemangiopericitoma, fibromatose desmóide, fibrossarcoma, estesioneuroblastoma (malignos) e nasoangiofibroma juvenil, meningeomas, condroma, teratoma, rabdomioma e lipoma (benignos). Desse grupo, vale ressaltar o nasoangiofibroma, que aparece como uma massa acentuadamente vascularizada no aspecto posterior da fossa nasal, alargando a fossa pterigopalatina com ou sem erosão óssea e extensão por contigüidade para a rinofaringe, o espaço mastigatório e a base do crânio (Figura 26.13). Acomete apenas crianças do sexo masculino.

Orofaringe, Epiglote e Laringe

Estridor

Estridor inspiratório é a principal indicação para avaliação radiográfica de via aérea superior. São necessárias três incidências radiográficas, sendo uma em perfil

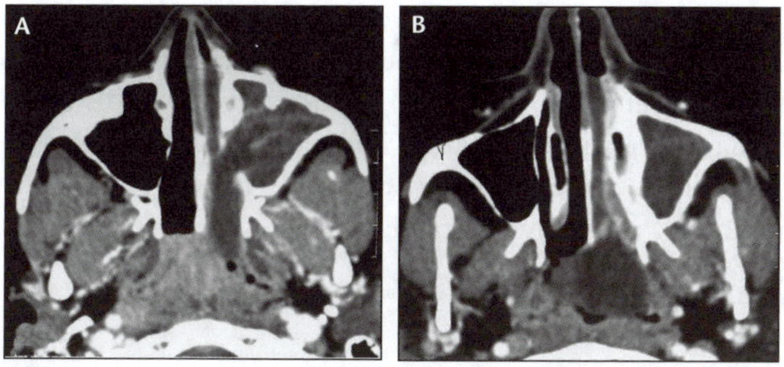

Figura 26.11 Pólipo antro-coanal: tomografia computadorizada axial (A e B). Pólipo no seio maxilar esquerdo, estendendo-se para a fossa nasal esquerda e a rinofaringe, alargando o infundíbulo e a fontanela.

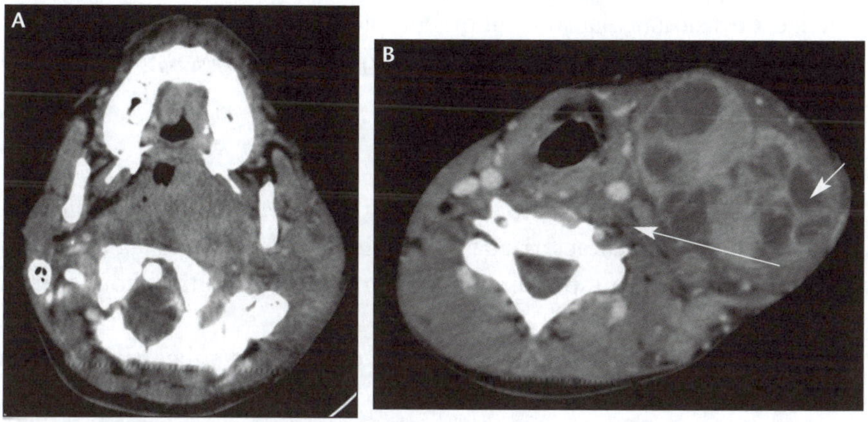

Figura 26.12 Carcinoma indiferenciado da rinofaringe: tomografia computadorizada axial (A e B). Observar a extensa lesão infiltrativa na rinofaringe, com infiltração dos espaços perivertebral, carotídeo e parafaríngeo à esquerda. Linfonodomegalias cervicais à esquerda, formando conglomerados. Há também linfonomegalia retrofaríngea esquerda (seta).

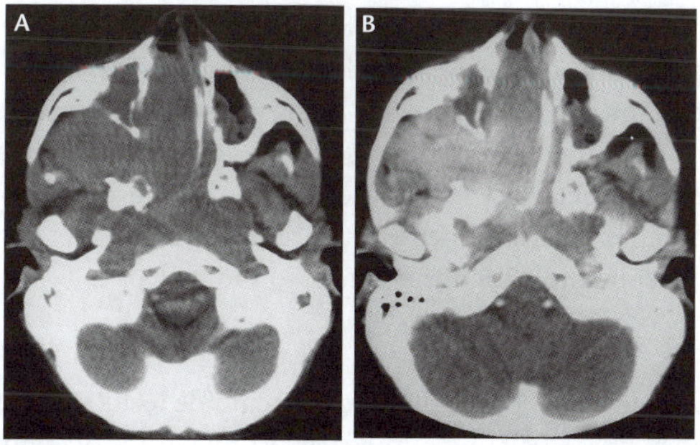

Figura 26.13 Nasoangiofibroma juvenil: tomografia computadorizada no plano axial antes (A) e depois (B) da injeção venosa do meio de contraste endovenoso evidencia massa obliterando a fossa nasal direita com extensão para o espaço bucal retromaxilar direito pela fossa pterigopalatina, que está alargada. A lesão apresenta acentuado realce homogêneo pós-contraste.

com pescoço estendido em inspiração, e outras de frente e perfil do tórax em inspiração máxima[13]. Três regiões laríngeas devem ser examinadas: região supraglótica (epiglote e pregas ariepiglóticas finas), glótica (cordas vocais finas com ventrículos visíveis na incidência de frente) e infraglótica (espaço retrofaríngeo). Se as vias aéreas superiores estiverem livres, devem-se considerar causas pulmonares (CE e bronquiolite), causas mediastinais (compressões extrínsecas vasculares) e doença cardíaca congênita.

Congênitas

A laringomalácia é uma causa comum de estridor no 1º ano de vida, caracterizada por colapso da coluna aérea durante a expiração, de curso limitado. A traqueomalácia ocasiona colapso focal ou completo da traquéia durante a expiração. Bandas laríngeas, estenose congênita de traquéia e estenose subglótica também podem causar estridor.

Inflamatórias

Epiglotite é causada, na maioria das vezes, por *Heamophilus influenzae* entre 3 e 6 anos de vida, sendo caracterizada por estridor com febre, disfagia e odinofagia. A principal alteração é o espessamento das pregas ariepiglóticas com aumento da epiglote[13].

Croup corresponde a uma laringotraqueobronquite subglótica causada pelo vírus *parainfluenza* entre 6 meses e 3 anos de vida. Os achados são: estreitamento da região subglótica com imagem em "V" invertido na incidência de frente[13]. Incidência lateral descarta espessamento da epiglote.

Corpos estranhos

Causa comum de desconforto respiratório entre 6 meses e 4 anos de vida[13]. A aspiração aguda resulta em tosse, estridor e chiado, enquanto a crônica causa hemoptise ou pneumonia recorrente. Os locais mais freqüentes em ordem decrescente são: brônquio direito, brônquio esquerdo, laringe e traquéia. É necessário realizar sempre incidências em inspiração e expiração ou decúbito lateral, já que radiografias de frente invariavelmente aparecem normais. Apenas 10% dos casos têm atelectasias e somente 10% dos objetos são radiopacos[13].

Massas

Hipertrofia de tonsilas corresponde ao aumento de tecido linfóide nos três grupos: faríngeo (adenóides), palatino (amígdalas) e lingual. Tonsilas aumentam secundariamente às infecções e podem obstruir a rinofaringe. Raramente uma faringite resulta em um abscesso tonsilar. A hipertrofia aparece como uma massa posterior à rinofaringe (adenóides aumentadas) e/ou uma massa próxima à extremidade da úvula (amígdalas aumentadas)[13] (Figura 26.14). A TC é útil para determinar a presença de abscesso amigdaliano, que se caracteriza como área hipoatenuante de necrose ou liquefação no interior da tonsila, apresentando realce marginal e, possivelmente, gás no seu interior (Figura 26.15).

Abscesso retrofaríngeo ocorre, tipicamente, por extensão de uma linfadenite bacteriana supurativa em pacientes com menos de 1 ano de vida, com febre, rigidez cervical, disfagia e estridor[13]. Pode-se identificar o aumento do espaço retrofaríngeo com imagem semelhante à do abscesso amigdaliano, com ar permeando partes moles e retificação da lordose cervical. A TC auxilia na avaliação da extensão mediastinal e na caracterização do volume do abscesso (Figura 26.16).

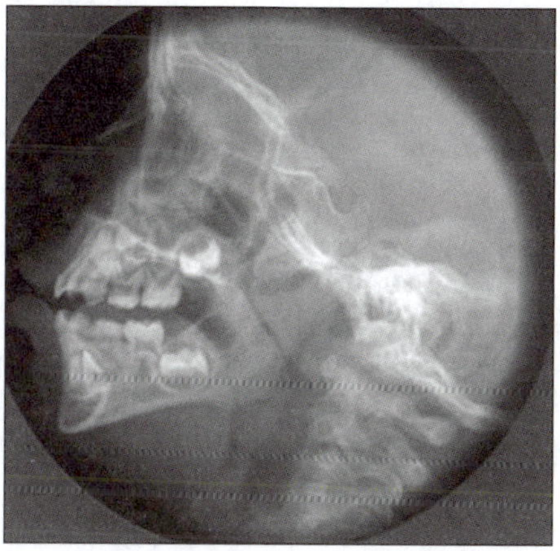

Figura 26.14 Hipertrofia de tonsilas faríngeas e palatinas: radiografia de *cavum* mostra o aumento de partes moles na parede da rinofaringe e o aumento da sombra das amígdalas palatinas, compatíveis com hipertrofia de tonsilas linfóides, reduzindo a coluna aérea faríngea.

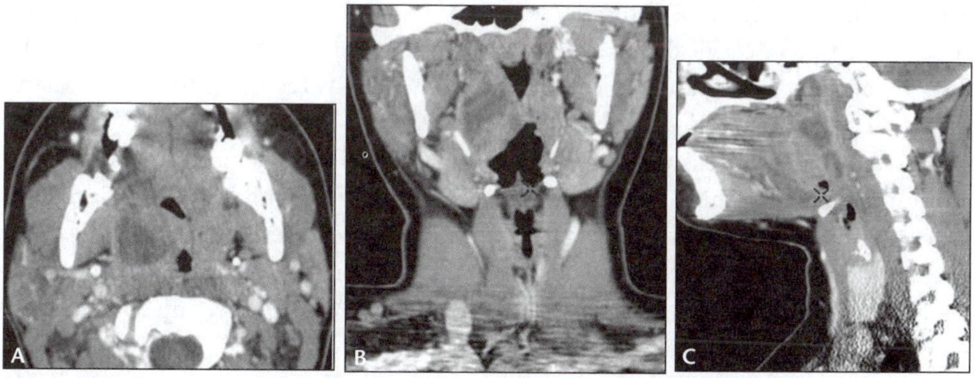

Figura 26.15 Abscesso amigdaliano: tomografia computadorizada pós-contraste – plano axial (A), reconstruções coronal (B) e sagital (C). Coleção líquida com realce periférico no pilar amigdaliano direito. São identificadas outras pequenas lojas adjacentes à coleção maior.

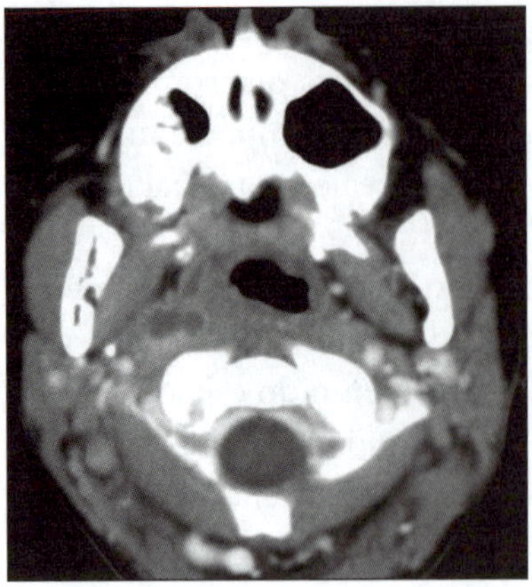

Figura 26.16 Abscesso amigdaliano e linfadenite retrofaríngea: tomografia computadorizada axial pós-contraste evidencia a coleção líquida no pilar amigdaliano direito e linfonodomegalia retrofaríngea direita.

Outras causas de massas são hematomas, pseudotumor inflamatório, lesões congênitas (hamartomas, tireóide ectópica e timo), hemangiomas e outros tumores (incomuns na faixa pediátrica).

MASSAS CERVICAIS

As massas cervicais podem ser divididas em císticas simples, císticas complexas e lesões sólidas, para facilitar o raciocínio radiológico, que se baseia, antes de tudo, nos dados epidemiológicos de história clínica e na localização das lesões.

Lesões Císticas Simples

O cisto do ducto tireoglosso origina-se a partir do acúmulo de secreção no remanescente embriológico do ducto do tireoglosso e guarda íntima relação com a base da língua e com o osso hióide, sendo móvel à protrusão lingual. Corresponde à segunda massa cervical mais freqüente, atrás das linfonodomegalias cervicais. Está localizado na região cervical anterior, 75% das vezes na linha paramediana (até 2,0 cm de cada lado da linha mediana) e 25% na linha mediana[14]. É caracterizado, na maioria dos casos, como uma formação cística de paredes finas e conteúdo homogêneo em íntima relação com o corpo do osso hióide (80% adjacente à face inferior do corpo do hióide) (Figura 26.17). Pode apresentar aumento rápido de tamanho, dor à palpação, paredes espessadas com realce pelo meio de contraste e obliteração dos planos gordurosos adjacentes na TC se estiver infectado, geralmente na vigência de infecção de vias aéreas superiores (IVAS).

Cistos das fendas branquiais também originam-se a partir de acúmulo de secreção em remanescentes embrionários faríngeos. Sua classificação depende principalmente da sua localização. Os cistos de 1ª fenda branquial são incomuns na

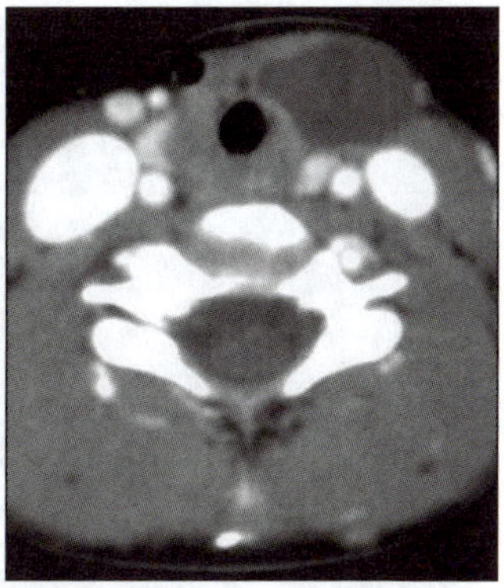

Figura 26.17 Cisto do ducto tireoglosso: tomografia computadorizada axial evidencia formação cística bem delimitada e homogênea localizada no espaço visceral em situação paramediana esquerda.

faixa pediátrica e estão localizados junto à glândula parótida e ao nervo facial, entre o conduto auditivo externo e o ângulo da mandíbula[15] (Figura 26.18). O cisto de 2ª fenda é freqüente na faixa pediátrica, tendo a característica de ser indolor e recorrente. Habitualmente, está localizado entre a face posterior do ângulo da mandíbula e a margem anterior do músculo esternocleidomastóideo, nos espaços submandibular e cervical anterior (Figuras 26.19 e 26.20). Os cistos de 3ª e 4ª fenda são mais raros e estão localizados mais comumente ao longo do espaço cervical anterior, entre a margem inferior da mandíbula e a clavícula. Os cistos de 4ª fenda estão localizados à esquerda em 93% dos casos[15]; seu principal diagnóstico diferencial é o cisto de remanescente tímico cervical (Figuras 26.21 e 26.22). Todas essas lesões aparecem como cistos de paredes finas e conteúdo homogêneo à USG, à TC e à RM, podendo apresentar conteúdo espesso ou heterogêneo, paredes espessas e realce parietal quando infectados.

A rânula corresponde ao acúmulo de saliva no interior da glândula submandibular por obstrução ductal, apresentando-se como uma formação cística no assoalho bucal, adjacente à cortical interna da mandíbula no espaço sublingual (Figura 26.23). Seu conteúdo é homogêneo e suas paredes finas, sendo classificada como simples, se for unilocular no espaço sublingual, e mergulhante, se for bilocular com um componente estendendo-se ao espaço submandibular. Um dos diferenciais da rânula mergulhante devido ao componente loculado é o higroma cístico, o qual corresponde a uma das malformações vasculo-linfáticas que podem ser encontradas na região cervical.

Cistos dermóide e epidermóide são formações císticas uniloculares, circunscritas e com densidade menor que a do músculo, localizadas no espaço submandibular. Apresentam crescimento lento e realce parietal comum pelo meio de contraste. A diferenciação dos cistos pelos métodos de imagem é feita quando há presença de gordura sobrenadante em meio ao conteúdo líquido, caracterizando assim a formação como cisto dermóide[16] (Figura 26.24). A diferenciação, na maioria dos casos, é feita pela histologia da parede do cisto.

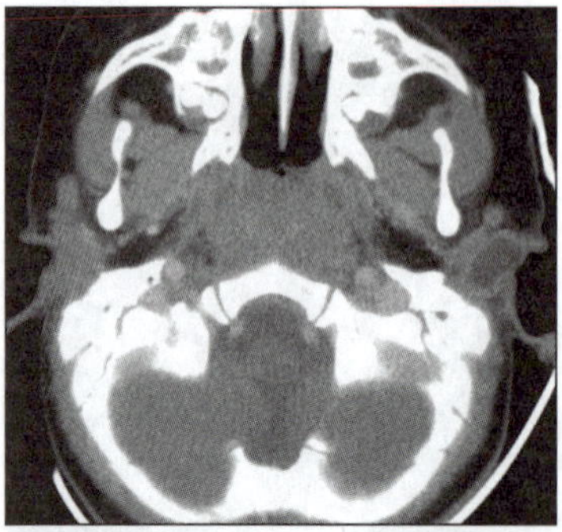

Figura 26.18 Cisto de 1ª fenda branquial: tomografia computadorizada no plano axial evidencia formação cística bem delimitada adjacente à orelha externa e à glândula parótida esquerda.

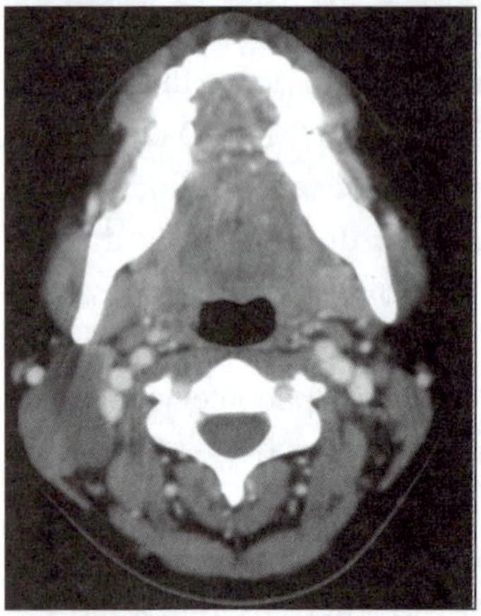

Figura 26.19 Cisto de 2ª fenda branquial: tomografia computadorizada no plano axial evidencia formação cística bem delimitada localizada lateralmente às estruturas do espaço carotídeo, adjacente à face posterior do ângulo da mandíbula e à face anterior e medial do músculo esternocleidomastóideo.

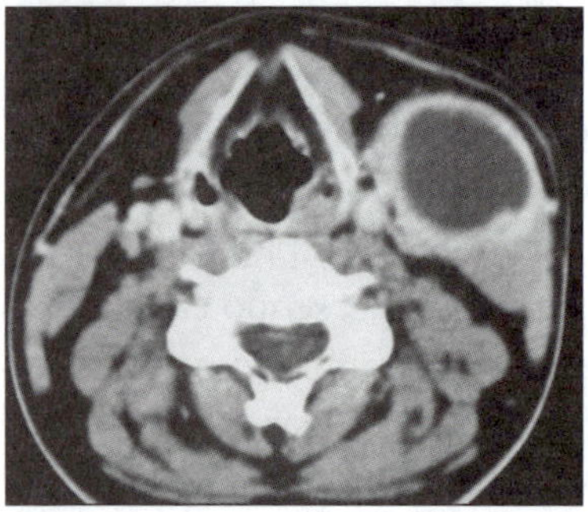

Figura 26.20 Cisto de 2ª fenda branquial infectado: tomografia computadorizada no plano axial evidencia formação cística bem delimitada com paredes espessadas, apresentando realce pelo meio de contraste no espaço cervical anterior esquerdo, adjacente à face anterior do músculo esternocleidomastóideo.

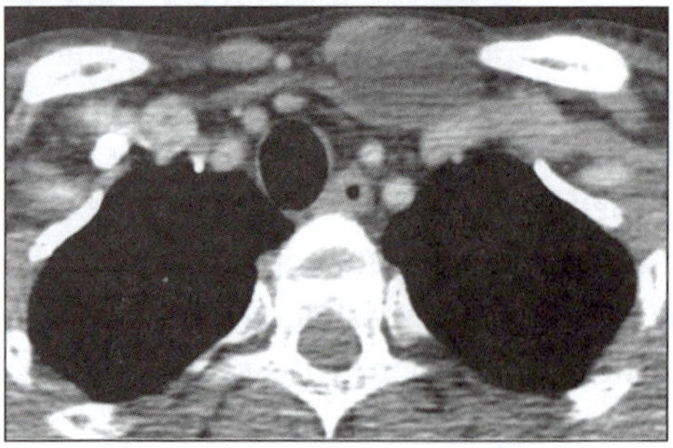

Figura 26.21 Cisto de 4ª fenda: tomografia computadorizada no plano axial evidencia formação cística bem delimitada localizada no espaço cervical anterior esquerdo entre o componente medial do músculo esternocleidomastóideo e a musculatura pré-tireoideana.

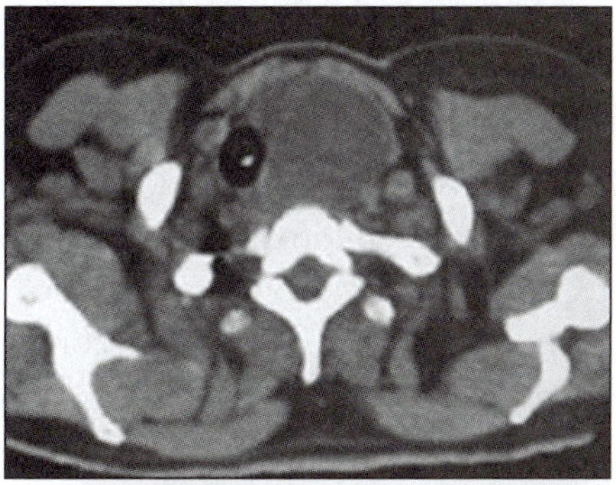

Figura 26.22 Cisto tímico: tomografia computadorizada no plano axial evidencia formação cística bem delimitada com finos septos e conteúdo homogêneo localizada em situação paratraqueal esquerda na transição cérvico-torácica.

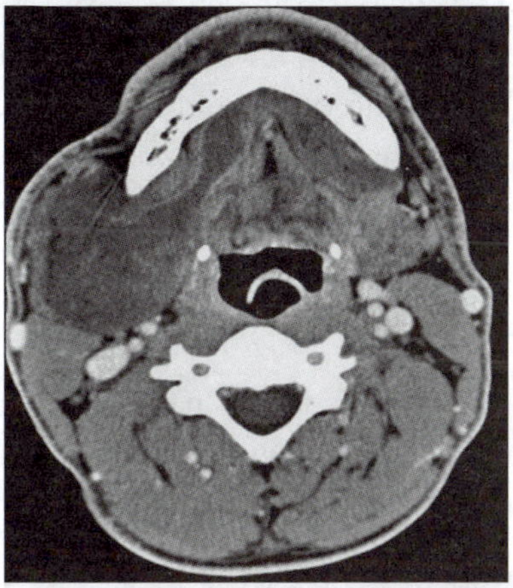

Figura 26.23 Rânula mergulhante: tomografia computadorizada no plano axial após a injeção do meio de contraste endovenoso evidencia formação cística hipoatenuante e discretamente heterogênea sem realce pelo meio de contraste no espaço sublingual direito, com maior componente no espaço submandibular, deslocando a glândula submandibular lateralmente. Nota-se ainda aumento das dimensões da glândula sublingual esquerda.

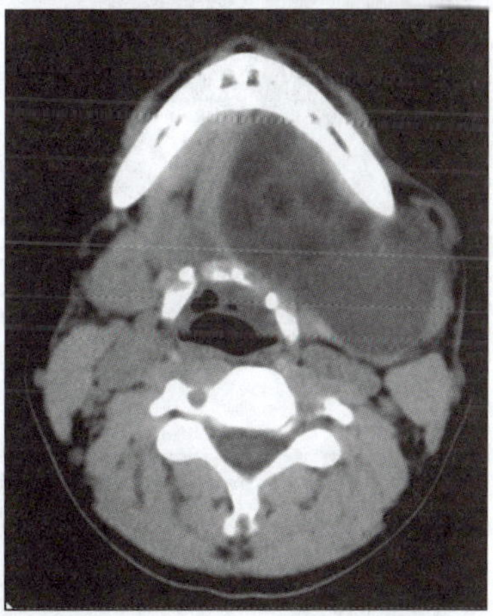

Figura 26.24 Cisto dermóide: tomografia computadorizada no plano axial mostra formação cística sublingual esquerda, bem delimitada de paredes finas, apresentando extensão para o espaço submandibular e material mais hipoatenuante no seu interior, compatível gordura (sobrenadante). A formação desloca as estruturas da linha mediana do assoalho bucal para a direita e a glândula submandibular esquerda, lateralmente.

Hiperplasia linfóide cística das parótidas é a denominação atual para a alteração parotídea bilateral caracterizada por múltiplos cistos de aspecto simples, anteriormente chamados de cistos linfoepiteliais, nos pacientes com síndrome da imunodeficiência adquirida (aids) (Figura 26.25). A alteração é ocasionada pela infiltração linfocítica nos linfonodos intraparotídeos com aumento progressivo das glândulas.

Lesões Císticas Complexas

Os linfangiomas correspondem a malformações vasculo-linfáticas e são diagnosticados em 80 a 90% dos casos até os 2 anos de vida[15]. Sua classificação e o aspecto mais sólido ou mais cístico dependerão da sua localização no pescoço e do tecido conjuntivo ao redor da lesão. Habitualmente, são lesões loculadas e infiltrativas aos métodos de imagem, com realce variável, dependendo do seu componente vascular. O higroma cístico é o subtipo de linfangioma que apresenta os maiores componentes císticos; está localizado no pescoço em 75% das vezes no triângulo cervical posterior, entre o músculo esternocleidomastóideo, o músculo trapézio e a clavícula (Figura 26.26). A extensão da lesão e o envolvimento de estruturas neurais, como o plexo braquial e a compressão extrínseca de estruturas aéreas (p.ex., laringe e traquéia), são importantes para o planejamento terapêutico dessas lesões, devendo estar descritos nos estudos de imagem.

Lesões Sólidas

As linfadenites não-supurativas são a causa mais freqüente de lesões sólidas cervicais. A etiologia viral é a mais comum (linfonodomegalia reacional), não sendo necessário estudo complementar de imagem, os quais ficam restritos aos casos em

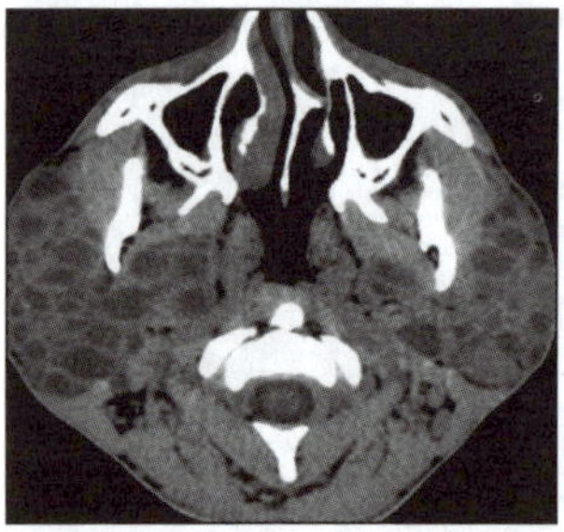

Figura 26.25 Hiperplasia linfóide cística: tomografia computadorizada no plano axial evidencia aumento das dimensões das parótidas com múltiplas formações císticas bem delimitadas esparsas pelos lobos superficiais e profundos.

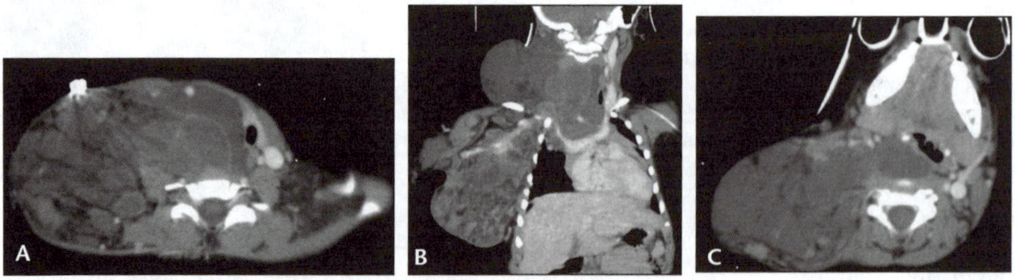

Figura 26.26 Malformação linfática (higroma cístico): tomografia computadorizada no plano axial (A e B) e reconstrução coronal (C). Observar a extensa lesão expansiva cística multisseptada situada no espaço cervical posterior, insinuando-se para o espaço retrofaríngeo, com extensão inferior para o mediastino e região axilar.

que os linfonodos estão muito aumentados, formando conglomerados, ou quando há indícios de necrose ou liquefação (supurativas) (Figura 26.27). As linfadenites supurativas mais comuns estão relacionadas às infecções bacterianas, às doenças granulomatosas, como as micobacterioses, e à doença da arranhadura do gato[17]. Manifestam-se como formações ovaladas e aumentadas, com realce heterogêneo e área central de aspecto cístico ou liquefeito (Figura 26.28). Muitas vezes, há a identificação de septações e/ou de obliteração dos planos gordurosos adjacentes.

As parotidites e as submandibulites estão relacionadas preferencialmente à infecção viral do parênquima glandular, caracterizando aumento das dimensões da glândula e do realce pelos meios de contraste, com densificação dos planos gordurosos adjacentes (Figura 26.29). Sialolitíase e tumores em glândulas salivares são incomuns em crianças[18].

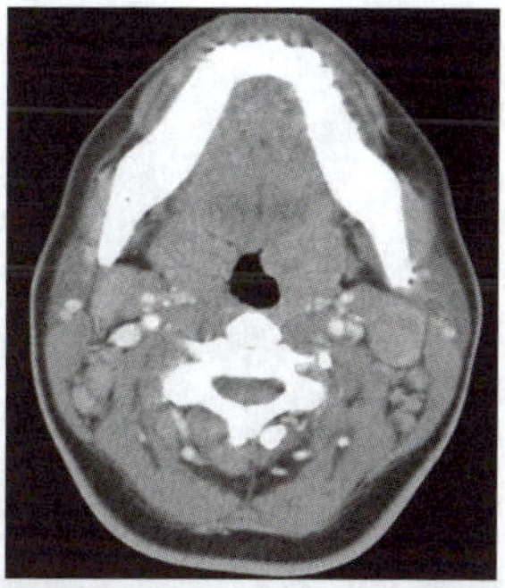

Figura 26.27 Linfadenite não-supurativa: tomografia computadorizada no plano axial evidencia linfonodos aumentados em número nas cadeias cervicais posteriores, ovalados, circunscritos e homogêneos, com aspecto reacional a um processo inflamatório. Nota-se o aumento das dimensões dos pilares amigdalianos, compatível com hiperplasia linfóide.

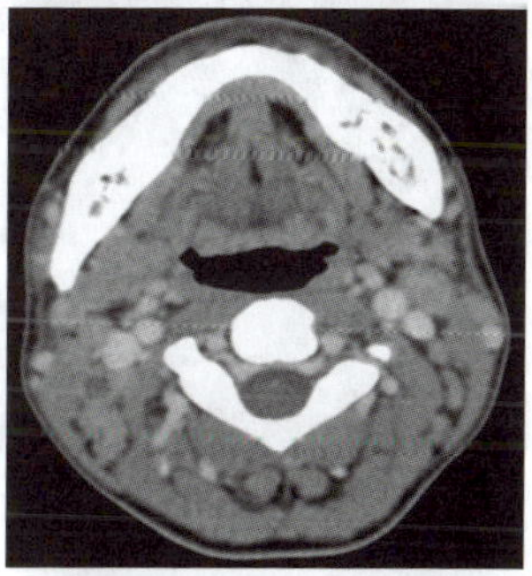

Figura 26.28 Linfadenite supurativa: tomografia computadorizada no plano axial evidencia linfonodos aumentados em número nas cadeias cervicais posteriores, um deles com centro hipoatenuante necrótico/liquefeito, delimitado por parede regular que apresenta realce pelo meio de contraste (linfadenite por micobacteriose).

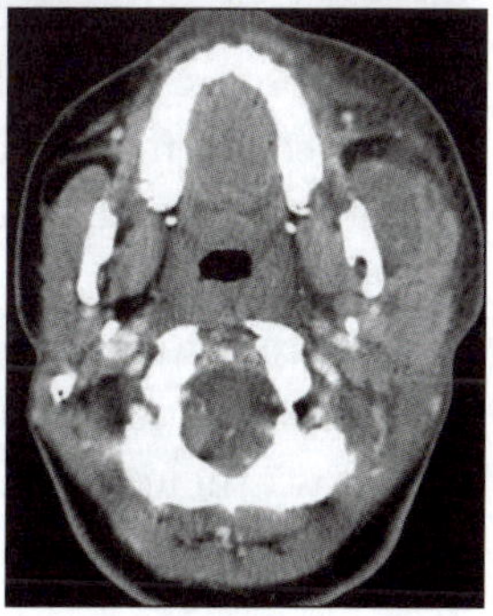

Figura 26.29 Parotidite: tomografia computadorizada no plano axial após a injeção do meio de contraste endovenoso evidencia aumento das dimensões com realce assimétrico da glândula parótida esquerda, associada à densificação e ao espessamento dos planos cutâneo e subcutâneo e dos espaços cervicais adjacentes ao espaço parotídeo cervical na hemiface esquerda.

A celulite caracteriza-se pelo espessamento e pela densificação dos planos superficiais cutâneo e subcutâneo devido ao processo inflamatório associado às infecções bacterianas, que pode ter origem odontogênica, salivar ou de outros sítios cervicais (Figura 26.30). É possível haver extensão do processo infeccioso/inflamatório para os músculos cervicais (miosite).

O aumento tireoideano é denominado bócio. Aos métodos de imagem, pode-se observar aumento das dimensões da tireóide com textura heterogênea à USG e hipoatenuação com realce finamente heterogêneo à TC (Figura 26.31). Os casos infantis são observados com maior freqüência em meninas com idade escolar. A principal etiologia é auto-imune (tireoidite de Hashimoto), não podendo esquecer os bócios carenciais no Centro-Oeste do Brasil, menos evidentes na população pediátrica.

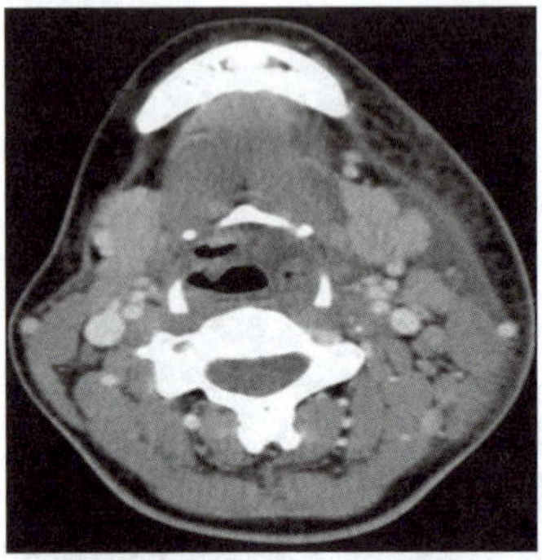

Figura 26.30 Celulite cervical esquerda: tomografia computadorizada no plano axial mostra espessamento e densificação dos planos cutâneo e subcutâneo e do espaço cervical submandibular, correspondendo à extensão de alterações inflamatórias em partes moles, decorrente de parotidite esquerda.

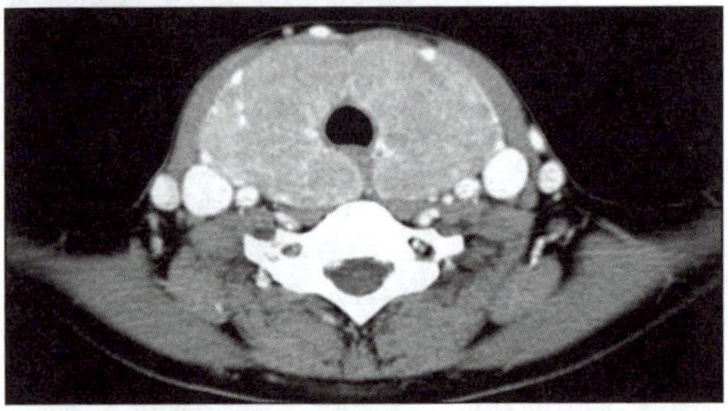

Figura 26.31 Bócio: tomografia computadorizada no plano axial mostra a glândula tireóide aumentada e difusamente heterogênea, sem alterações focais evidentes.

Hemangiomas são os tumores de cabeça e de pescoço mais freqüentes na infância[19]. São identificados como massas sólidas homogêneas, com realce acentuado e progressivo pelos meios de contraste na TC e na RM, que aumentam de volume com a manobra de Valsalva ou com o choro. A freqüência de lesões únicas nas parótidas é alta (80%) em relação às outras manifestações cervicais da lesão (Figura 26.32).

Neurofibromas são lesões sólidas benignas e não-capsuladas, que tendem a infiltrar os planos músculo-adiposos cervicais. Apenas 10% dos casos estão relacionados à neurofibromatose tipo I (doença de von Recklinghausen), podendo assumir a forma de neurofibroma plexiforme que, ao invés de aspecto nodular,

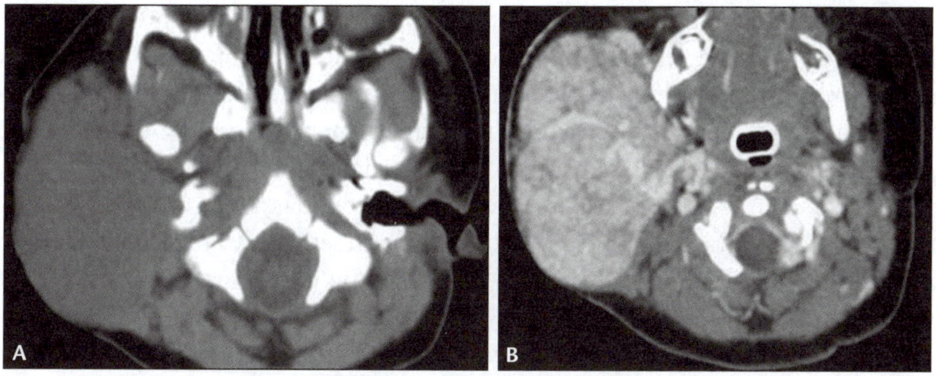

Figura 26.32 Hemangioma de parótida direita: tomografia computadorizada no plano axial antes (A) e depois da injeção do meio de contraste endovenoso (B) evidencia lesão sólida hipoatenuante na parótida direita, que apresenta acentuada impregnação pelo contraste. Observar o aumento do calibre da veia retromandibular e circulação colateral ectasiada no espaço carotídeo adjacente.

apresenta-se mais infiltrativo ao longo do trajeto de um nervo e de suas ramificações, sendo mais comum nos trajetos dos nervos trigêmeo e facial[20]. Na TC, a neurofibromatose aparece como lesão sólida com atenuação semelhante à do músculo e discreto realce pelo meio de contraste (Figura 26.33). Na RM, pode manifestar-se como lesão sólida com áreas de hipossinal em T1, hipersinal em T2 e impregnação pelo gadolínio. A principal diferença dessas lesões com os schwanomas é que estes são capsulados e, portanto, menos infiltrativos. As características de sinal são muito semelhantes entre as duas lesões.

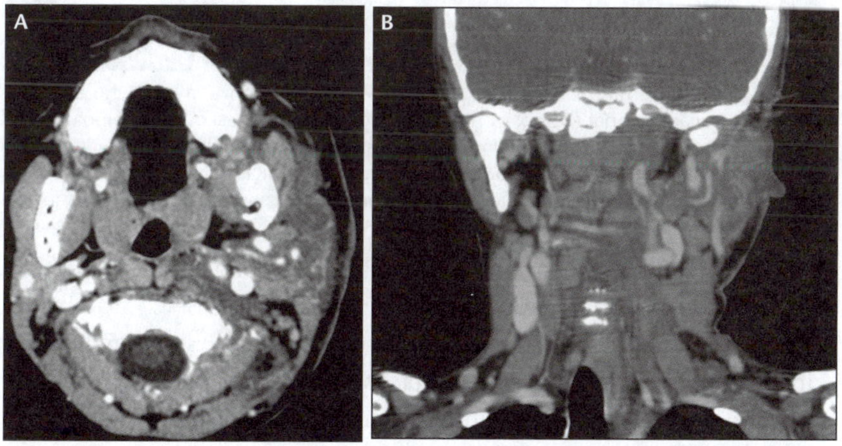

Figura 26.33 Neurofibroma plexiforme do nervo facial: tomografia computadorizada no plano axial (A) e reconstrução coronal (B) após a injeção do meio de contraste endovenoso evidencia massa sólida, expansiva e hipoatenuante infiltrando a glândula parótida esquerda, sem deslocar as estruturas vasculares. Nota-se componente mais medial e posterior infiltrando os espaços carotídeo e pré-vertebral à esquerda.

Outras lesões diferenciais das neurofibromatoses são as fibromatoses[20]. A fibromatose *colli* está relacionada à evolução fibrocicatricial de lesão hemorrágica no músculo esternocleidomastóideo por tocotrauma, sendo identificada à USG como massa unilateral no ventre muscular com aumento da sua espessura e da sua ecogenicidade em 2 a 4 semanas de vida. A concomitância com torcicolo não é obrigatória. As miofibromatoses são benignas e limitadas. A fibromatose infantil é infiltrativa e não capsulada, sendo chamada também de fibromatose agressiva; pode infiltrar qualquer estrutura com atenuação de partes moles e causar erosão óssea (Figura 26.34).

Os teratomas são tumores embrionários, na maioria benignos, que acometem a região cervical de crianças com menos de 1 ano em 5 a 10% dos casos (a maioria é sacrococcígea). A maior parte das lesões é grande e complexa, com componente sólido, cístico, gordura e calcificação[16].

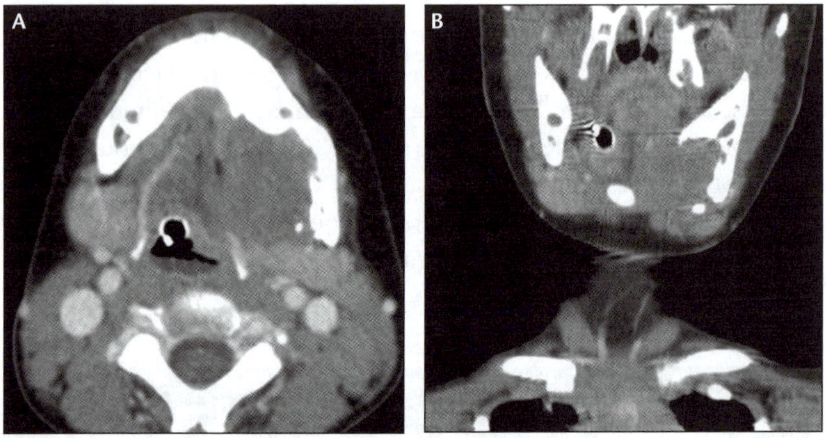

Figura 26.34 Fibromatose agressiva: tomografia computadorizada no plano axial (A) e na reconstrução coronal (B) pós-contraste iodado evidencia lesão sólida hipoatenuante sem realce significativo pelo meio de contraste na região submandibular esquerda, infiltrando o espaço visceral e paralaríngeo com destruição da lâmina esquerda da cartilagem tireóide. Nota-se ainda erosão da cortical interna da mandíbula à esquerda.

Os linfomas são muito comuns em pediatria, perdendo em prevalência apenas para as leucemias e os tumores do sistema nervoso central (SNC). São responsáveis por 50% dos tumores pediátricos na cabeça e no pescoço, sendo 50% linfoma de Hodgkin e 50% não-Hodgkin. A apresentação mais comum nos exames de imagem é a de linfonodos aumentados em número e dimensões, arredondados, hipoecogênicos à USG e hipoatenuantes na TC, com realce variável pelos meios de contraste. Os linfonodos habitualmente coalescem e formam extensos conglomerados linfonodais. Um dos subtipos em crianças é o linfoma de Burkit que está relacionado à infecção prévia pelo vírus Epstein-Barr (Figura 26.35).

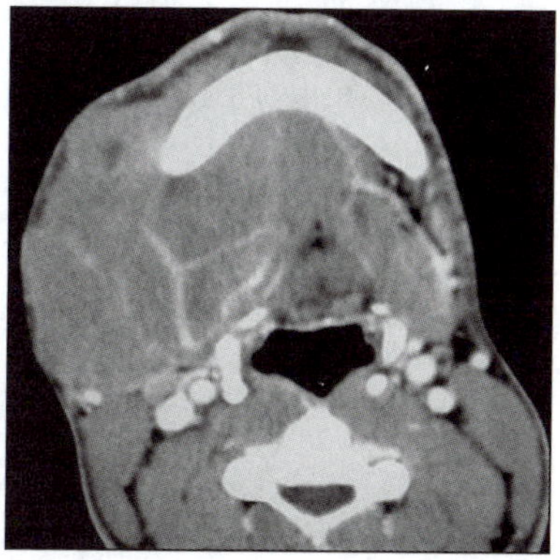

Figura 26.35 Linfoma de Burkit: tomografia computadorizada no plano axial evidencia massa sólida homogênea com estiramento de estruturas vasculares. A lesão ocupa e expande os espaços submandibular e sublingual à direita, sendo compatível com conglomerado linfonodal.

Rabdomiossarcomas são os sarcomas de partes moles mais comuns em crianças, apresentando-se em 40% dos casos na região da cabeça e do pescoço[20]. Os sítios mais comuns são: órbita, orelha média, seios paranasais e rinofaringe. São lesões expansivas heterogêneas com realce pelo meio de contraste. Os estudos de TC avaliam a massa e o comprometimento ósseo. Os estudos de RM também avaliam a massa, mas, principalmente, se há extensão intracraniana da lesão.

As principais lesões secundárias cervicais são os linfonodos metastáticos, provenientes de neuroblastoma, rabdomiossarcoma, carcinoma de rinofaringe, carcinoma de tireóide e de lesões abdominais, além de linfoma não-Hodgkin.

CONCLUSÕES

A avaliação por imagem das afecções otorrinolaringológicas contribui imensamente para o diagnóstico preciso e o planejamento terapêutico adequado dessas doenças. Contudo, essa avaliação só é eficaz quando realizada com os métodos de imagem apropriados. Cabe ao pediatra, na maioria das vezes, o passo inicial na pesquisa das grandes síndromes em cabeça e pescoço na infância, como surdez, labirintopatias, otomastoidopatias, rinossinusopatias, obstrução de vias aéreas superiores e massas cervicais.

Este capítulo descreveu de maneira sucinta as principais causas das grandes síndromes em cabeça e pescoço na infância, orientou a solicitação dos exames complementares por imagem e relatou os principais achados das lesões nesses estudos.

REFERÊNCIAS BIBLIOGRÁFICAS

1. Lowe LH, Vézina LG. Sensorial hearing loss in children. Radiographics. 1997;17(5):1079-93.
2. Robson CD, Robertson RL, Barnes PD. Imaging of pediatric temporal bone abnormalities. Neuroimaging Clin North Am. 1999;9(1):133-55.

3. Swartz JD, Harnsberger HR. Imaging of the temporal bone. 2nd ed. New York: Thieme Medical Publisher; 1992. p. 2.
4. Benton C, Bellet PS. Imaging of congenital anomalies of the temporal bone. Neuroimaging Clin North Am. 2000;10(1):35-53.
5. Moser T, Veilon F, Sick H, Riehm S. Hypodense focus in the petrous apex: a potencial pitfall on multidetector CT Imaging of temporal bone. Am J Neuroradiol. 2008;29(1):35-9.
6. Swartz JD. Temporal bone inflammatory disease. In: Som PM, Curtin HD (eds.). Head and neck imaging. 3rd ed. St Louis: Mosby-Year Book; 1996. p. 1391.
7. Swartz JD. Cholesteatomas of the middle ear. Radiol Clin N Am. 1984;22(1):15-35.
8. Zeifer B. Pediatric sinonasal imaging – normal anatomy and inflammatory disease. Neuroimaging Clin N Am. 2000;10(1):137-59.
9. Glasier CM, Mallory GB, Steele RW. Significance of opacification of the maxillary and ethmoid sinuses in infants. J Pediatr 1989, 114(1):45-50.
10. Chung CJ, Fordham LA, Mukherji SK. The pediatric airway – a review of differential diagnosis by anatomy and pathology. Neuroimaging Clin N Am. 2000;10(1):161-79.
11. Castillo M. Congenital abnormalities of the nose: CT and MRI findings. AJR Am J Roentgenol. 1994;162(5):1211-7.
12. Chen JM, Schloss MD, Azouz ME. Antro-choanal polyp: a 10-years retrospective study in the pediatric population with a review of the literature. J Otolaryngol. 1989;18(4):168-72.
13. Weissleder R, Rieumont MJ, Wittenberg J. Primer of diagnostic imaging. 2nd ed. St Louis: Mosby-Year Book; 1997. p. 744-7.
14. Greinwald JJ, Leichtman LG, Simko EJ. Hereditary thyroglossal duct cysts. Arch Otolaryngol Head and Neck Surg. 1996;122(10):1094-6.
15. Koeller KK, Alamo L, Adai CF, Smirniotopulos JG. From the archives of the AFIP – congenital cystic masses of the neck: radiologic-pathologic correlation. Radiographics. 1999;19(6):1605-32.
16. Smirniotopoulos JG, Chiechi MV. Teratomas, dermoids, and epidermoids of the head and neck Radiographics. 1995;15(6):1437-55.
17. Vazquez E, Enriquez G, Castellote A, Lucaya J, Creiscell S, Aso C, et al. US, CT, and MR imaging of neck lesions in children. Radiographics. 1995;15(1):105-22.
18. Lowe LH, Strokes LS, Johnson JE, Heller RM, Royal SA, Wushensky C et al. Swelling at the angle of the mandible: imaging of the pediatric parotid gland and periparotid region. Radiographics. 2001;21(5):1211-27.
19. Moron FE, Morriss MC, Jones JJ, Hunter JV. Lumps and bumps on the head in children: use of CT and MR imaging in solving the clinical diagnostic dilemma. Radiographics. 2004;24(6):1655-74.
20. Caldemeyer KS, Mathews VP, Righi PD, Smith RR. Imaging features and clinical significance of perineural spread or extension of head and neck tumors. Radiographics. 1998;18:97-110.

Índice Remissivo

C

D

E

U

V

W

Encarte – imagens coloridas

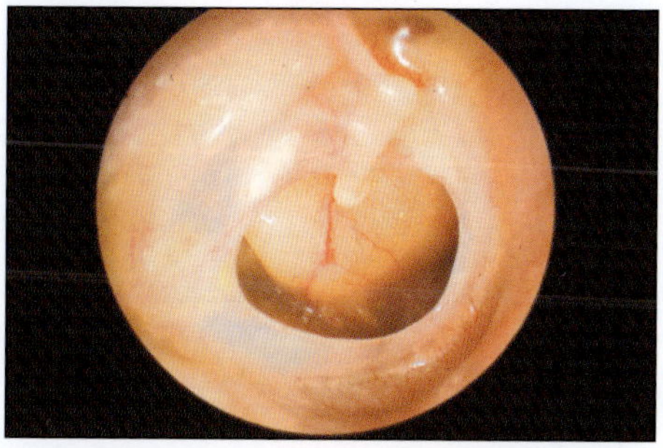

Figura 6.1 Otoscopia de otite média crônica simples. Note a mucosa da orelha média normal.

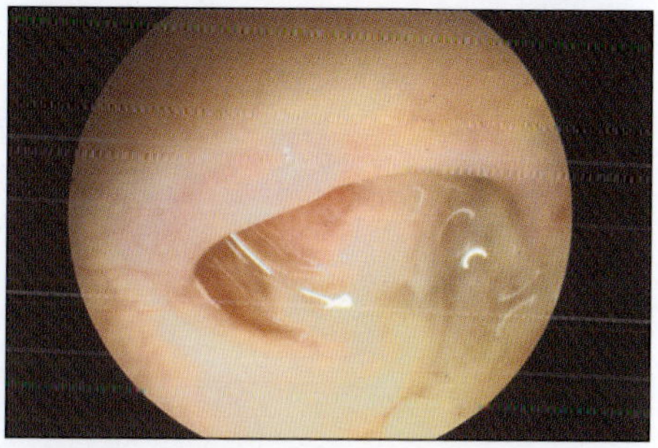

Figura 6.2 Otoscopia de otite média crônica supurativa. Note a presença de otorréia abundante e edema da mucosa de orelha média.

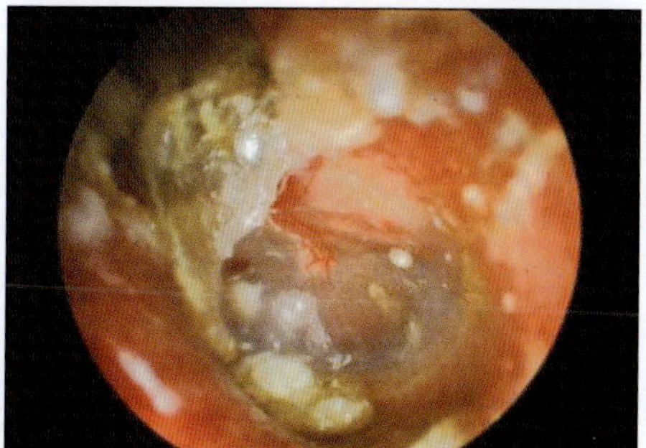

Figura 6.3 Otoscopia de otite média crônica colesteatomatosa. Note a presença de erosão em região atical (superior à membrana timpânica) com lamelas brancas de colesteatoma.

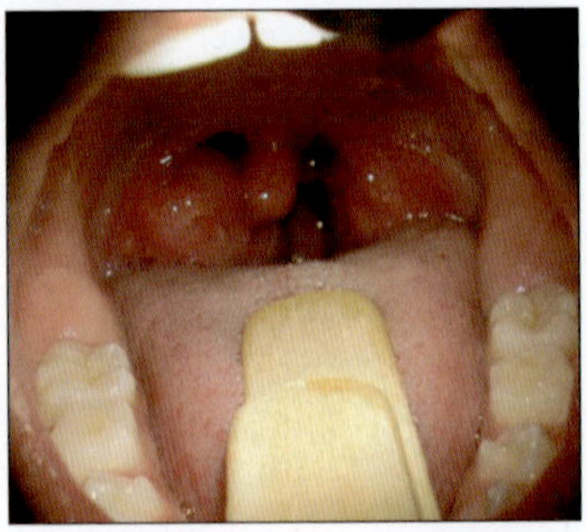

Figura 9.2 Hiperplasia amidaliana grau 4.

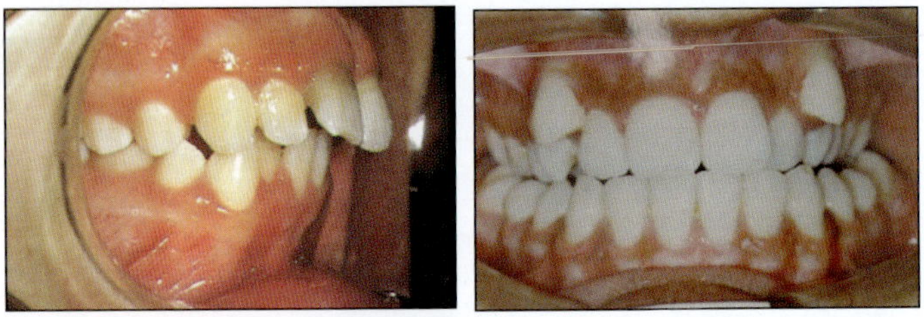

Figura 10.4 Alterações dentárias (mordida aberta e mordida cruzada).

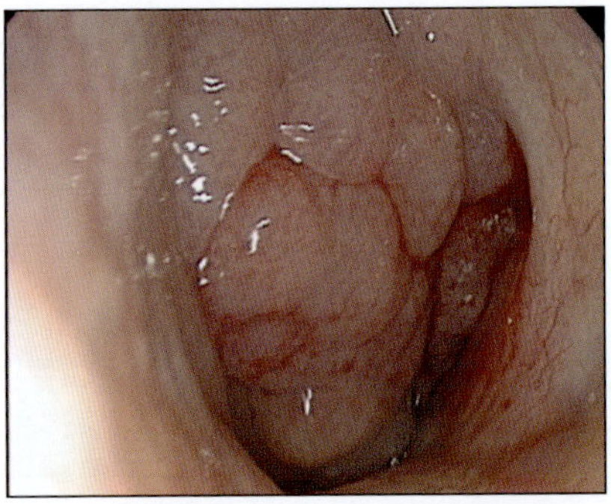

Figura 12.1 Foto de endoscopia nasal revelando presença de tecido linfóide, obstruindo completamente o lúmen das coanas de fossa nasal esquerda.

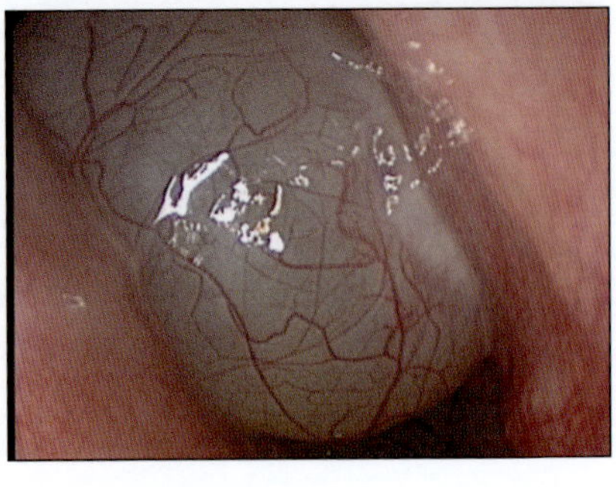

Figura 12.4 Foto de endoscopia rígida de fossa nasal esquerda de porção nasal de pólipo antro coanal.

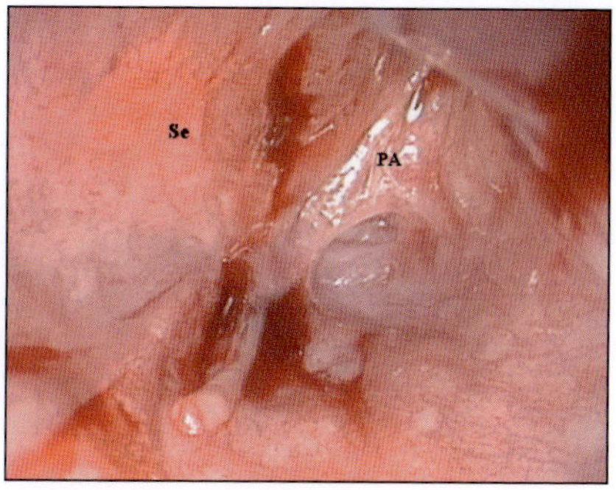

Figura 12.5 Foto de endoscopia de fossa nasal esquerda, com visibilização da placa atrésica (PA) e septo nasal (Se) à direita.

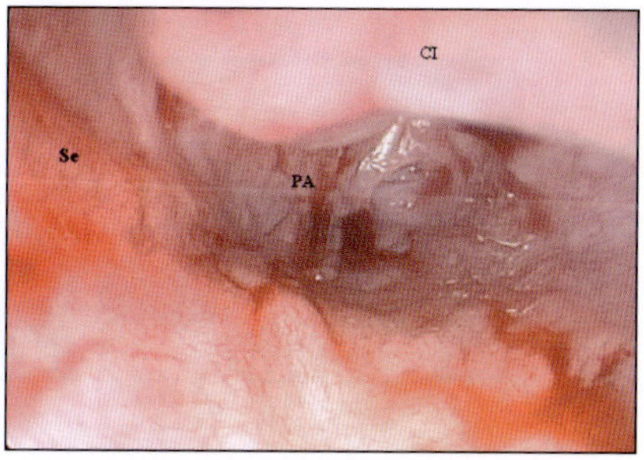

Figura 12.6 Foto de endoscopia de fossa nasal esquerda com visibilização de placa atrésica (PA) e cauda de concha inferior (CI).

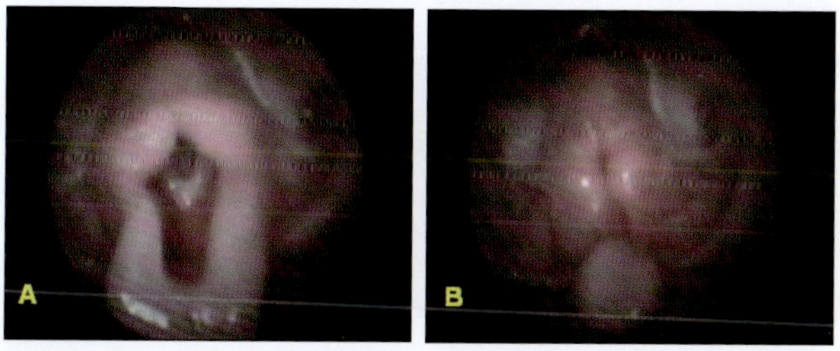

Figura 13.1 Laringomalácia. A: visão endoscópica na expiração. B: visão endoscópica na inspiração. Nota-se o colamento das estruturas supraglóticas com obstrução da luz laríngea.

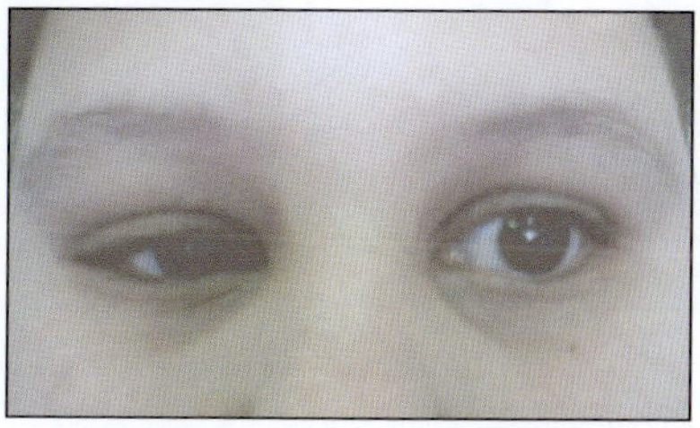

Figura 15.2 Complicação orbital pré-septal das rinossinusites: celulite palpebral.

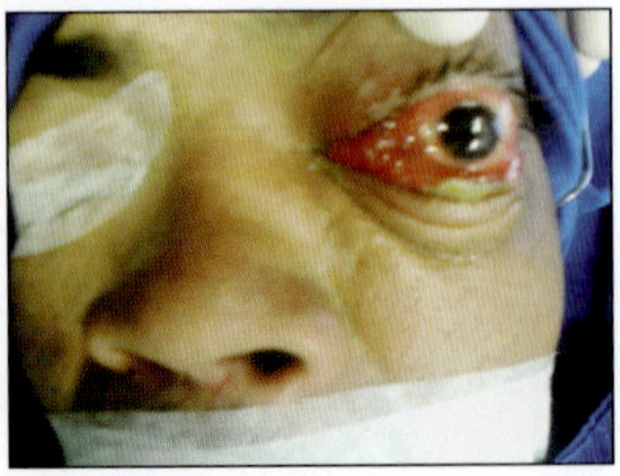

Figura 15.4a Complicação orbital pós-septal das rinossinusites: abscesso intraconal.

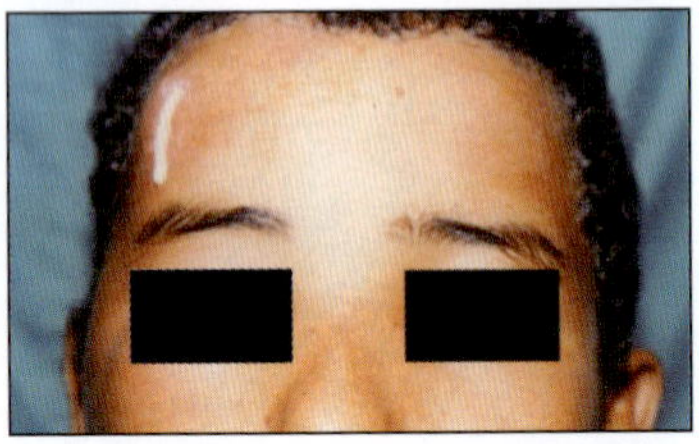

Figura 15.7 Paciente com osteomielite do osso frontal com fístula ósseo-cutânea.

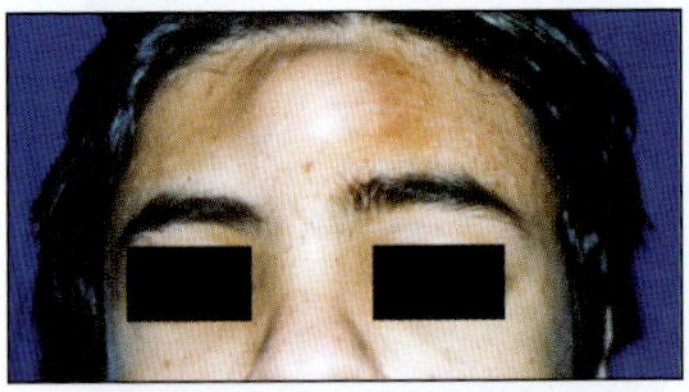

Figura 15.8 Paciente com edema mole do osso frontal (tumor de Pott).

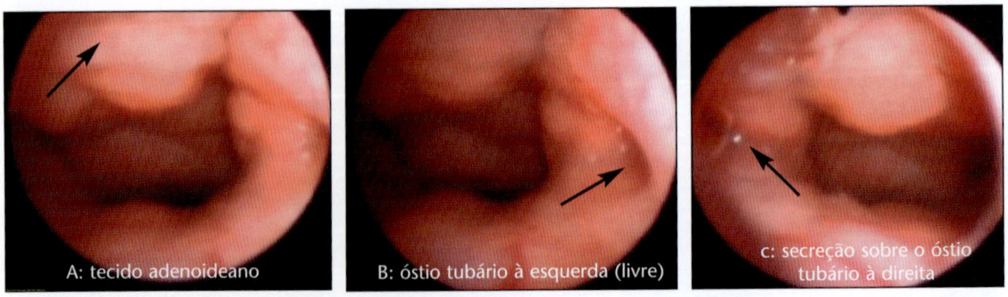

Figura 16.1 A e B: visualização da rinofaringe pela fossa nasal esquerda. C: visualização da rinofaringe pela fossa nasal direita.

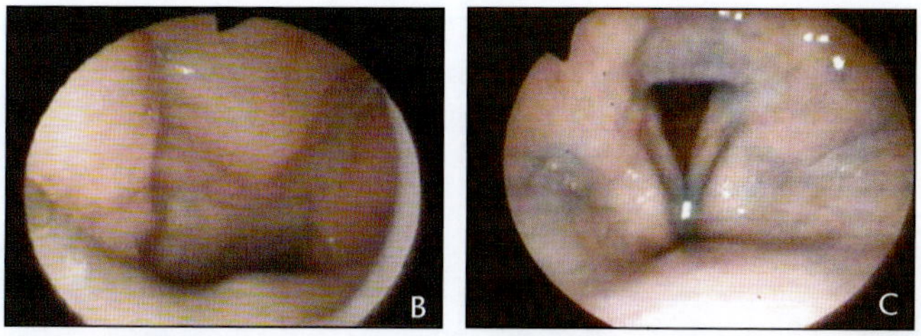

Figura 18.1 B. Fechamento velo-faríngeo. C. Visualização faringo-laríngea.

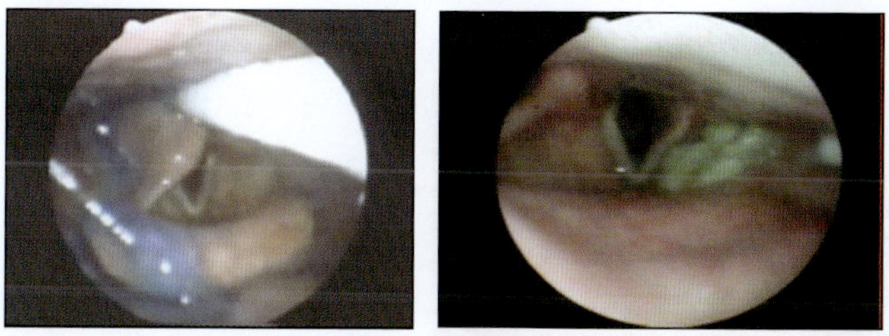

Figura 18.2 Penetração laríngea. Chegada do alimento a algum ponto do vestíbulo laríngeo sem ultrapassar o nível das pregas vocais.

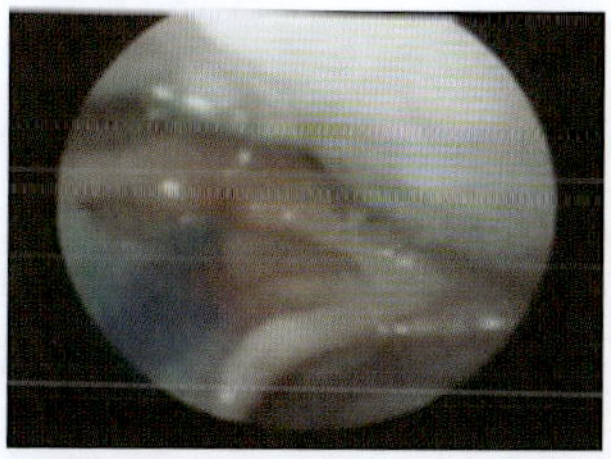

Figura 18.3 Aspiração laringo-traqueal. Corresponde à passagem do alimento abaixo do nível das pregas vocais.

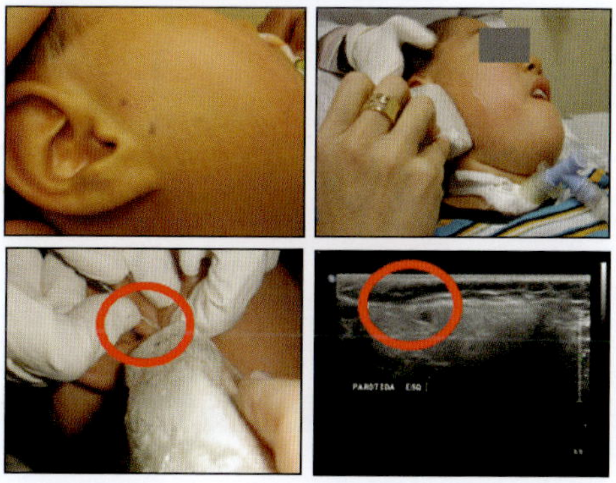

Figura 18.5 Aplicação de Botox® nas glândulas parótidas guiada por ultra-sonografia.

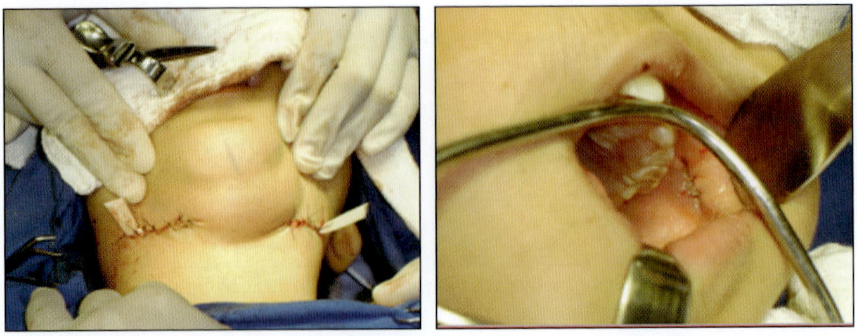

Figura 18.6 Submandibulectomia e ligadura dos ductos parotídeos.

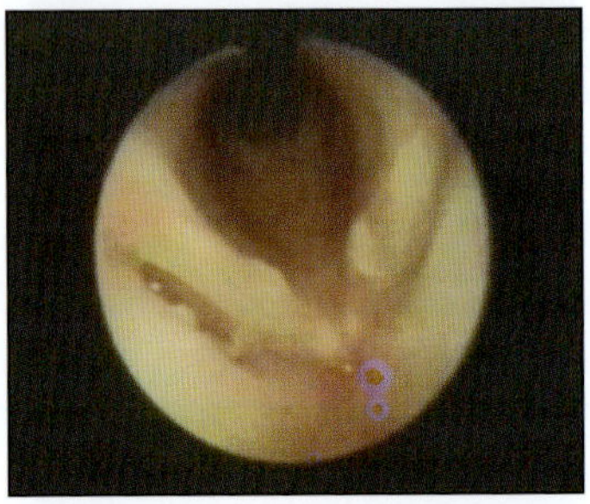

Figura 19.1 Nódulos de pregas vocais.

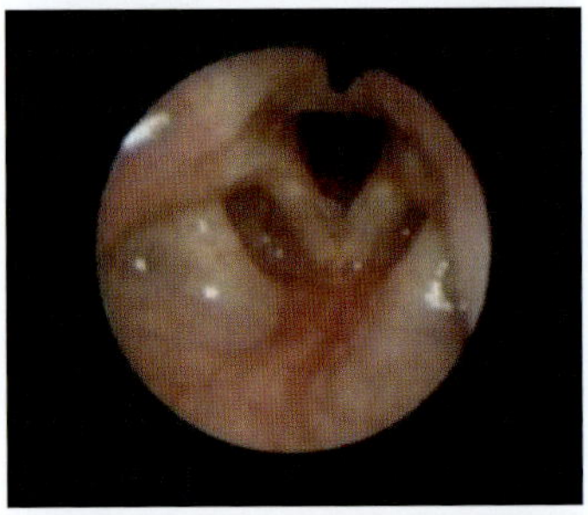

Figura 19.2 Pólipo em prega vocal direita.

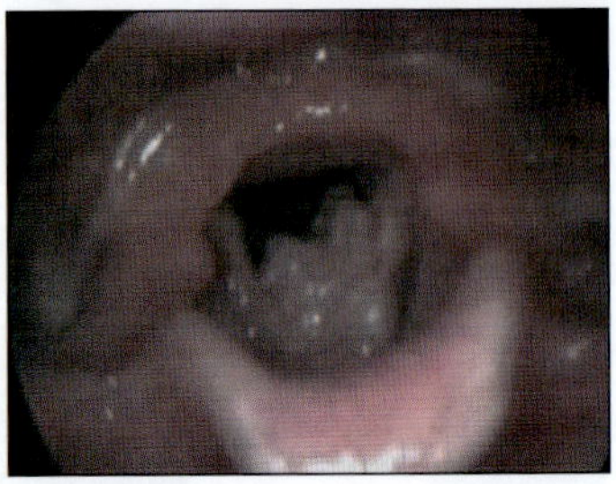

Figura 19.3 Papilomatose laríngea.

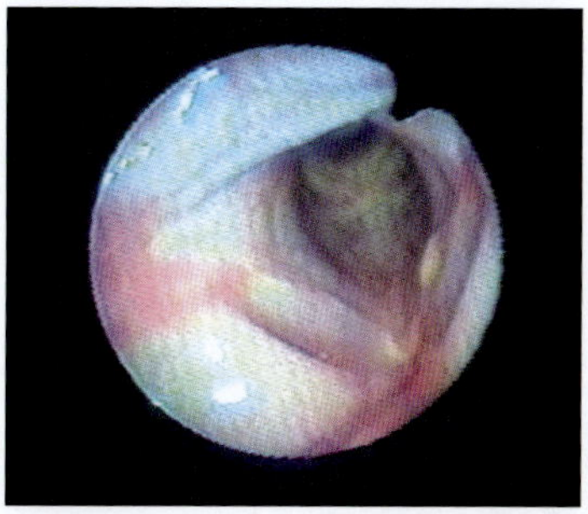

Figura 19.4 Cisto epidermóide em prega vocal esquerda

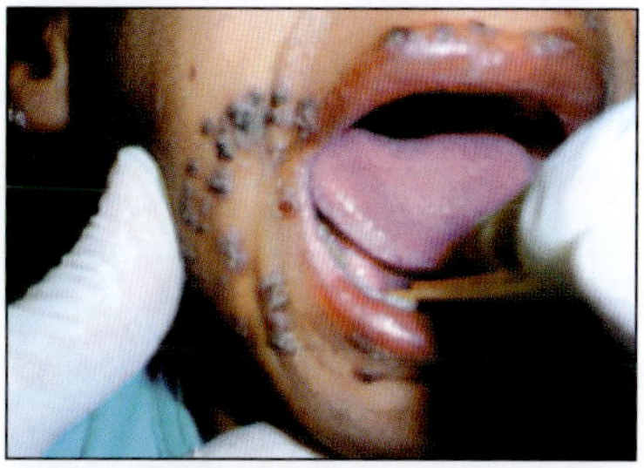

Figura 21.1 Leucoplasia pilosa em criança com HIV positivo.

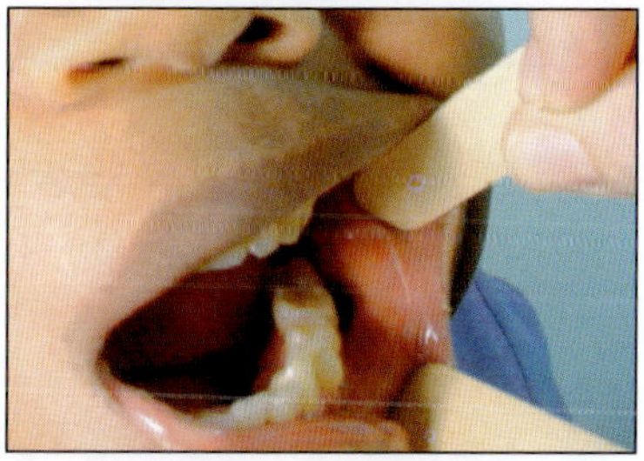

Figura 21.2 Lesão branca causada por mordida (*Morsicatio oris*).

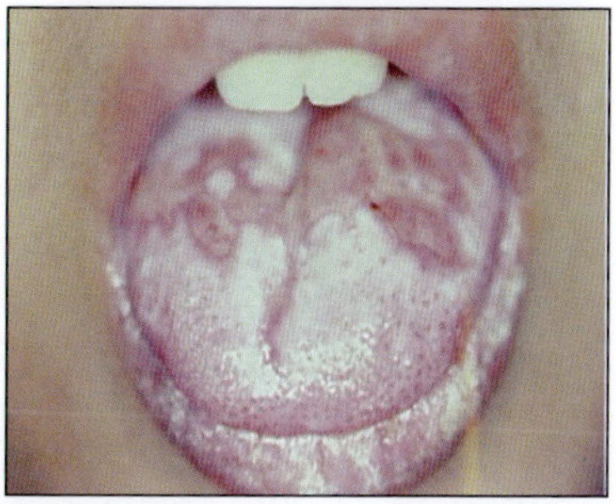

Figura 21.3 Gengivoestomatite herpética primária.

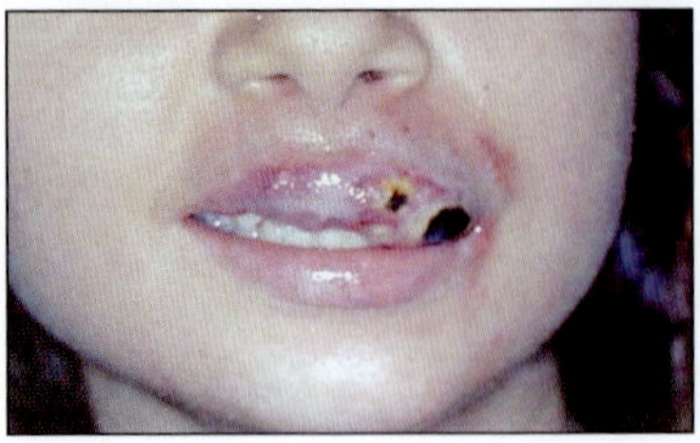

Figura 21.4 Herpes labial recidivante infectado.

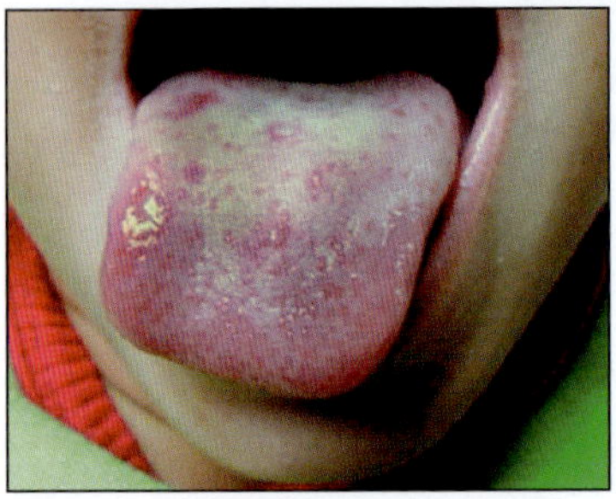

Figura 21.5 Lesões bolhosas em boca (Síndrome de mãos-pés-boca).

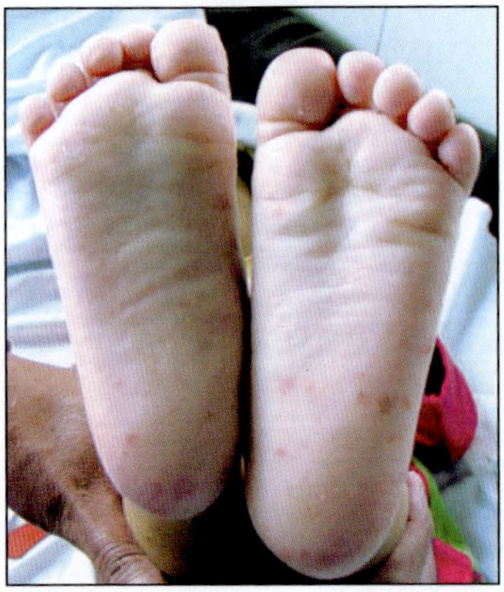

Figura 21.6 Lesões bolhosas em pés (Síndrome de mãos-pés-boca).

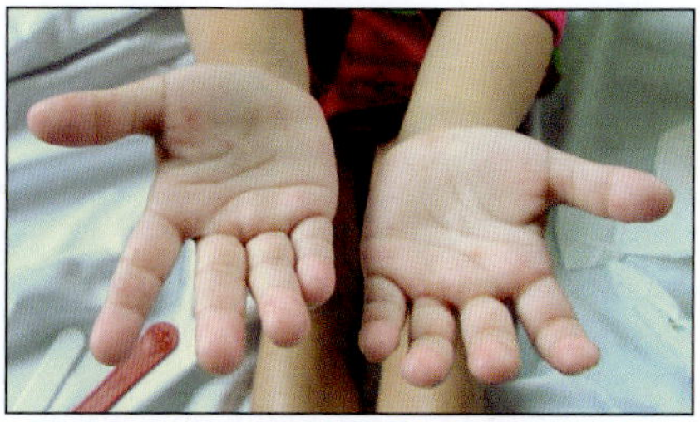

Figura 21.7 Lesões bolhosas em palmas das mãos (Síndrome de mãos-pés-boca).

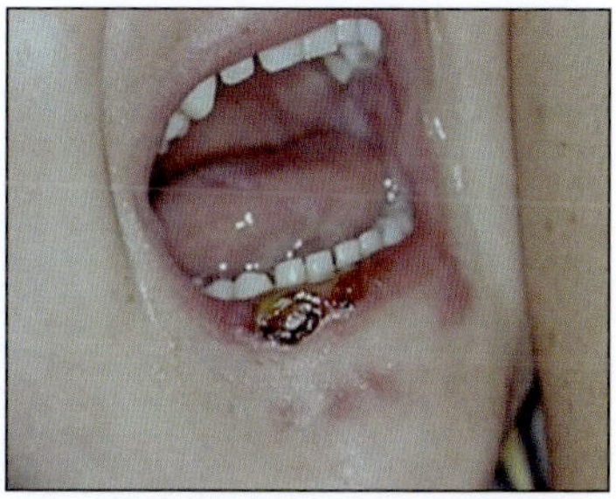

Figura 21.8 Lesões orais do eritema multiforme.

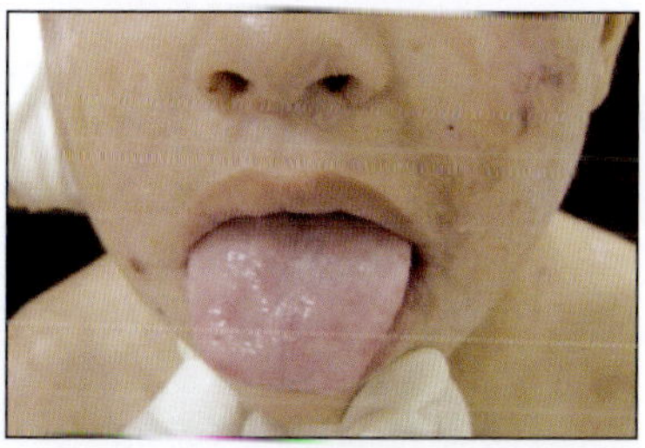

Figura 21.9 Epidermólise bolhosa.

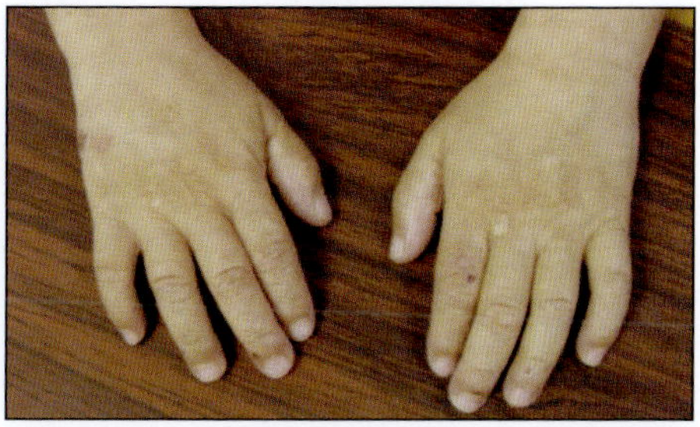

Figura 21.10 Lesões em dorso de mão com epidermólise bolhosa.

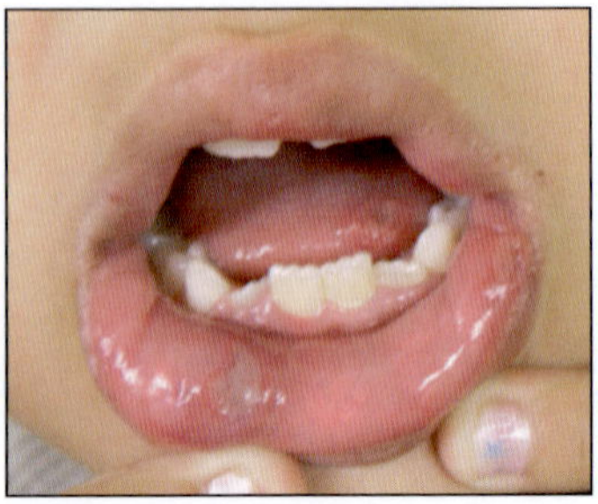

Figura 21.11 Estomatite aftóide recorrente do tipo *major*.

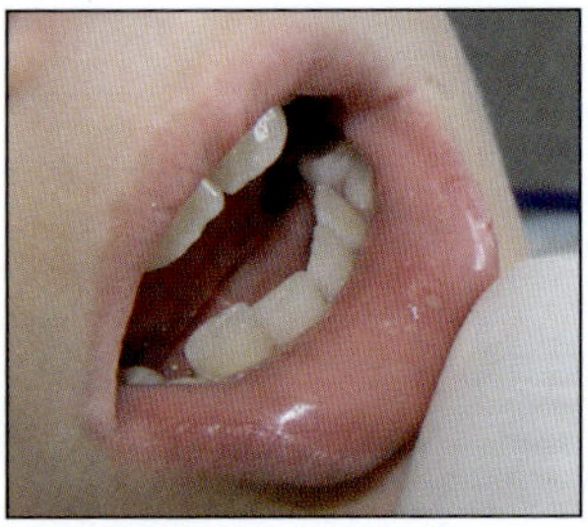

Figura 21.12 Estomatite aftóide recorrente do tipo *minor*.

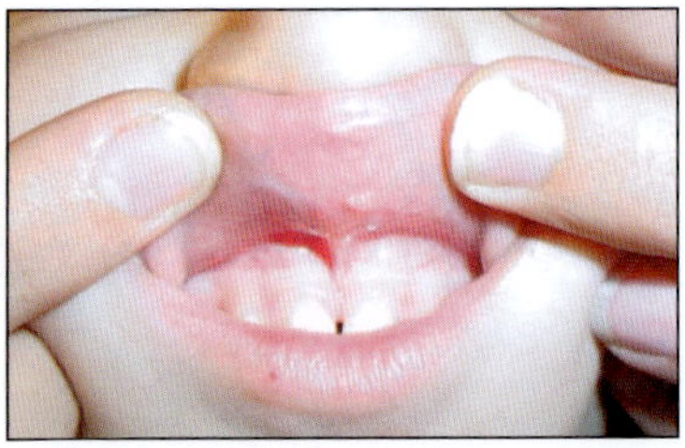

Figura 21.13 Papiloma em lábio superior.

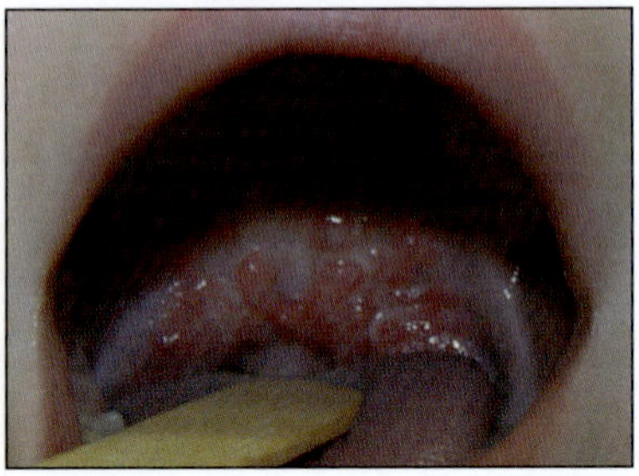

Figura 21.14 Papilomas acometendo palato mole e úvula.

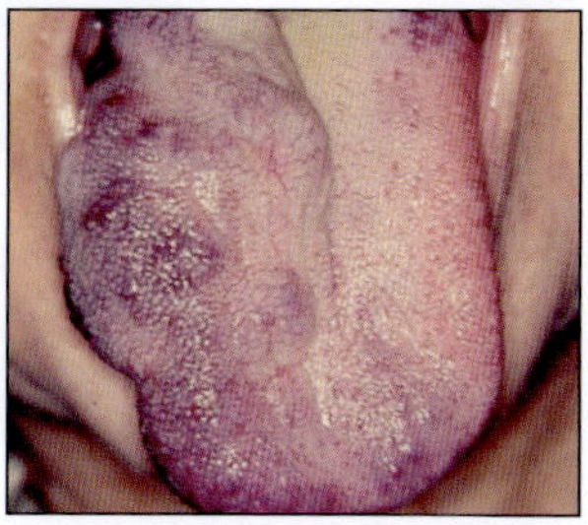

Figura 21.15. Hemangioma cavernoso em língua.

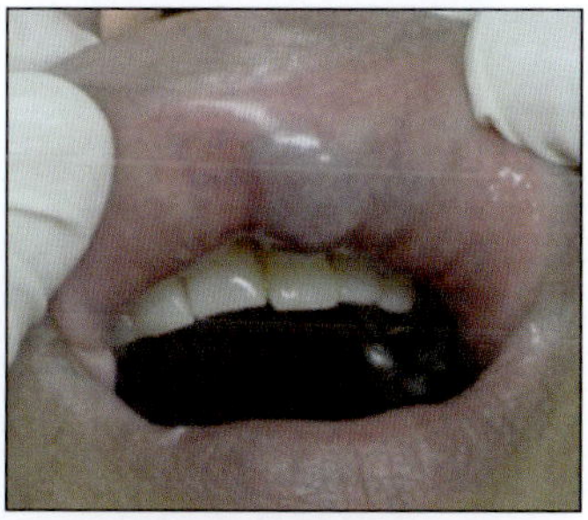

Figura 21.16 Hemangioma em lábio.

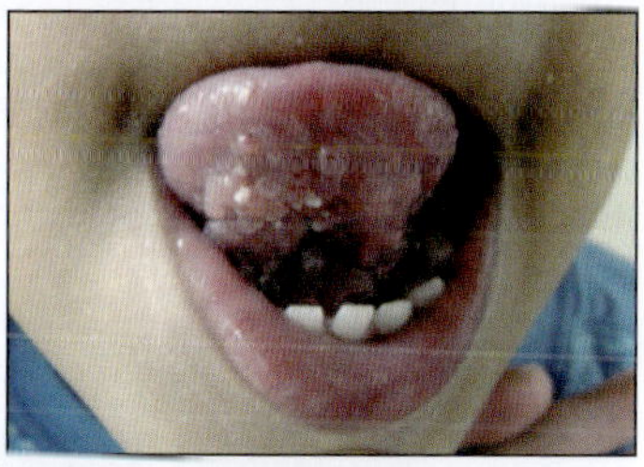

Figura 21.17 Linfangioma em língua.

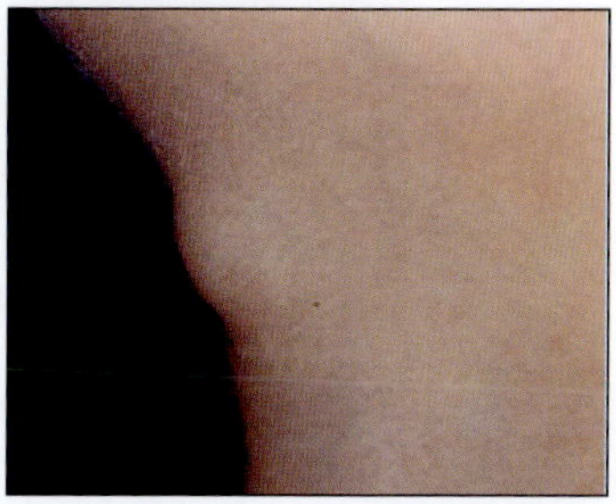

Figura 22.2 Cisto do ducto tireoglosso. Observe o abaulamento cervical em região anterior e mediana do pescoço.

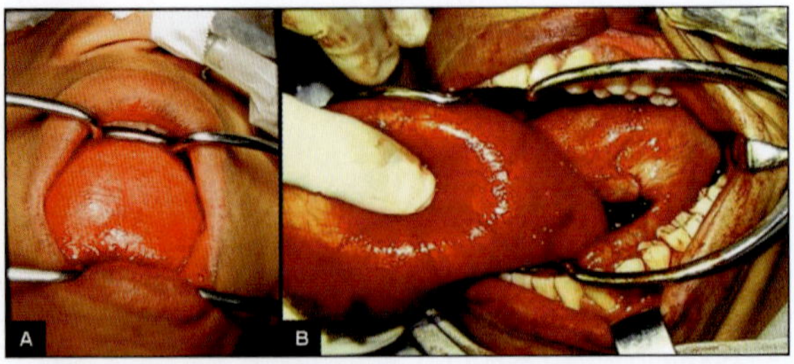

Figura 22.3 Cisto dermóide. (A) Abaulamento da lesão em cavidade oral. (B) Visão intra-operatória. Observe a extensão da lesão para a região cervical através do assoalho da cavidade oral.

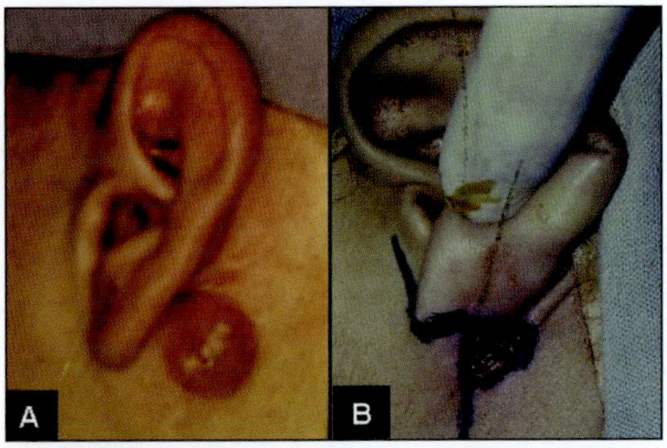

Figura 22.4 Cisto do primeiro arco branquial. (A) Lesão hiperemiada em região retroauricular. (B) Imagem intra-operatória. Observe que a ressecção da lesão deve ser acompanhada de dissecção do seu trajeto até a região ósseo-cartilaginosa do conduto auditivo externo.

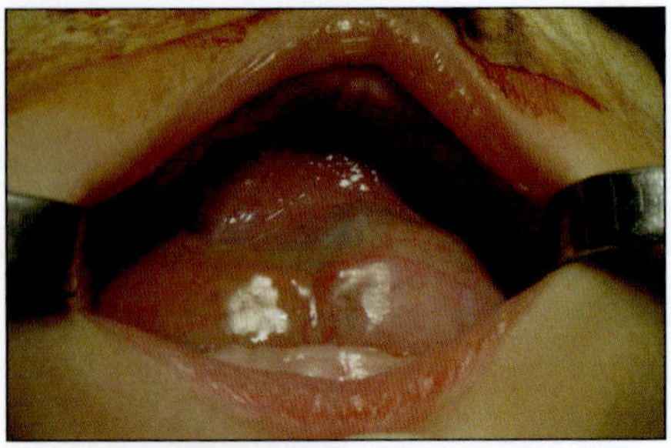

Figura 22.6 Linfangioma em assoalho da cavidade oral. Observe a protusão superior da língua causada pela massa.

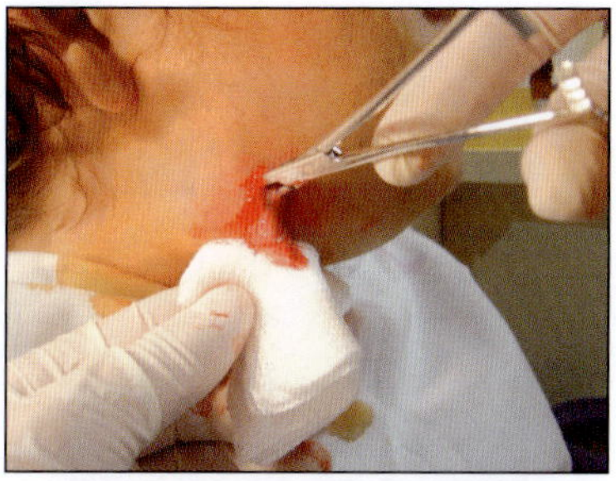

Figura 23.1 Drenagem de abscesso em loja submandibular direita em criança, sob anestesia local. Durante o procedimento, deve-se ter cuidado em não lesar os ramos do nervo facial.

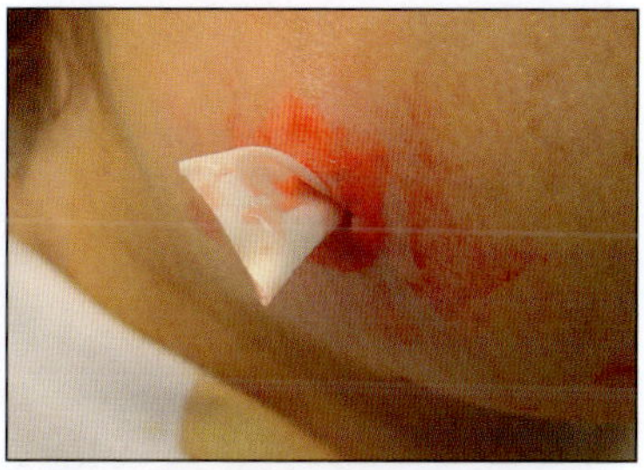

Figura 23.2 Dreno laminar (Penrose) colocado na loja submandibular para garantir drenagem de toda coleção. O dreno pode ser tracionado e removido de acordo com a drenagem observada nos dias subseqüentes.

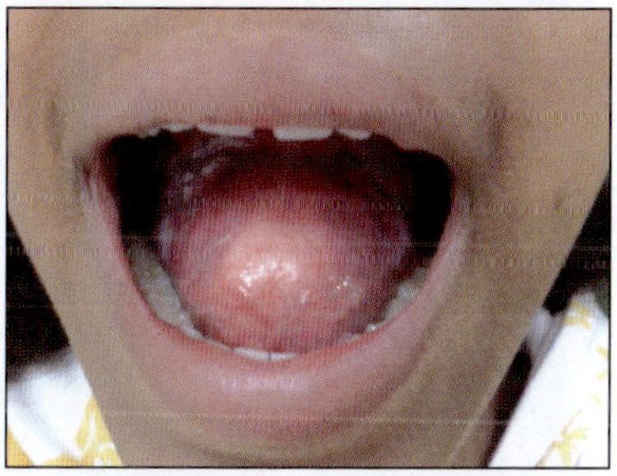

Figura 23.3 Aspecto de rânula mergulhante abaulando o espaço sublingual bilateral. O aspecto cístico pode ser confirmado pela palpação e por exames de imagem.

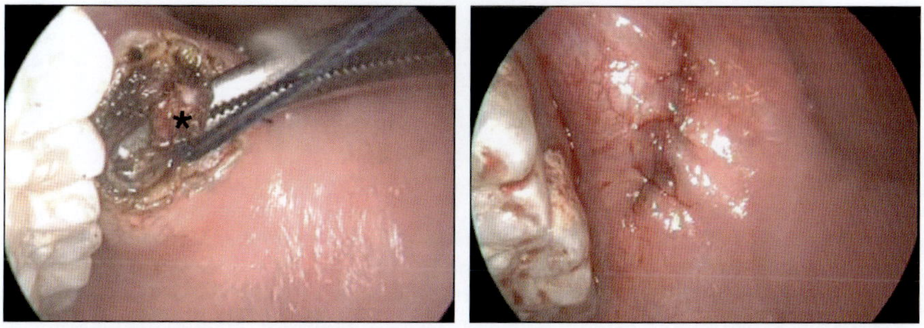

Figura 23.4 A: Aspecto intra-operatório de ligadura do ducto parotídeo* esquerdo. B: Aspecto pós-operatório imediato.

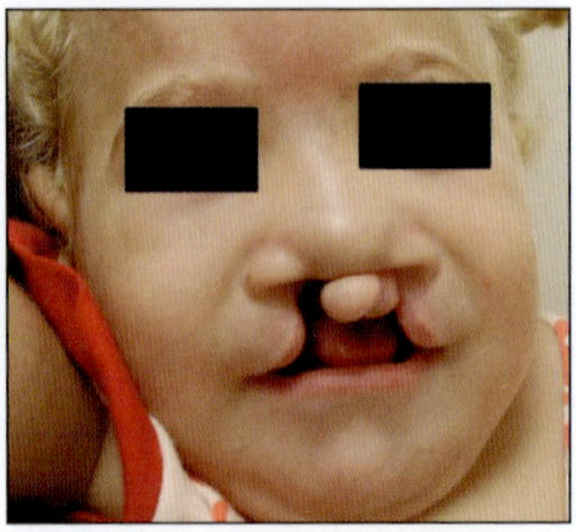

Figura 24.1 Criança portadora de fissura lábio-palatina bilateral.

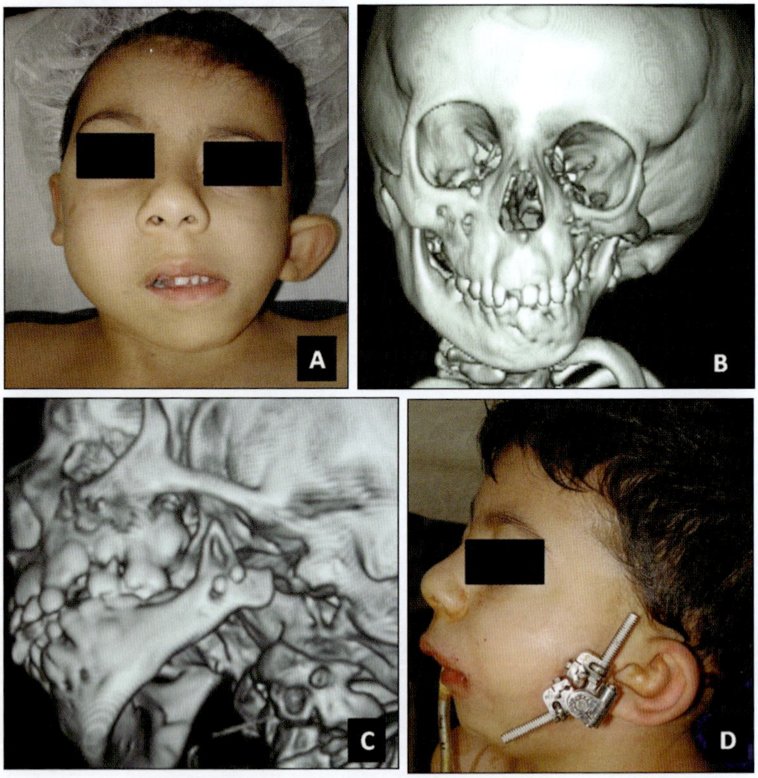

Figura 24.2 A: criança portadora de microssomia craniofacial esquerda. Observa-se o desvio da mandíbula para o lado afetado e a distopia do pavilhão auricular esquerdo; B: tomografia computadorizada com reconstrução volumétrica. É possível observar o desvio da mandíbula para a esquerda e o encurtamento do ramo mandibular deste lado; C: visão detalhada da hipoplasia do ramo, côndilo e processo coronóide da mandíbula; D: pós-operatório imediato da colocação de distrator externo para a distração osteogênica do ramo mandibular.

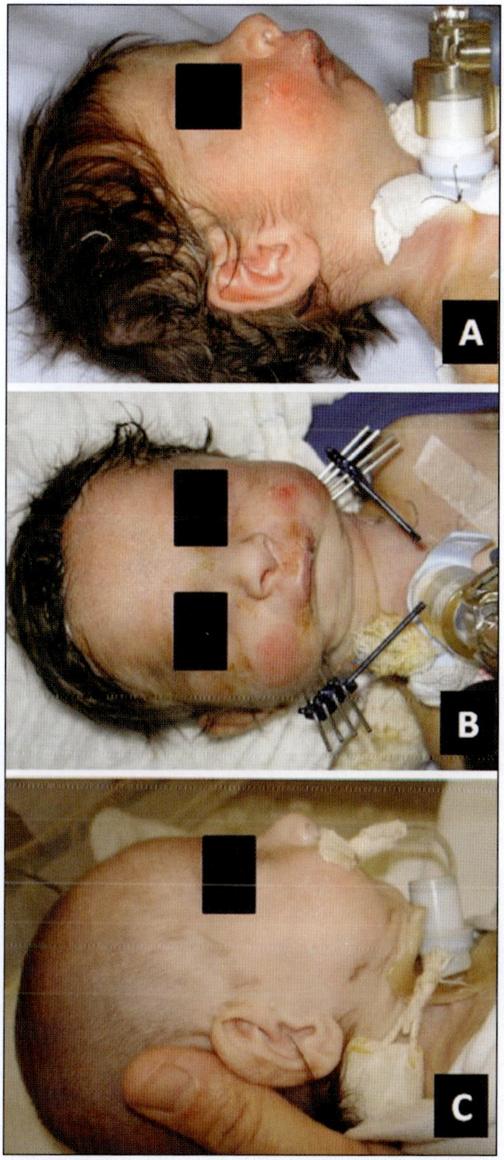

Figura 24.3 A: recém-nascido com seqüência de Pierre Robin. Observa-se retrognatia importante com conseqüente insuficiência respiratória e necessidade de traqueostomia; B: foram colocados distratores externos no mesmo tempo cirúrgico para a distração osteogênica da mandíbula; C: resultado após 4 semanas da retirada dos distratores.

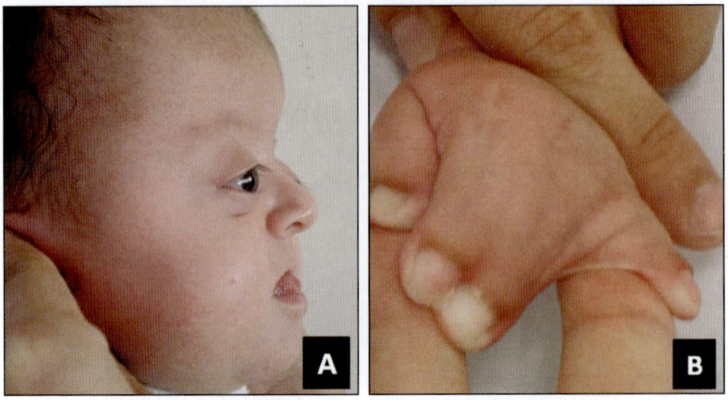

Figura 24.4 A: recém-nascido com craniossinostose sindrômica. Observa-se retrusão do terço médio da face e proptose do globo ocular; B: a presença de sindactilia aponta para síndrome de Apert no diagnóstico diferencial com a síndrome de Crouzon, na qual não há sindactilia.

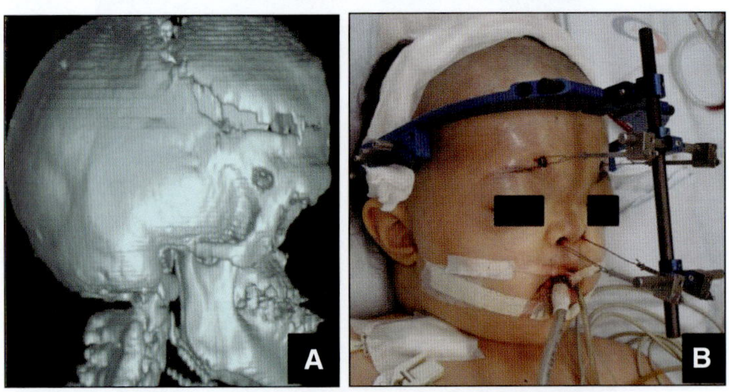

Figura 24.5 A: tomografia computadorizada com reconstrução volumétrica. Trata-se de um paciente com craniossinostose já operado. É possível verificar pela falha óssea presente no osso frontal. Nota-se acentuada retrusão do terço médio da face, o que demonstra uma falta de crescimento desse segmento; B: pós-operatório imediato de osteotomias para avanço craniofacial em monobloco e colocação de distrator externo rígido para distração osteogênica.